從咳嗽到失眠
中醫常見病
對症良方

吳紅彥，萬賢明 編著

疾病定義 × 辨證分型 × 實操指南……從診察到治療，建構中醫治病全方位藍圖

中醫特色療法彙編，辨證施治一手掌握

食療茶飲 生活保健簡單可行
從根本調理體質，找到最適合你的調養方法

目 錄

- 前言　　　　　　　　　　　　　　　　　　　　005
- 第一篇　內科　　　　　　　　　　　　　　　　007
- 第二篇　婦科　　　　　　　　　　　　　　　　203
- 第三篇　兒科　　　　　　　　　　　　　　　　245
- 第四篇　骨傷科　　　　　　　　　　　　　　　273
- 第五篇　皮膚科常見病　　　　　　　　　　　　311
- 第六篇　肛腸科　　　　　　　　　　　　　　　377
- 第七篇　五官科　　　　　　　　　　　　　　　387
- 第八篇　男科　　　　　　　　　　　　　　　　411
- 參考文獻　　　　　　　　　　　　　　　　　　501

目錄

前言

　　中醫藥作為傳承了幾千年的中華文明的瑰寶，蘊含了祖先們在生活實踐中與疾病抗衡的智慧。

　　中醫特色技術具有如下特點：第一，有廣泛適應症，可用於內、外、婦、兒、五官等科多種疾病的治療和預防；第二，治療疾病的效果較為迅速和顯著，特別是有調理臟腑陰陽氣血、扶正祛邪等作用；第三，操作方法簡便易行；第四，醫療費用低廉；第五，安全可靠，沒有或極少有副作用，又可以結合其他療法進行綜合治療。

　　本書構思於數年前，由中醫吳紅彥教授提出，從古今醫學著作及期刊文獻中，廣泛收集、博取各科室的中醫特色治療技術，並結合萬賢明主任在醫院開展中醫特色治療方法的具體實踐經驗，取其精華，分門別類，整理編著成冊，分為內科、婦科、兒科、骨傷科、皮膚科、肛腸科、五官科、男科、針灸科九大科室 55 大疾病，在疾病概述與疾病診斷之後，羅列、總結該疾病的重要中醫特色治療方法、中醫辨證調護，充分發揮特色療法、非藥物療法、寓醫於食等優勢特色。「整體觀念」與「辨證論治」貫穿各科疾病的中醫治療過程，並為中醫科學研究提供資料和新的課題。

前言

第一篇 內科

第一章　感冒

第一節　概述

一、疾病定義

感冒有狹義和廣義之分：狹義的感冒是指普通感冒，是一種輕微的上呼吸道（鼻及喉部）病毒性感染，又稱急性鼻咽炎，簡稱感冒，俗稱「傷風」，是最常見的急性呼吸道感染性疾病，多呈自限性，但發生率較高，相當於西醫的上呼吸道感染；廣義的感冒包括流行性感冒，一般比普通感冒更嚴重，伴發燒、寒顫及肌肉痠痛，全身性症狀較明顯。

二、流行病學

成人每年發生 2～4 次，兒童發生率更高，每年 6～8 次。全年皆可發病，冬春季較多。70%～80% 的上呼吸道感染是由病毒引起的。

第二節　疾病診斷標準

一、西醫臨床表現

根據病因和病變範圍的不同，臨床表現可有不同的類型。

1. 普通感冒

俗稱「傷風」，又稱急性鼻咽炎或上呼吸道卡他，多由鼻病毒引起。起病較急，潛伏期 1～3 天不等，隨病毒而異。主要表現為鼻咽部症狀，如打噴嚏、鼻塞、流清水樣涕，也可表現為咳嗽、喉嚨乾癢或灼熱感，甚至鼻後滴漏感。發病後有打噴嚏、鼻塞、流清水樣涕等症狀。2～3 天後

鼻涕變稠，常伴喉嚨痛、流淚、味覺減退、呼吸不暢、沙啞等。一般無發燒及全身症狀，或僅有低燒、不適、輕度畏寒、頭痛等症狀。併發耳咽管炎時可能有聽力減退等症狀。膿性痰或嚴重的下呼吸道症狀提示合併鼻病毒以外的病毒感染或繼發細菌性感染。如無併發症，5～7天可痊癒。

2. 急性病毒性咽炎或喉炎

(1)急性病毒性咽炎：由各種病毒引起。臨床特徵為咽部發癢或灼熱感，咳嗽少見，咽痛不明顯，腺病毒等感染時可有發燒和乏力，可伴有咽結膜熱。體檢咽部明顯充血水腫，頜下淋巴結腫大且觸痛。

(2)急性病毒性喉炎：多由鼻病毒及腺病毒等引起。臨床特徵為沙啞、講話困難、咳嗽時疼痛，常有發燒、咽痛或咳嗽。體檢可見喉部水腫、充血，局部淋巴結輕度腫大和觸痛，可聞及喉部的喘鳴音。

3. 急性皰疹性咽峽炎

常由克沙奇病毒A群引起，表現為明顯咽痛、發燒，病程約1週，多於夏季發作，兒童多見，偶見於成年人。體檢可見咽充血，軟顎、懸雍垂、咽及扁桃體表面有灰白色皰疹及淺表潰瘍，周圍有紅暈，以後形成皰疹。

4. 咽結膜熱

主要由腺病毒、克沙奇病毒等引起。臨床表現有發燒、咽痛、畏光、流淚，體檢可見咽及眼結膜明顯充血。病程4～6天，常發生於夏季，兒童多見，游泳者易於傳播。

5. 細菌性咽炎、扁桃體炎

多由化膿性鏈球菌，其次為流感嗜血桿菌、肺炎球菌、葡萄球菌等引起。起病急、明顯咽痛、畏寒、發燒（體溫可達39℃以上）。體檢可見咽部明顯充血，扁桃體腫大、充血，表面有黃色膿性分泌物，頜下淋巴結腫大、壓痛，肺部無異常體徵。

二、西醫檢查

1. 血常規檢查

病毒感染時，白血球計數多正常或偏低，淋巴細胞比例升高；細菌感染時，白血球計數常增多，有嗜中性球增多或核左轉現象。

2. 病原學檢查

因病毒類型繁多，且確認類型對治療無明顯幫助，一般不需要做確認病原體的檢查。必要時可用免疫螢光染色、酶聯免疫吸附測定、病毒分離鑑定、病毒血清學檢查等確定病毒類型。細菌培養可判斷細菌類型並作藥物敏感試驗以指導臨床用藥。

三、西醫診斷

根據病史、流行病學、鼻咽部的症狀體徵，結合周圍血象和陰性胸部影像學檢查結果可做出臨床診斷。特殊情況下可行細菌培養、病毒分離或病毒血清學檢查以確定病原體。

四、中醫病名

中醫稱之為感冒，感冒是指因感受風邪或時行病毒，引起肺衛功能失調，出現鼻塞、流鼻涕、打噴嚏、咳嗽、頭痛、惡寒、發燒及全身不適等主要臨床表現的一種外感病證，感冒病情有輕重之分，輕者多稱傷風或冒風、冒寒；重者多因感受非時之邪所致，稱為重傷風。如感受時行疫毒，具有較強的傳染性且在一個時期內廣泛流行，稱為時行感冒。若正氣虛弱，易受外邪，導致感冒發作者，稱為體虛感冒。

五、中醫辨證分型

1. 風寒束表

症候表現：惡寒重，發燒輕，頭痛無汗，四肢痠痛，鼻塞流清涕，打噴嚏，咽癢咳嗽，痰白清稀，口不渴或渴喜熱飲，舌苔薄白，脈浮緊或浮緩。

治法：辛溫解表，宣肺散寒。

代表方：荊防敗毒散。

2. 風熱犯表

症候表現：身熱重，微惡風，頭脹痛，汗出不暢，口乾微渴，鼻塞流黃涕，咽痛咽紅，咳嗽，痰黏或黃稠，舌邊尖紅，苔白或微黃，脈浮數。

治法：辛涼解表，宣肺清熱。

代表方：銀翹散或蔥豉桔梗湯。

3. 暑溼襲表

症候表現：見於夏季，頭昏脹痛，鼻塞流濁涕，惡寒發燒或熱勢不揚，無汗或少汗，心煩，口渴不多飲，胸悶泛惡，咳嗽痰黏，舌苔黃膩，脈濡數。

治法：清暑祛溼解表。

代表方：新加香薷飲。

4. 氣虛感冒

症候表現：感冒反覆不癒，惡寒發燒，頭身疼痛，咳嗽鼻塞，自汗，倦怠乏力，短氣懶言，咳嗽，咳痰無力，脈浮而無力。

治法：益氣解表。

代表方：參蘇飲。

5. 陰虛感冒

症候表現：身熱，微惡風寒，無汗或少汗，頭暈心煩，口渴咽乾，手足心熱，乾咳少痰，舌紅少苔，脈細數。

治法：滋陰解表。

代表方：加減葳蕤湯。

第三節　中醫特色治療

1. 針灸療法

治法：祛風解表。以手太陰、手陽明經及督脈穴為主。主穴：列缺、合谷、大椎、太陽、風池，加曲池、尺澤、魚際；鼻塞者，加迎香；體虛感冒者，加足三里；咽喉疼痛者，加少商；全身酸楚者，加身柱；夾溼者，加陰陵泉；夾暑者，加委中。操作：主穴用毫針瀉法。風寒感冒，大椎行灸法；風熱感冒，大椎行刺絡拔罐。配穴中足三里用補法或平補平瀉法，少商、委中用點刺出血法，餘穴用瀉法。

2. 拔火罐法

選大椎、身柱、大杼、肺俞，拔罐後留罐 15min 起罐，或用閃罐法。本法適用於風寒感冒。

3. 刺絡拔罐法

選大椎、風門、身柱、肺俞，消毒後，用三稜針點刺，使其自然出血，待出血顏色轉淡後，加火罐於穴位上，留罐 10min 後起罐，清潔局部並再次消毒針眼。本法適用於風熱感冒。

4. 耳針法

選肺、內鼻、下屏尖、額，用中、強刺激。咽痛加咽喉、扁桃體，毫針灸。

5. 敷貼療法

取大蒜 2 枚搗汁拌麵粉做成圓錐狀，塞入鼻孔（兩側交替），每次留塞 15～20min，每日 4～5 次。具有袪風散寒、宣肺通竅的功效，適用於風寒感冒。

6. 外治法

取蔥白、生薑各 30g，食鹽 5g，共搗成糊狀，加入適量白酒調勻，用紗布包好，塗擦胸背、肘膕窩及手足心。一般有解表散邪的功效，塗擦後 15min 左右會有汗出，感冒諸症可以解除。

7. 刮痧

刮痧主要發揮通經絡、散風寒的作用，對風寒感冒療效更佳。刮痧部位：頭頸部選取太陽、四神聰、天柱、風池、風府、大椎；背部選取肺俞；上肢部選取尺澤、經渠、支溝、合谷。

8. 薑汁泡腳

邊加水邊泡，一直到出汗為止，大概要 20min 以上方能出汗。

第四節　中醫辨證調護

一、傳統行為療法

平素可透過五禽戲、八段錦、易筋經、巢氏導引法等傳統運動療法來調身、調息、調心，具有開宣上焦、強健四肢、鼓舞陽氣的作用。

二、藥膳防護

（1）紫蘇茶：取紫蘇葉 3～6g，生薑 3g，洗淨切碎，放入茶杯內，沖入沸水 200～300ml，加蓋泡 10min，再放入紅糖 15g 攪勻，趁熱飲用。具有解表散邪的功效，適用於感冒初起，惡寒、無汗、頭痛者。

(2)菊花茶：將菊花用開水進行沖泡，蓋上蓋子 5min 之後即可代替茶水服用。功效：本方具有很好的袪風清熱的作用，非常適合風熱感冒患者服用。

(3)薄荷粥：取鮮薄荷 30g（乾者 10g），粳米 60g，冰糖少許。製法：水煎薄荷 5min，去渣取汁。取粳米熬粥，加入薄荷汁，稍煮，加入冰糖調化。功效：疏風解表，清利頭目。用法：分早晚溫熱服食。

(4)芥菜生薑紫蘇肉片湯：取芥菜 150g，生薑 10g，紫蘇 5g，瘦豬肉 50g，精鹽、味精等各適量。做法：將芥菜、紫蘇洗淨，生薑去皮、拍破，豬肉洗淨、切成薄片；先將生薑放油鍋炒香，加適量水，放芥菜、瘦肉片，用武火煮沸，放入紫蘇稍煮片刻，調味後，趁熱食用。功效：化痰止咳、開胃健脾。芥菜有宣肺豁痰、利氣開胃之功，生薑可發散風寒之邪、宣肺化痰止咳，紫蘇亦有宣肺散寒止咳的效果。傷風感冒、咳痰不爽、食慾減退者非常適合食用。

(5)生薑紅糖茶：取生薑、紅糖，用開水進行沖泡，然後代替茶水進行飲用，具有很好的驅散風寒的作用，非常適合風寒感冒患者服用。

(6)芫荽黃豆湯：準備新鮮的芫荽、黃豆、食鹽。做法：將芫荽洗乾淨後備用；黃豆提前 1 天放入清水中泡發，第 2 天之後放入鍋中加入清水進行熬煮；大約 15min 之後加入準備好的芫荽一起煮，大約 15min 之後加入適量的食鹽起鍋。功效：這道食譜需要去除渣滓之後服用，每天服用 1 次，具有很好的扶正解表的作用，能夠令身體發汗，使患者快速恢復健康。

(7)辛夷花茶：取辛夷花 2g，紫蘇葉 6g。做法：辛夷花蕾，將其晒至半乾，堆起待內部發燒後再晒全乾，紫蘇葉切碎，用白開水泡二藥代茶飲。每日 1 劑。功效：本藥茶有袪風散寒、善通肺竅的作用，惡寒發燒、咳嗽、鼻塞不通者適用。

(8)蔥白粥：稻米 50g，生薑 5 片，連鬚蔥白 5 段，米醋 5ml，加水適量煮粥，趁熱飲用，具有散寒、發燒的功效，在治療風寒感冒方面能起一定的作用。

(9)核桃生薑飲：準備核桃仁 5g、蔥白 25g、生薑 25g、紅茶葉 15g，將核桃仁、蔥白、生薑搗爛，與紅茶一起放入砂鍋內，加水煎煮，去渣取汁，溫服後蓋被臥床，待汗出。對風寒感冒後發燒、惡寒、頭痛等症有效。

(10)綠豆粥：準備綠豆 50g，粳米 100g，冰糖適量。製法：將綠豆、粳米洗淨煮粥，待粥熟時加入冰糖，攪拌均勻即可食用。功效：清熱解暑。用法：可作早晚餐食用。

(11)苦瓜蓮肉湯：準備苦瓜 30g，蓮葉 1 張，豬瘦肉 50g。製法：將苦瓜、鮮蓮葉、豬瘦肉均切片，把全部用料一起放入鍋內，加清水適量，武火煮沸後，文火煮約 1h，至肉熟，調味即可。功效：清暑解毒，利溼和中。用法：飲湯食肉。

(12)香薷扁豆湯：準備香薷 10g，白扁豆 12g，陳皮 6g，荷葉 8g，白糖適量。製法：將白扁豆炒黃搗碎，與香薷、陳皮、荷葉一同煎煮，煮沸 10min 後過濾，去渣取汁，加入白糖調味。功效：清暑祛溼解表。用法：每日 1 次，不拘時頻頻飲之。連服 3～5 日。

(13)銀花飲：準備銀花 30g，山楂 10g，蜂蜜 250g。製法：將銀花、山楂放入鍋內，加水適量，置武火上燒沸，3min 後取藥液 1 次，再加水煎熬 1 次，將兩次藥液合併，放入蜂蜜，攪拌均勻即成。功效：辛涼解表，清熱解毒。用法：隨量飲用。

(14)西瓜番茄汁：取西瓜、番茄各適量。製法：西瓜用紗布絞汁；番茄先用開水燙，去皮，也用紗布絞擠汁液，然後將兩汁合併即可飲用。功效：清熱生津。用法：每日 1～2 次，當果汁飲用。

(15)黃耆薑棗湯：取黃耆 15g，大棗 15g，生薑 3 片。製法：以上三物加水適量，用武火煮沸，再用文火煮約 1h 即可。功效：益氣補虛，解表散寒。用法：吃棗飲湯。

三、日常防治

(1)保持良好的衛生習慣，勤洗手。洗手是避免感染普通感冒或流感病毒的最佳方法。用餐前、入廁前後，都要使用肥皂和水仔細洗手。

(2)和患者保持距離。盡量和其他生病的人保持至少 60cm 的距離。和感冒的人靠得越近，越容易染上感冒。感冒病毒的傳染期長達 2 週。如果朋友發燒、感冒，很可能會把病毒傳染給你。即使其身體已經好轉，還是有可能把病毒傳染給你。

(3)不要和別人共用杯子、吸管或其他個人用品。感冒病毒可能在體內潛伏 24～72h，才會出現症狀。

(4)少去機場和購物中心等人多的地方。

(5)多吃水果和蔬菜。多吃營養豐富的食物，少吃高糖、加工和油炸食物。優酪乳是健康食物，含益生菌。益生菌可以幫助對抗感染。

(6)吃增強免疫力的食物。許多食物含有幫助對抗感染的重要維生素或抗氧化成分。

橙：每天吃一個橙或喝一杯橙汁，獲取大量維生素 C。

蘋果：有抗氧化作用。

木瓜：含有大量維生素 C。

葡萄柚：含有大量維生素 C 和其他營養，包含有抗癌作用的成分。

魚：幫助對抗和感冒有關的炎症。吃深海多脂魚，如野生鮭魚、鯖魚和白魚。

大蒜：有抗氧化作用，可以幫助對抗感冒。

紅辣椒：維生素 C 含量甚至比橙還高。

牛奶：含有維生素 D。

(7) 多喝水。男性每天應該喝 3,100ml 水，女性應該喝 2,100ml 水。其中包括透過食物攝取的水和液體。

(8) 改變生活方式。比平時睡更久，讓身體得到充足的休息，才能康復。即使生病，也可適當運動。

第二章 肺炎

第一節 概述

一、疾病定義

肺炎是指終末細支氣管、肺泡和肺間質的炎症，可由疾病微生物、理化因素、過敏及藥物所致。細菌性肺炎是最常見的肺炎，也是最常見的感染性疾病之一。臨床表現主要有發燒、咳嗽、咳痰、呼吸困難，肺部 X 光可見炎性浸潤陰影，可伴有胸痛或呼吸困難等。幼兒性肺炎，症狀常不明顯，可有輕微咳嗽。

二、流行病學

目前肺炎發生率增加，社區型肺炎約占人口 12/1,000，院內感染肺炎約占住院患者 (5～10) /1,000；致死率：門診 1%～5%，住院 12%。肺炎四季皆可發病，但多發於冬春兩季。

第二節 疾病診斷標準

一、西醫臨床表現

多數起病急驟，常有受涼淋雨、勞累、病毒感染等誘因，約 1/3 患者患病前有上呼吸道感染。病程一般 7～10 天。

1. 寒顫與高燒

典型症狀為突然寒顫，繼之高燒，體溫可高達 39～40℃，呈稽留熱型，常伴有頭痛、全身肌肉痠痛，食納減少。使用抗生素後熱型可不典型，年老體弱者可僅有低燒或不發燒。

2. 咳嗽與咳痰

初期為刺激性乾咳，繼而咳出白色黏液痰或帶血絲痰，1～2天後，可咳出黏液血性痰或鐵鏽色痰，也可咳出膿性痰，進入消散期，痰量增多，痰黃而稀薄。

3. 胸痛

多有劇烈單側胸痛，常呈針炙樣，隨咳嗽或深呼吸而加劇，可擴散至肩或腹部。如為下葉肺炎，可刺激膈肌引起劇烈腹痛，易被誤診為急腹症。

4. 呼吸困難

由肺實變通氣不足、胸痛以及敗血症而引起呼吸困難，呼吸快而淺。病情嚴重時影響氣體交換，使動脈血氧飽和度下降而出現紫紺。

5. 體徵

肺炎鏈球菌肺炎患者多呈急性面容，雙頰緋紅，皮膚乾燥，口角和鼻周可出現單純性皰疹。有敗血症者，皮膚黏膜可有出血點，鞏膜黃染，心率增快或心律不齊；肺部乾、溼囉音。病毒性肺炎胸部體徵不突出，有時下肺可聞及溼囉音。

二、西醫檢查

1. 血常規檢查

這是最常用的檢查手段，白血球總數超過 1,0000/mm³，中性白血球百分比超過 70%，這是細菌性肺炎常見的血象改變。

2. 動脈血氣分析

可出現動脈血氧分壓下降、二氧化碳分壓下降，但合併慢性阻塞性肺病，因肺泡換氣不良可出現二氧化碳分壓升高。

3. 胸部 X 光、CT 檢查

均為診斷肺炎的重要手段。細菌性肺炎實變時可見大片均勻緻密陰影；病毒性、支原體性肺炎呈斑點狀、片狀或均勻陰影；真菌性肺炎在中下肺有散在不規則陰影。

4. 痰、血培養

合理選取患者的痰、血進行培養可以找出真正的病菌，即可有針對性地採用病原體敏感的藥物進行治療。

三、西醫診斷

胸腔 X 光照射肺部出現浸潤現象是診斷肺炎的黃金標準，支持性的診斷方法則是用患者的痰液或血液進行微生物培養。確定肺炎診斷首先必須把肺炎與上呼吸道感染和下呼吸道感染區別開來。呼吸道感染雖然有咳嗽、咳痰和發燒等症狀，但各有其特點，上、下呼吸道感染無肺實質浸潤，胸部 X 光檢查可鑑別。

四、中醫病名

肺炎屬中醫「風溫」、「咳嗽」、「肺熱病」等範疇，肺炎常發生於勞倦過度，醉後當風等人體正氣不足，表衛不固之時，由感受風熱之邪或風寒之邪，入裡化熱所致。病理變化為正氣不足，表衛不固，不能禦邪於外，邪傷肺衛，風邪束表，衛氣鬱閉，而見惡寒發燒；肺氣壅閉，失於宣達而咳嗽；肺不布津，聚而為痰，傷於寒邪則為白稀痰，傷於熱邪或寒邪化熱則見白黏痰或黃痰。邪氣阻滯肺絡，可致胸痛，邪熱內盛。灼傷肺絡，可見咯血。若邪氣過盛，正不勝邪，邪氣入裡，內傳營血，甚則邪熱內陷，逆傳心包，可致真陰欲竭，陽氣虛脫。

五、中醫辨證分型

1. 風熱襲肺

症狀：發燒畏寒，頭痛咽痛，咳嗽，痰黃黏，胸痛不適。舌邊尖紅，苔黃，脈浮數。多見於細菌性肺炎早期和病毒性、支原體性、黴菌性肺炎。

治法：疏散風熱，清肺解表。

代表方：銀翹散。

2. 邪熱壅肺

症狀：高燒不退，汗出而不解，咳嗽氣急，鼻煽氣粗，咯痰黃稠或咯鐵鏽色痰，胸痛，口渴煩躁，小便黃赤，大便乾燥。舌紅苔黃，脈滑數或洪數。多見於細菌性肺炎大片實變期。

治法：清宣肺熱，化痰降逆。

代表方：麻杏石甘湯合千金葦莖湯。

3. 熱毒內陷

症狀：高燒不退，咳嗽氣促，痰中帶血，煩躁不安，神昏譫語，口渴。舌質紅絳，苔焦黃而乾，脈細數。多見於重症肺炎出現併發症者。

治法：清營開竅，解毒化痰。

代表方：清營湯。

4. 陽氣欲脫

症狀：體溫驟降，冷汗如油，面色蒼白，肢冷唇青，氣急鼻煽。舌質黯，脈微細欲絕。多見於休克型肺炎或伴心力衰竭。

治法：回陽救逆，益氣斂陰。

代表方：參附龍牡湯合生脈散。

5. 正虛邪戀

症狀：咳嗽無力，低燒，自汗或盜汗，手足心熱，神疲乏力。舌淡，苔白，或舌紅少苔，脈濡細或細數。多見於細菌性肺炎後期及病毒性、真菌性肺炎等。

治法：益氣養陰，潤肺化痰。

代表方：竹葉石膏湯。

第三節　中醫特色治療

1. 針灸療法

針灸尺澤、孔最、列缺、合谷、肺俞、足三里穴，每日1次，高燒者取大椎、十宣穴，可用點刺放血。

2. 霧化吸入

透過超音波霧化器將魚腥草注射液藥液噴入呼吸道而達到治療目的。

3. 刮痧療法

取胸、背部脊柱兩側和肩胛區，用硬幣蘸植物油或白酒，刮至皮膚充血。用於發燒神昏者。

4. 耳針法

選肺、內鼻、下屏尖、額相應耳部穴位，用中、強刺激。

5. 穴位治療

（1）按揉膻中穴。膻中穴位置：在胸部正中線上，兩乳頭連線與胸骨中線的交點。按摩方法：以左手大魚際或掌根貼於穴位，逆時針方向按摩2min，以脹麻感向胸部擴散為最佳。功效：膻中主一身之氣，刺激膻中，可以理氣止痛，經常按摩可以改善呼吸困難、咳嗽、胸部疼痛、肺炎等症狀。

(2)按揉中府穴。中府穴位置：胸部，橫平第 1 肋間隙，鎖骨下窩外側前正中線旁開 6 吋。按摩方法：用中指點按中府穴不動，約半分鐘，然後向外揉 2min，當時即可感覺到呼吸通暢，咳嗽症狀緩解。功效：中府穴為肺的募穴，俞募配穴治療肺系疾病，經常按摩可改善咳嗽、氣管炎、支氣管哮喘、肺炎、胸滿痛等症。

(3)點按天突穴。天突穴位置：頸部前正中線上，胸骨上窩凹陷的中央。按摩方法：用左手指指尖點於天突穴，指力沿胸骨柄的後緣向下點 1min，力度以不影響呼吸為佳。功效：經常按摩天突穴可發揮宣通肺氣、通經活絡、降氣化痰的作用，可幫助緩解咳嗽、咽喉腫痛、支氣管哮喘、支氣管炎、咽炎、扁桃體炎等。

第四節　中醫辨證調護

一、傳統行為療法

平素可透過「六字訣」呼吸法、八段錦、呼吸功能鍛鍊操、巢氏導引法等傳統運動療法來調身、調息、調心，具有開宣上焦、強健四肢、鼓舞陽氣的作用。

二、藥膳防護

(1)蘿蔔豬肺止咳湯：蘿蔔 1 個、豬肺 1 個、杏仁 15g。加水共煮 1h，吃肉飲湯；功效：清熱化痰、止咳平喘、治久咳不止、痰多氣促。

(2)玉米鬚橘皮治咳嗽：玉米鬚、橘皮各適量。共加水煎，日服 2 次；功效：止咳化痰，治風寒咳嗽、痰多。

(3)豆漿飲：黃豆、冰糖。黃豆浸泡磨汁，煮沸後加糖飲用，每日清晨空腹飲 1 碗；功效：健脾寬中，潤燥補水，清肺止咳、化痰；治疳積

瘦弱、肺熱咳嗽等。

（4）燕窩梨：燕窩5g（水浸泡）、白梨2個、川貝母10g、冰糖5g。白梨挖去核，將其他三味同放梨內，蓋好紮緊，放碗中，隔水燉熟，服食；功效：滋陰潤燥，止咳化痰，治多年痰咳，氣短乏力。

（5）冰糖燕窩粥：燕窩10g、稻米100g、冰糖50g。將燕窩放溫水中浸軟，摘去絨毛汗物，再放入開水碗中繼續漲發；取上等稻米淘洗乾淨後放入鍋內，加清水三大碗，旺火燒開，改用文火熬煮；將發好的純淨燕窩放入鍋中與稻米同熬約1h，加入冰糖溶化後即成。功效：滋陰潤肺，止咳化痰，治肺虛久咳及咳喘傷陰。

（6）梨貝母湯：鮮梨500g、貝母末6g、白糖30g。將梨去皮剖開，去核，把貝母末及白糖填入，合起放在碗內蒸熟。早晚分食，清熱化痰，散結解表。功效：用治咳嗽或肺癰，症見胸痛、寒顫、咳嗽、發燒、口乾、咽燥、痰黃腥臭或膿血痰等。

（7）羊蜜膏：熟羊脂250g、熟羊髓250g、白沙蜜250g、生薑汁100ml、生地黃汁500ml。煎羊脂，令沸；次下羊髓，又令沸；次下蜜、地黃、生薑汁，不斷攪拌，微火熬數沸成膏。每日空腹溫酒調1匙，或做薑湯或做粥食亦可。功效：補虛潤肺、祛風化毒，治陰虛發燒、骨蒸勞熱、虛勞瘦弱、咳嗽肺痿。

（8）白蘿蔔蜂蜜湯：大白蘿蔔1個、蜂蜜30g、白胡椒5粒、麻黃2g。將蘿蔔洗淨，切片，放入碗內，倒入蜂蜜及白胡椒、麻黃等共蒸半小時，趁熱頓服，臥床見汗即癒；功效：發汗散寒、止咳化痰；治風寒咳嗽。

（9）蘿蔔蔥白湯：蘿蔔1個、蔥白6根、生薑15g。用水三碗先將蘿蔔煮熟，再放蔥白、薑，煮剩一碗湯。連渣一次服。功效：宣肺解表，化痰止咳；治風寒咳嗽，痰多泡沫，伴畏寒，身倦痠痛者。

(10)綠豆粥：綠豆 50g，粳米 100g，冰糖適量。製法：綠豆、粳米洗淨煮粥，待粥熟時加入冰糖，攪拌均勻即可食用。功效：清熱解暑。用法：可作早晚餐食用。

(11)烤橘子：將橘子直接放到小火上烤，並不斷翻動，烤到橘子皮發黑、有熱氣從橘子裡冒出來。稍涼一會，剝去橘皮，讓患者吃溫熱的橘瓣。大橘子可以分幾次吃完，小橘可以吃一個，一天吃 2～3 次。這種方法有化痰止咳的作用。

(12)蒸大蒜水：取大蒜 2～3 瓣，拍碎，放入碗中，加入半碗水，放入一粒冰糖，把碗加蓋放入鍋中去蒸，大火燒開後改用小火蒸 15min 即可。讓孩子喝蒜水，大蒜可以不吃。一般一天 2～3 次，一次小半碗。大蒜性溫，入脾胃、肺經，治療寒性咳嗽、腎虛咳嗽效果好。

(13)銀花飲：銀花 30g，山楂 10g，蜂蜜 250g。製法：將銀花、山楂放入鍋內，加水適量，置武火上燒沸，3min 後取藥液 1 次，再加水煎熬 1 次，將兩次藥液合併，放入蜂蜜，攪拌均勻即成。功效：辛涼解表，清熱解毒。用法：隨量飲用。

(14)西瓜番茄汁：西瓜、番茄各適量。製法：西瓜用紗布絞汁；番茄先用開水燙，去皮，也用紗布絞擠汁液，然後將兩汁合併即可飲用。功效：清熱生津。用法：每日 1～2 次，當果汁飲用。

(15)蒸花椒冰糖梨：梨一個，洗淨，橫斷切開挖去中間核後，放入 20 顆花椒，2 粒冰糖，再把梨對拼好放入碗中，上鍋蒸半小時左右即可，一個梨可分兩次吃完。治療風寒咳嗽效果非常明顯。

(16)糖水沖雞蛋補虛止咳：白糖 50g、雞蛋 1 個、鮮薑適量。先將雞蛋打入碗中，攪勻，白糖加水半碗煮沸，趁熱沖蛋，攪和，再倒入已絞取的薑汁，調勻，每日早晚各服 1 次，補虛損。功效：治久咳不癒。

(17)山藥粥：生懷山藥 30g、白糖少許，將山藥軋細過篩，調入涼水，邊煮邊攪，兩三沸即成，加少許白糖調味、服食。功效：補脾止瀉，補腎收攝，治勞傷咳喘、脾虛洩瀉及一切羸弱虛損之病。

三、日常防治

(1)保持良好的衛生習慣。

(2)和患者保持距離。

(3)不要和別人共用杯子、吸管或其他個人用品。

(4)少去機場和購物中心等人多的地方。

(5)多吃水果和蔬菜。多吃營養豐富的食物，少吃高糖、加工和油炸食物。優酪乳是健康食物，含益生菌，可以幫助對抗感染。

(6)避免淋雨受寒、疲勞、酗酒等誘發因素，禁止吸菸。

(7)多喝水。男性每天應該喝水 3,100ml，女性應該喝水約 2,100ml。這包括食物中的水和液體。

(8)改變生活方式。積極鍛鍊身體，提高機體免疫力。

第三章 哮喘

第一節 概述

一、疾病定義

哮病是一種突發的，以呼吸急促、喉間哮鳴有聲為臨床特徵的疾病。相當於西醫支氣管哮喘，是常見的呼吸道疾病之一。哮喘是由多種原因導致氣管慢性炎症，從而引起氣管高反應表現，出現廣泛多變的可逆性氣流受限，並引起反覆發作的喘息、氣急、胸悶或咳嗽等症狀，常在夜間和（或）凌晨發作，多數患者可自行緩解或經治療緩解。

第二節 疾病診斷標準

一、西醫臨床表現

反覆發作胸悶、氣喘及呼吸困難、咳嗽伴哮喘等表現。在發作前常有鼻塞、打噴嚏、眼癢等先兆症狀，發作嚴重者可短時間內出現嚴重呼吸困難、低氧血症。常在夜間或凌晨發作和加重。體徵：出現兩肺散在、瀰漫分布的哮鳴音。根據臨床表現可分為急性發作期、慢性持續期和臨床緩解期。

二、西醫檢查

1. 血液常規檢查

過敏性患者可見血嗜酸性粒細胞增加。

2. 痰液檢查

可見較多嗜酸性粒細胞。痰液中細胞因子和炎性介質含量的測定，有助於哮喘的診斷和病情嚴重度的判斷。

3. 過敏原檢測

有體內的過敏原皮膚點檢測和體外的特異性 IgE 檢測，可確認患者的過敏症狀，指導患者盡量避免接觸過敏原及進行特異性免疫治療。

4. 肺功能測定

肺功能測定是評估患者呼吸功能狀況的重要依據之一，包括通氣功能檢測、支氣管舒張試驗、支氣管激發試驗和峰流速及其日變異率測定。

(三)西醫診斷

根據臨床表現、臨床分期、分級及檢查可確診。

(四)中醫病名

哮喘屬於中醫「哮病」、「喘證」範疇。中醫認為，哮喘發生是宿痰內伏於肺，復加外感、飲食、情志和勞倦等因素，使痰阻氣管，肺氣上逆所致。

(五)中醫辨證分型

1. 哮喘發作期

(1)寒哮

症狀：咳嗽，咳痰，喘憋，痰白質稀，喉中哮鳴有聲，舌質淡，苔薄白水滑，脈弦滑。治法：宣肺散寒，化痰平喘。方藥：小青龍東加減。

(2)熱哮

症狀：咳嗽，咳痰，痰色黃，口乾、口苦，喘憋，呼吸困難，舌紅，苔黃，脈弦滑。治法：宣降肺氣，清熱化痰。方藥：定喘東加減。

治療常加入活血化瘀藥物，如川芎、丹蔘、桃仁、赤芍等藥物，有助於平喘作用，尤其對病史較長，病情反覆，臨證中表現為口唇及舌質暗紅或有瘀點、瘀斑者，或伴胸膈脹滿煩悶，形寒酸楚，指甲灰暗等，所謂「久病多瘀」、「久病入絡」的見症者更為適合。

2. 哮喘緩解期

「急則治標，緩則治本」。支氣管哮喘緩解期常用的治法是益肺、健脾和補腎。

(1)益肺：用於哮喘病史不長，發作症狀較輕，週期較短的患者。治法：補益肺氣，祛風固表。方藥：參芪湯合玉屏風散。

(2)健脾：用於哮喘病期較長，常伴有咳痰不適，面色萎黃，胃納不佳，身疲肢軟等症。治法：健脾和中化痰法。方藥：六君子湯。

(3)補腎：用於哮喘病情反覆，即使在緩解期也有動輒喘促，腰痠耳鳴，夜尿清長等腎元虧損，腎氣不納表現。治法：腎陰虧損以補腎陰為法；處方：七味都氣丸及左歸飲。治法：腎陽不振以溫腎納氣為法；處方：金匱腎氣丸及右歸飲。

第三節　中醫特色治療

一、穴位貼敷

根據中醫整體理論思想，運用內病外治法天灸貼敷。敷貼部位：大椎、肺俞、天突等穴位；敷貼時間：每年的三伏天及三九天予以貼敷，每年三次，每次相隔10天左右，連續三年，成人一般2～4h，兒童一般30～60min，切忌貼藥時間過長，如局部灼熱難受，可提前除去。

二、穴位注射

局部靶向性給藥，藥力透過穴位直接滲透至病灶點，改善肺部局部血液循環，促進新陳代謝，緩解支氣管哮喘臨床症狀，調整和增強患者自身免疫力。

三、穴位埋線

將羊腸線埋入穴位，利用羊腸線對穴位的持續刺激起疏通經絡、調和氣血、行氣散結、解痙平喘的作用，以調整臟腑功能。長期埋線治療可有效控制支氣管哮喘的複發率。

四、針灸治療

針灸治療可在短期內控制哮喘發作，操作簡便，在哮喘急性發作期具有獨到作用。常規循膀胱經、肺經取肺俞、定喘、膻中、腎俞、足三里、大椎、天突、豐隆、風門、尺澤等穴位施針。

五、中藥霧化吸入治療

中藥霧化吸入治療可以使藥物直達病灶，透過肺脈輸布全身，改善機體血液循環，解除氣管痙攣，減輕肺循環阻力，緩解支氣管哮喘症狀。

六、其他

體針手針足針三聯法、拔罐、三伏天化膿灸、三九火針治療、壯醫藥線點灸療法、頭皮髮際區微針法、割治療法、捏脊法等。

第四節　中醫辨證調護

一、傳統行為療法

比較適宜患者運動的項目有練功十八法、太極拳、八段錦、五禽戲、呼吸操、定量行走等，長久堅持可增強體質，提高患者生活品質。

二、藥膳防護

(1) 核桃粥：核桃仁 100g，粳米 100g，冰糖 100g。先將核桃仁用沸水浸過去皮，切成粒狀，待米煮開花時加入，同時加入冰糖，熬煮成粥食用。

(2) 南瓜粥：南瓜 500g，粳米 100g。把南瓜去皮，切成小片跟米一起煮，先用大火煮開後，轉用小火煮成粥即可食用。

(3) 茶葉蛋：綠茶 15g，雞蛋 2 粒，加水一碗半同煮，蛋煮熟後去殼再煮至水乾時，取蛋吃。

(4) 冰糖燉冬瓜：氣喘時，痰涎積聚喉頭不易吐出，此品具有化痰與緩和哮喘的作用。

(5) 麻黃肺露：哮喘發作時，可用杏仁 15g、麻黃 4.5g、附子 6g、細辛 1g、五味子 3g 一同煮茶，如在哮喘發作第一日服用，效果甚佳。

(6) 雪梨鹿茸汁：雪梨加川貝母末 3g、冰糖末 9g，鹿茸 20 片，燉汁飲。

(7) 雪梨胡椒川貝露：雪梨兩個，加白胡椒粉與川貝母粉 6g、冰糖 30g，燉汁，服用可減輕症狀。

(8) 麻黃南棗露：麻黃 3g、天南星 4.5g、半夏 6g、烙薑 4.5g、南棗 10 枚，與蜂蜜同燉，服用可緩和氣喘。

(9)麻黃鳳仙露：麻黃 6g、甜拳薐子 12g、白鳳仙花 10 朵，加冰糖燉汁飲服。

(10)猴棗川貝露：猴棗末 0.3g，加川貝母 3g，燉汁，分次少量進服，具有化痰功效。

(11)太子參、黃耆、大棗，同時加入冰糖，熬煮成粥食用。增加免疫功能，防止哮喘復發，對感冒有預防作用。為緩解期的保健食療方。

(12)巴戟天、仙靈脾配合生甘草三味，用來解除激素依賴，改善氣管高反應性，減少哮喘復發。

三、日常防治

(1)及早預防，中醫治未病；

(2)調節情志，保持良好心態，心理健康與身體健康密切相關，互為因果；

(3)環境保健，有條件者尋找過敏原，並遠離過敏原，注意季節變化，寒暖適宜；

(4)飲食忌吃辛辣煎炸等刺激性油膩食物，忌菸酒，宜食用清淡有營養食物，多喝水飲茶；

(5)緩解期不忘脾腎，從中醫學「急則治其標，緩則治其本」原則出發，支氣管哮喘緩解期多以脾腎陽虛為主，治宜健脾化痰，溫腎納氣。

第四章　慢性阻塞性肺疾病

第一節　概述

一、疾病定義

慢性阻塞性肺疾病（chronic obstructive pulmonary，COPD）相當於中醫的肺脹，是多種慢性肺系疾患反覆發作，日久不癒，導致肺氣脹滿、肺脾腎虛損、氣管滯塞不利而出現的胸中脹滿。本病多因久病肺虛，痰濁瀦留，復感外邪，誘使病情反覆發作或加劇。病性多屬本虛標實，多由氣虛，氣陰兩虛，發展為陽虛，在疾病過程中可形成痰濁、水飲、瘀血等病理產物。病久因邪盛正虛，可發生痰迷心竅、氣不攝血、正虛喘脫等危象。

第二節　疾病診斷標準

一、西醫臨床表現

典型臨床表現為胸部膨滿，胸中憋悶如塞，咳逆上氣，痰多喘息，動則加劇；日久可見心慌動悸，面唇紫紺，肢體浮腫，嚴重者可出現喘脫、神昏、譫語、出血等。

二、西醫檢查

1. 肺功能檢查

判斷氣流受限的主要客觀指標，對 COPD 診斷，嚴重程度評價，疾病進展、預後及治療反應有重要意義。

2. 胸部 X 光檢查

早期胸片可無變化，後期可出現肺紋理增粗、紊亂等非特異性改變，也可出現肺氣腫改變，胸部 X 光對 COPD 診斷特異性不高，主要作為確定肺部併發症及與其他肺疾病鑑別的依據。

3. 其他

高分辨胸部 CT 對疑難病例有鑑別診斷的作用；血氣檢查對 COPD 發生的低氧血症、高碳酸血症、酸鹼平衡失調以及呼吸衰竭判斷等有重要價值；COPD 合併細菌感染時，痰培養可檢出病原菌。

三、西醫診斷

主要症狀（慢性咳嗽、咳痰和／或呼吸困難）、危險因素接觸史、存在不完全可逆性氣流受限是診斷 COPD 的必備條件。肺功能指標是診斷 COPD 的金標準。COPD 早期輕度氣流受限時可有或無臨床症狀。胸部 X 光檢查有助於確定肺過度充氣的程度。排除支氣管哮喘、支氣管擴張症、充血性心力衰竭、肺結核等其他肺部疾病。

四、中醫辨證分型

(一) 虛證類

1. 肺脾氣虛證

症狀：咳嗽、喘息、氣短，動則加重，納差，食少，神疲乏力，易感冒；腹脹，便溏，自汗，舌體胖大、有齒痕，舌質淡，舌苔白膩，脈沉細、緩弱。

治法：補肺健脾、益氣固衛。

方劑：補肺健脾方。

2. 肺腎氣虛證

症狀：喘息、氣短，動則加重，面目虛浮，神疲乏力，腰膝痠軟，易感冒，脈沉、細、弱；次症：咳嗽，頭昏，耳鳴，自汗，小便頻數、夜尿增多，咳喘時遺尿，舌質淡。

治法：補腎益肺、納氣定喘。

方劑：補肺益腎方。

3. 肺腎氣陰兩虛證

症狀：喘息、氣短，動則加重，咳嗽，乏力，腰膝痠軟，自汗，易感冒，舌質淡、紅，脈沉、細、數；次症：乾咳，痰少，痰黏難咯，耳鳴，頭昏，手足心熱，盜汗，舌苔薄少，脈弱。

治法：補肺滋腎、納氣定喘。

方劑：益氣滋腎方。

(二) 寒證類

1. 外寒內飲證

症狀：咳嗽，喘息氣急，痰白稀薄、泡沫，惡寒，無汗，舌苔白、滑，脈弦、緊；次症：痰鳴，胸悶，肢體痠痛，鼻塞、流清涕，脈浮。

治法：疏風散寒、溫肺化飲。

方劑：小青龍湯合半夏厚朴東加減。

2. 痰熱壅肺證

症狀：咳嗽，喘息，痰多、色黃、白黏，咯痰不爽，舌質紅，舌苔黃、膩，脈滑、數；次症：胸悶，胸痛，發燒，口渴，面紅，尿黃，大便乾結。

治法：清肺化痰、降逆平喘。

方劑：清氣化痰丸合貝母瓜蔞散加減。

3. 痰濁阻肺證

症狀：咳嗽，喘息，氣短，痰多、白黏或呈泡沫狀，痰易咳出，胸悶，胃脘痞滿，納呆，食少，舌質淡、胖大，脈滑弦。

治法：燥濕化痰、宣降肺氣。

方劑：半夏厚朴湯和三子養親東加減。

4. 痰蒙神竅證

症狀：喘息氣促，神志恍惚、嗜睡、昏迷、譫妄，舌苔白膩，舌質暗紅、絳紫，脈滑數。

治法：豁痰開竅。

方劑：滌痰東加減。

5. 兼證類（血瘀證）

症狀：面色紫暗，唇甲青紫，胸悶痛，舌質紫暗或有瘀斑或瘀點，舌下靜脈迂曲、粗亂，脈沉澀。

治法：活血化瘀。

方劑：如川芎、赤芍、桃仁、紅花、莪朮等或血府逐瘀口服液（膠囊）。

第三節　中醫特色治療

一、中藥離子導入

將中藥煎汁，貼敷於相應穴位上，利用治療儀不同頻率的電流，使患部血液循環加快，促進藥液吸收，達到氣血暢通，活血化瘀的效果。取穴肺俞，治療時間約 20min。

二、中藥穴位貼敷

依據中醫經絡學理論，將中藥研末製成膏，貼敷於穴位上，透過對體表穴位的刺激，使藥物透過皮毛腠理，由表入裡，透過經絡的貫通運行，連繫臟腑，溝通表裡，發揮藥效。根據不同症候選擇不同穴位貼敷，常取穴位：定喘、大椎、腎俞、肺俞、膻中、氣海。10～12h 後去除敷藥，每日 1 次，一般 10 天為一個療程。

三、中藥足浴

足部有 67 個反射區，300 多處穴位，是人體的一個縮影，中藥足浴屬「中藥外治」範疇，是利用內病外治的原理，透過足與臟腑、經絡、氣血的密切連繫，使藥物透過穴位經絡的傳導，達到活血通絡、調理陰陽的治療和保健效果。每日 1 次，每次泡 30～40min（根據患者的耐受情況調整），一般 10 日 1 個療程。

四、耳穴壓豆

中醫認為，人的五臟六腑均可以在耳朵上找到相對應的反應區或敏感點，當人體患病時，刺激這些部位，可發揮防病、治病的作用。耳穴壓豆是耳針的一種，透過在耳廓穴位上貼壓藥豆，透過經絡傳導達到治療疾病的效果。根據患者的症候取穴：咳嗽咳痰取肺、氣管、神門、皮質下等穴；喘息、氣短取交感、心、胸、肺、皮質下等穴；腹脹、納呆取脾、胃、三焦、胰、交感、神門等穴。每日按壓藥豆 3～5 次，每次每穴按壓 30～40 秒，一般 5 日 1 個療程。

第四節　中醫辨證調護

一、傳統行為療法

　　病情較輕者鼓勵下床活動，如每日散步 20～30min 或打太極拳等。病情較重者指導其在床上進行翻身、四肢活動等主動運動，或予四肢被動運動。自我按摩印堂、迎香、合谷、內關、三陰交、足三里、湧泉等穴位，以促進氣血運行，增強體質。

二、藥膳防護

　　(1)肺脾氣虛證宜食健脾補肺之品，如山藥、百合、薏仁、核桃、胡蘿蔔、雞肉等；肺腎氣虛證宜食補益肺氣、腎氣之品，如枸杞子、黑芝麻、核桃、木耳、山藥、杏仁、桂圓、牛肉、豬心、羊肉等；肺腎氣陰兩虛證宜食益氣養陰之品，如蓮子、牛乳、蛋類、百合、荸薺、鮮藕、雪梨、銀耳、老鴨等；汗出較多者，可多飲淡鹽水，進食含鈣豐富的食物，如橘子、香蕉等；腹脹納呆者可用山楂、炒麥芽少許代茶飲。飲食宜少量多餐，每餐不宜過飽，以高熱量、高維生素、高蛋白、易消化的飲食為主，烹調方式以燉、蒸、煮為宜，忌食辛辣、煎炸或過甜、過鹹之品。

　　(2)梨子川貝湯：取梨子 1 個，去皮切片，川貝母 12g，打碎，加入白糖 30g，共燉湯服。適用於老年支氣管炎之肺熱乾咳少痰者。

　　(3)百合核桃粥：取百合 50g，核桃肉 15g，大紅棗 10 枚（去核），粳米 50g，共煮食粥。適用於老年人慢性支氣管炎腎虧虛咳氣喘症。

　　(4)薑汁牛肺糯米飯：牛肺 200g，生薑汁 15ml，糯米適量。牛肺切塊，加糯米，用小火燜熟，起鍋時加生薑汁即成。食之有祛痰、補肺、暖胃的作用，對老人寒咳日久、痰多清稀者有效。

(5)冰糖蒸柿餅：柿餅 3 個，冰糖少量，放入鍋中，隔水蒸至柿餅綿軟後食用。有潤肺、消痰、止血的作用，可輔助治療慢性支氣管炎、高血壓、痔瘡出血等。

(6)蓮子百合煲瘦肉：蓮子 30g，百合 30g，豬瘦肉 200g，加適量水，煲 1 個半小時後食用。適用於乾咳煩躁、渴飲、失眠多夢、肺燥陰虛型慢性支氣管炎。

三、日常防治

(1)保持室內空氣清新，溫溼度適宜，室內勿擺放鮮花，使用毛毯。

(2)順應四時，根據天氣變化及時增減衣物，忌汗出當風。呼吸道傳染病流行期間，勿到公共場所，防止感受外邪，誘發或加重病情。

(3)進行呼吸功能鍛鍊，如做腹式呼吸、縮唇呼吸和全身呼吸操鍛鍊，有助於提高肺活量，改善呼吸功能。

(4)進行耐寒訓練，如入秋後開始用冷水洗臉。

第五章　高血壓

第一節　概述

一、疾病定義

高血壓是常見的慢性病，是以動脈血壓持續升高為特徵的「心血管症候群」。高血壓病屬於中醫學「眩暈」、「頭痛」等病症範疇。

二、流行病學

目前高血壓患病率仍呈增加態勢，成人盛行率近三成；但高血壓自知率、治療率和控制率較低。高血壓是最常見的慢性病，也是心腦血管疾病最主要的危險因素，中風、心肌梗塞、心力衰竭及慢性腎臟病等是其主要併發症，不僅致殘、致死率高，而且嚴重消耗醫療和社會資源，造成家庭和社會的沉重負擔。

第二節　疾病診斷標準

一、中醫病名：眩暈病，頭痛

主要症狀：頭暈、目眩，頭痛。次要症狀：頭如裹，面紅目赤，口苦、口乾、耳鳴、耳聾，汗出，腰膝痠軟等。

二、西醫病名：高血壓病（原發性高血壓）

（1）未應用抗高血壓藥物情況下，平均收縮壓（SBP）≥ 140mmHg 和（或）平均舒張壓（DBP）≥ 90mmHg；

（2）既往有高血壓史，目前近 4 週內應用抗高血壓藥物治療的個體。

第三節　中醫特色治療

一、經脈並治降壓法

包含內容：針灸、穴位點刺放血、推拿、耳穴壓豆、中藥敷貼或中藥離子導入、磁療等。

1. 針灸

(1) 體針：常用穴位合谷、百會、風池、陽陵泉、三陰交、內關、曲池、太衝等；透針取內關透外關，曲池透少海。實證用瀉法，虛證用補法。隔日 1 次，7 天為 1 療程。

(2) 耳穴壓豆

常用穴：耳背溝、肝、心、交感、腎上腺；備用穴：耳神門、耳尖、腎。常用穴每次取 3～4 穴，酌加備用穴，以 7mm×7mm 的膠布，將王不留行籽貼於所選之穴，貼緊後並稍加壓力，使患者感脹痛及耳廓發燒。每隔 2 天換貼 1 次，每次一耳，雙耳交替，15 次為一療程。腎氣虧虛證、肝火亢盛證、陰虛陽亢證選用腎、枕、皮質下；痰濁壅盛證選用脾、枕、皮質下。耳穴定位：腎在對耳輪下腳下緣；枕在對耳屏後上方；皮質下在對耳屏的內側面；脾點在耳甲腔後上方，在耳輪腳消失處與輪屏切跡連線的中點。

操作流程：①將膠布剪成 0.5cm×0.5cm 的小方塊，將磁珠粒或王不留行籽或白芥子或六神丸貼在膠布中央備用。②然後用 75% 酒精棉球消毒耳廓，將貼有王不留行籽的膠布對準穴位貼壓。③貼壓後用手指按壓穴位半分鐘，囑患者每天自行按壓 5 次，每次 10min，局部微熱微痛為宜。④每次貼一耳，下次輪換對側，症狀較重者可雙耳同時貼。

(3) 梅花針：用梅花針輕叩脊柱兩側，以腰骶椎兩側為重點，兼叩頸椎兩側、前額、後腦及掌心足底，每次 15min，每日或隔日 1 次，7～10 次為 1 療程。

(4) 灸治：艾灸足三里、絕骨或湧泉、石門，每穴 3～7 壯，至灸穴上見到小泡為度，灸畢局部覆以小膠布，待灸瘡癒合後再灸。

(5) 皮內針：在肝俞、膽俞、三陰交穴位埋針 24h，每 3 天一次。透過長時間對穴位進行刺激，調節絡脈、臟腑機能，調節臟腑陰陽平衡，從而調節血壓作用。

(6) 督灸：督脈為陽脈之海，督灸作用於督脈上，將經絡、腧穴、藥物、艾灸的綜合作用融為一體，充分發揮溫經壯陽、益腎通督、壯骨透肌的作用，能激發、振奮「老年症候群」患者陽氣，從而提高其自身修復及抗邪能力。具體做法：取督脈的大椎穴至腰俞的脊柱部位，常規消毒後，在治療部位塗抹生薑汁，然後鋪生薑泥如梯狀，在薑泥上面放置三角錐形艾柱，然後點燃三點，連續灸治 3 次後，去除薑泥和艾灰，然後用溼熱毛巾把治療部位擦乾淨。

2. 推拿

推拿有疏通經絡、活血化瘀，促進血液循環、鎮靜等作用，使大腦皮層興奮與抑制重新平衡，從而達到陰平陽祕，血壓下降。常用手法如下：

① 推拿背經，自上而下，瀉其肝火；

② 揉命門、腎俞，滋補腎陰；

③ 自上而下抹耳背降壓溝；

④ 以雙手拇指指腹自印堂穴沿眉弓分推至太陽穴，並輕揉太陽穴數圈後，推向耳後；

⑤ 從印堂穴向上推入髮際，經頭頂至項後風池穴，揉風池穴數圈後，轉向頸兩側分抹至肩；

⑥ 用食指或中指抹曲池、尺澤、合谷、大陵、委中、湧泉等穴。

3. 中藥敷貼或中藥離子導入

(1) 川牛膝 100g，川芎 100g，吳茱萸 10g，決明子 100g、冰片 10g。

用法：上藥共研末，食醋調成糊狀，同蓖麻仁糊做成藥餅狀，貼敷在雙湧泉穴上，1 天 1 次，10 次為 1 個療程，共治療 3 個療程。

(2) 吳茱萸 100g、乾薑 50g、黃耆 100g、肉桂 100g、細辛 10g、冰片 10g（針對陽氣虧虛之夜間低血壓）。

用法：上藥共研末，白酒調成糊狀，外敷關元、氣海穴。1 天 1 次，10 次為 1 個療程，共治療 3 個療程。

4. 穴位點刺放血

選擇耳尖、太衝穴、大椎穴放血數滴，每日一次。

二、降壓藥枕

組方：桑寄生 150g，丹參 200g，杭白菊 150g，益母草 150g，磁石 200g，羅布麻 120g，夏枯草 100g，鉤藤 50g，川芎 50g，草決明 50g，山綠茶 100g。

用法：上述藥物透過加工炮製成枕芯，並根據不同病情調整配方和分量。睡眠時枕用配製而成的藥枕，不用時用塑膠袋封好，以免藥味散失，每晚枕用，連續應用 15 天為一療程。

三、中藥沐足

藥物組成：懷牛膝 15g，川芎 5g，鉤藤（後下）5g，澤瀉 15，夏枯草 10g，吳茱萸 10g，白朮 5g，草決明 15g。

組方：上方加水 3,000ml 煎煮，水沸後 10min，取汁趁溫熱浴足 30min，每晚 1 次。1～3 週為 1 療程。

四、臍療

1. 肝陽上亢型

藥物組成：吳茱萸 5g，龍膽草 5g，明礬 3g，川芎 3g，白芷 3g，夏枯草 5g。

用法：上述藥研細末，用溫開水和醋各半調成糊，外敷於臍部，每天一次。

2. 痰濁上擾型

藥物組成：白芥子 3g，膽星 3g，川芎 2g，鬱金 2g，白礬 3g。

用法：上述藥研細末，用溫開水和薑汁各半調成糊，外敷於臍部。

五、低頻脈衝電療法

本療法是應用頻率 1,000Hz 以下的脈衝電流治療疾病。取穴：辨證及循經取穴，通常取太衝、太溪、豐隆、合谷、足三里、三陰交、陽陵泉等。

第四節　中醫辨證調護

一、傳統行為療法

1. 氣功

古代稱之為導引、吐納修煉、養生等，太極拳作為內家拳的一種，也可列為廣義的氣功範疇。氣功療法治療高血壓病簡便易行，療效肯定。有研究發現，高血壓者練習氣功，可使血壓降低 10mmHg 左右，這可大大降低中風的發生率；對於早期高血壓患者，則大多可避免病情發

展，或減少降壓藥的使用量。經研究發現，氣功是透過促使紊亂的大腦皮層功能改善，增強和調節人體內臟生理功能而發揮降壓作用的，其中大量的實驗（呼吸、肌肉、聽覺、心電圖和腦電圖等）也證實了氣功可降低血壓、穩定血壓和鞏固療效。

(1) 姿勢

臥式：患者取仰臥位，墊上枕頭，頭部較軀體高15°左右，以使身體舒適，呼吸自然通暢。閉闔眼口，自然伸展四肢，使全身骨骼肌肉放鬆。此式對年老體弱、患有多種慢性消耗性疾病和習慣睡前練功者較適宜。此外，也可採用側臥式，練功要求與臥式相同。

坐式：患者端坐椅子上，頭部與上身保持端正，頭頸不後仰前俯。胸部自然垂直，腰部不彎不挺，沉肩垂肘，雙手掌分放於大腿上，肘關節自然彎曲，以感舒適為宜。雙下肢自然分開，膝關節自然屈曲成90°。雙腳平行輕踏地面，與雙肩距離相等。大多數高血壓病者可採用此式。此式對身體虛弱者較適宜。

立式：患者頭部和上半部姿勢同坐式，雙臂向前伸展，肘部彎成環抱樹幹狀，略比肩部低，肩關節自然外展，微垂肩但不要聳肩。雙手掌相對，距離與肩寬相等，高低與乳頭同平，手掌微彎曲成半握球狀。雙腿自然分開，距離與肩寬相等，足尖稍內收，站成一圓形，並使雙膝關節向前微彎曲。身體自然垂直下沉，似欲坐凳上。此式對體壯肥胖或肝陽上亢型高血壓者較適宜。

(2) 呼吸

調整呼吸為氣功治療高血壓病最為關鍵的一環。其要點是：呼吸時舌尖略貼上顎（注意不要故意用力），用鼻呼吸，並有意識地使呼氣過程漸漸減慢、延長，直至有「氣」沉「丹田」之感。患者初練時不可急於追求上述感覺，而應順其自然，以免適得其反，事倍功半。

(3)注意事項

練功前：一要休息 15～30min，停止工作、學習和有意識的思維活動，並使情緒穩定；二要將鈕扣、衣領、腰帶、鞋帶和過於緊束的內衣放鬆；三要不飢也不過飽，並排空二便；四要注意保暖和避免過於炎熱，並盡量選擇安靜之地練功；五是每次練功時間不超過 30min，每天 1～2 次，早晨或睡前練習。

練功時：一要放鬆，輕鬆，不緊張，不僅指全身關節、肌肉放鬆，而且精神也要放鬆；二要安靜，除環境外，還指精神集中和排除雜念；三要自然，不但指姿勢要自然，而且呼吸也要自然；四要下降，指有意識地引氣下行，氣沉丹田或意守丹田；五要協調，姿勢、呼吸和意識相互配合。其中，放鬆和安靜是關鍵。練功結束後應安靜休息 15min。

2. 八段錦

八段錦是調身為主的功法，練習中側重肢體運動與呼吸相配合。該功法大多認為是在南宋初年創編，文字記載見於宋代洪邁的《夷堅志》，距今已有九百多年的歷史。該功法柔筋健骨，養氣壯力，行氣活血，調理臟腑，且其運動量恰到好處，既達到了健身效果，又不感到疲勞。現代研究認為這套功法能改善神經調節功能，加強血液循環，對腹腔內臟有柔和的按摩作用，可激發各系統的功能，糾正機體異常的反應，對許多疾病都有醫療康復作用。包括：「兩手托天理三焦，左右開弓似射鵰，調理脾胃須單舉，五勞七傷往後瞧，搖頭擺尾去心火，兩手攀足固腎腰，攢拳怒目增氣力，背後七顛百病消」八個動作。

站式八段錦可強身健體，舒筋活絡，可對患者進行針對性的調治。如肝鬱氣滯，表現為胸悶、急躁易怒、兩脅脹痛、頭暈耳鳴等，疏肝理氣，可選一、二式經常練習。脾虛氣滯，表現為脘腹脹痛，食少納呆，噁心嘔吐，消化不良等，應健脾理氣，可選用二、三式。心腎不交，眩

暈耳鳴，失眠多夢，腰膝痠軟，五心煩熱，當交通心腎，補腎清心，選用五、六式。清陽不升可選用四、七式；肝陽上亢可選用四、八式。心腦血管疾病者，選練前四節為宜；呼吸系統疾病者，多練一、二、三、七式；消化系統疾病多練三、五式；頸腰椎病者多練四、五、六式。無病之人防病保健可以全套鍛鍊。

二、藥膳防護

組方：黨參 10g，黃耆 15g，三七 3g，菊花 10g，天麻 5g，夏枯草 10g，葛根 20g，瘦肉 50g。

用法：上述藥物加水 300mL，文火煲湯，每天一次。

三、日常防治

防治眩暈（高血壓病）的日常調攝法見表 5-1。

表 5-1　防治眩暈（高血壓病）的日常調攝法

內容	目標	措施
減少鈉鹽攝取	每人鈉鹽攝取量逐步降至＜ 6g/d	1. 日常生活中鈉鹽主要來源為醃製、滷製、泡製的食品以及烹飪用鹽，應盡量少吃上述食品。 2. 建議在烹調時盡可能用量具（如鹽勺）秤量加用的鈉鹽。 3. 用替代產品，如低鈉鹽、食醋等。
體育運動	強度：中等量，每週 3～5 次，每次持續 30min 左右	1. 運動的形式可以根據自己的愛好靈活選擇，步行、快走、慢跑、游泳、太極拳等均可。 2. 應注意量力而行，循序漸進。運動的強度可透過心率來反映，可參考脈率公式。 3. 目標對象為沒有嚴重心血管病的患者。

內容	目標	措施
合理膳食	營養均衡	1. 食用油，包括植物油（素油）每人＜25g/d。 2. 少吃或不吃肥肉和動物內臟。 3. 其他動物性食品也不應超過50～100g/d。 4. 多吃蔬菜，400～500g/d，水果100g/d。 5. 每人每週可吃蛋類5個。 6. 適量豆製品或魚類，奶類250g/d。
控制體重	BMI＜24kg/m2，腰圍＜90（男性），腰圍＜85cm（女性）	1. 減少整體食物攝取量。 2. 增加足夠的活動量。 3. 肥胖者若非藥物治療效果不理想，可考慮輔助用減肥藥物。
戒菸	徹底戒菸，避免抽二手菸	1. 宣傳吸菸危害與戒菸的益處。 2. 為有意戒菸者提供戒菸幫助。一般推薦採用突然戒菸法，在戒菸日完全戒菸。 3. 戒菸諮詢與戒菸藥物結合。 4. 公共場所禁菸，避免抽二手菸。
限制飲酒	每天白酒＜50mL或葡萄酒＜100mL或啤酒＜300mL	1. 宣傳過量飲酒的危害，過量飲酒易患高血壓。 2. 高血壓患者不提倡飲酒。 3. 酗酒者逐漸減量；酒癮嚴重者，可藉助藥物。

第六章 冠心病

第一節 概述

一、疾病定義

　　冠心病是冠狀動脈粥狀硬化性心臟病的簡稱，是由於冠狀動脈粥狀硬化，使血管腔狹窄，導致心肌缺血、缺氧及冠狀動脈痙攣而引起的心臟病變。在中醫學中，冠心病屬於「真心痛」、「厥心痛」、「心痛」、「胸痹」的範疇。

二、流行病學

　　冠心病的發生率逐年上升，近年來已成為嚴重危害中老年人生命健康的常見病、多發病，而且發病年齡有下降趨勢。冠心病是開發中國家和先進國家最常見的死亡原因。根據世界衛生組織的資料，2004 年全世界大約 13% 的死亡是由冠心病引起的，且致死率隨著年齡的成長而增加。

第二節 疾病診斷標準

一、西醫病名及診斷

冠狀動脈粥狀硬化性心臟病（冠心病）。

1. 勞累性心絞痛

勞累性心絞痛是由於運動或其他增加心肌需氧量的情況所誘發的短暫胸痛發作，休息或舌下含服硝酸甘油後，疼痛常可迅速消失。

勞累性心絞痛可分為 3 類：

(1)初發型勞累性心絞痛，勞累性心絞痛病程在 1 個月以內。

(2)穩定型勞累性心絞痛，勞累性心絞痛病程穩定 1 個月以上。

(3)惡化型勞累性心絞痛，同等程度勞累所誘發的胸痛發作次數、嚴重程度及持續時間突然加重。

2. 自發性心絞痛

自發性心絞痛的特徵是胸痛發作與心肌需氧量的增加無明顯關係。與勞累性心絞痛相比，這種疼痛一般持續時間較長，程度較重，且不易為硝酸甘油緩解。未見心肌酶變化，心電圖常出現某些暫時性的 S－T 段壓低或 T 波改變。自發性心絞痛可單獨發生或與勞累性心絞痛合併存在。

自發性心絞痛患者的疼痛發作頻率、持續時間及疼痛程度可有不同的臨床表現，有時患者可有持續較長的胸痛發作，類似心肌梗塞，但沒有心電圖及心肌酶的特徵性變化。

某些自發性心絞痛患者在發作時出現暫時性的 ST 段上升，常稱為變異型心絞痛。但在心肌梗塞早期記錄到這一心電圖圖型時，不能應用這一名稱。

初發型勞累性心絞痛、惡化型勞累性心絞痛及自發性心絞痛常統稱為「不穩定型心絞痛」。

二、中醫病名及診斷

「真心痛」、「厥心痛」、「心痛」、「胸痺」。

(1)膻中或心前區憋悶疼痛，甚則痛徹左肩背、咽喉、左上臂內側等部位。持續幾秒到幾十分鐘不等，常伴有心悸氣短，自汗，甚則喘息不得臥。

(2)多見於中年以上，常因操勞過度，憂鬱惱怒或多飲暴食，感受寒冷而誘發。

(3)心電圖、動態心電圖、運動平板、冠脈 CT、心肌灌注掃描或冠狀動脈造影檢查等可輔助診斷。根據病情可進行心肌酶譜測定，用心電圖動態觀察。

三、辨證論治

1. 心痛發作期治療

(1)寒凝血瘀證

症狀：遇冷則疼痛發作，舌淡暗、苔白膩，脈滑澀。

治法：芳香溫通。

方劑：蘇合香丸。一次 2.5g，一日 1～2 次。

(2)氣滯血瘀證

症狀：多與情緒因素有關，舌暗或紫暗、苔白，脈弦滑。

治法：辛散溫通，行氣活血。

方劑：速效救心丸。發作時予 10～15 粒舌下含服。

2. 心痛緩解期治療

(1)氣虛血瘀證

症狀：胸悶痛，動則尤甚，乏力氣短，舌體胖大，舌質暗，有瘀斑或瘀點，苔薄白，脈弦。

治法：益氣活血。

方劑：保元湯合桃紅四物東加減。藥用人參（另煎兌入）或黨參、黃耆、桃仁、紅花、川芎、赤芍、當歸、生地、桂枝、甘草。

(2) 氣陰兩虛、心血瘀阻證

症狀：胸痛時作時止，心悸氣短，面色少華，舌暗紅少津，脈細弱或結代。

治法：益氣養陰，活血通脈。

方劑：生脈飲加減。藥用黨參、麥冬、丹參、赤芍、葛根、瓜蔞皮、水蛭、炙甘草，氣虛甚者加黃耆，陰虛甚者加生地黃，血瘀甚者加紅花、川芎。

(3) 痰阻血瘀證

症狀：胸脘如窒而痛，氣短，肢體沉重，形體肥胖，舌暗苔濁膩，脈弦滑。

治法：通陽泄濁，活血化瘀。

方劑：瓜蔞薤白半夏湯合桃紅四物東加減。藥用瓜蔞、薤白、半夏、桃仁、紅花、川芎、赤芍、當歸、生地等。

(4) 氣滯血瘀證

症狀：胸痛時痛時止，多與情緒因素有關，伴有脅脹，舌暗苔白，脈弦。

治法：行氣活血。

方劑：血府逐瘀東加減。藥用桃仁、紅花、川芎、赤芍、當歸、柴胡、牛膝、枳殼等。

(5) 熱毒血瘀證

症狀：胸痛發作頻繁，口乾、口苦，大便祕結，舌紫暗，苔黃膩，脈弦滑。

治法：清熱解毒，活血化瘀。

方劑：四物東加減。藥用丹參、赤芍、紅花、川芎、降香等。

第三節　中醫特色治療

一、經脈並治擴冠法

包含內容：針灸、穴位點刺放血、推拿、耳穴壓豆、中藥敷貼、中藥離子導入、磁療等。

1. 循經刮痧

循經刮痧法根據冠心病不同症候分型進行循經刮痧治療，視情況而定，如不出痧可每天一次，如果出痧，等褪痧後再行刮痧治療。

(1)痰濁內阻型冠心病：採用瀉法進行治療，先直刮任脈天突穴至胸部膻中、巨闕穴等穴 5～10 次，再刮手厥陰心包經，由肘部曲澤穴處沿前臂內側郤門、內關、太淵穴，最後刮下肢外側豐隆。

(2)心血瘀阻型冠心病：採用瀉法進行治療，先刮背部心俞、膈俞，直刮 5～10 次，然後刮巨闕、膻中，最後刮前臂內側的陰郤、郤門、神門。

(3)寒凝心脈型冠心病：採用瀉法進行治療，先直刮背部心俞、厥陰俞 5～10 次，再刮腹部氣海、關元，最後刮前臂通里、內關。

(4)心腎陰虛型冠心病：採用補法進行治療，先刮背部心俞、腎俞，然後刮前臂的神門、內關，最後刮下肢內側三陰交、足部太溪穴。

(5)心氣不足型冠心病：採用補法進行治療，先直刮膻中、巨闕 5～10 次，再刮腹部氣海，然後刮前臂陰郤，最後刮下肢足三里。

2. 耳穴壓豆

耳穴壓豆法選擇一側耳部穴位：取主穴心、腎、神門、交感、皮質下，配穴肝、脾、膽、胃，以 75％酒精消毒耳廓，以鑷子夾取帶膠布之王不留行籽置於穴位，以拇指和食指按壓每穴 2min 至有得氣發燒感為

止，指導患者或家屬每天按壓3次，根據季節和患者出汗情況每3～5天更換對側耳穴，2週為一療程。

3. 穴位貼敷

「貼敷」又可稱「敷貼」、「敷灸」、「薄貼」、「穴位貼藥」。該療法，簡單而言，就是將藥劑貼敷在與疾病相關連的體表部位，或者依靠塗布藥劑而產生治療效果，從而治療局部或者全身性疾病。透過藥膜穴位貼敷，藥物的有效成分直接經過皮膚吸收進入血液循環而發揮治療作用。

(1) 取穴：膻中、內關、至陽、心俞穴（雙）、間使、足三里、豐隆等。

(2) 常用藥物及組成：

麝香通痹膏包括麝香、血竭、丹參、冰片、蘇合香、川芎、鬱金、川烏頭、石菖蒲、細辛、人參等；

通心膏貼包括徐長卿、紅花、當歸、丹參、乳香、沒藥、鬱金、薑黃、川芎、三七、葛根、延胡索、透骨草、木香、樟腦、冰片、麝香、硫酸鎂等；

胸痹貼包括川芎、乳香、沒藥、肉桂、附子、羌活、細辛、川椒、佛手、丹參、鬱金。

4. 針灸療法

針灸具有療效好、簡單、經濟、無毒副作用、安全等特點，其機制是針灸一方面可以減輕由缺血造成的心肌損傷，另一方面能夠加快由缺血所致心肌損傷的恢復，並且能夠抑制誘發因素，對防止冠心病發作或提早形成有一定作用。針灸透過影響神經系統、內分泌系統及細胞內環境等功能活動而實現其作用。

(1) 取穴：膻中、心俞、內關、厥陰俞、肝俞、腎俞、豐隆、至陽穴等。

(2)手法及配穴：陰虛瘀滯配神門，陽虛瘀滯配足三里，用平補平瀉之法，得氣後留針 20～30min，每日 1 次，10 次 1 療程；熱毒壅滯配合足三里、陽陵泉、豐隆、血海等穴位，用洩法，得氣後，留針 15min，每日 1 次，1 週為 1 療程；陰寒凝滯者可配合溫針補法治療。

5. 灸療法

(1)取穴：艾灸足三里、絕骨或湧泉、石門、腎俞、脾俞、大椎、膻中、關元、氣海等。

(2)操作方法：每穴 3～7 壯，至灸穴上見到小泡為度，灸畢局部覆以小膠布，待灸瘡癒合後再灸。

(3)適應證：陰寒凝滯、陽虛血瘀類胸痹心痛病患者。

6. 足浴療法

足底有著豐富的神經、血管和穴位，因此又被稱為「人的第二心臟」。足浴是傳統外治法中的一種，透過刺激足部穴位，可達到疏通經氣、調理氣血、調節臟腑功能的作用。近年來隨著人們綠色保健意識的增強，中藥足浴在臨床得到廣泛應用。

清熱涼血方：黃芩 15g，毛冬青 30g，丹參 20g，赤芍 15g，降香 10g，川芎 15g，紅花 10g；

通痹安神方：川芎 30g，白芷 30g，牛膝 30g，鉤藤 30g，夏枯草 30g，吳茱萸 30g，肉桂 10g。

組方：上方加水 3,000ml 煎煮，水沸後 10min，取汁趁溫熱浴足 30min，每晚 1 次。1～3 週為 1 療程。

二、中藥薰蒸

薰蒸療法透過穴位滲透、經絡疏通等方式，調節陰陽平衡，可減輕心絞痛症狀，提高生活品質。

用藥推薦：黨參、五指毛桃、瓜蔞、薤白、法半夏、細辛、丹蔘、乳香、沒藥、冰片等。

用法：薰蒸足部，每日1劑，每次30min，2週為1療程。

三、推拿

推拿能夠疏通經絡，產生溫熱刺激，並深入到臟腑經絡，起溫經散寒的作用。此外，推拿對血液循環的改善和對臟腑功能的調節均有一定作用。

選穴：胸部、背部（心俞、膈俞、厥陰俞、內關、間使、三陰交）；心前區（阿是穴）。

操作：根據推拿部位的不同適當選擇不同的推拿手法，如一指禪、搓法、摩法、壓法、點法、按法等。

第四節　中醫辨證調護

現代研究認為，中醫傳統功法如太極拳、八段錦、五禽戲等對心功能的改善有較多的益處。傳統功法強度低，動作緩慢柔和，適宜患者心臟康復，可幫助患者改善身心狀態，提高患者生活品質。

第七章　心悸

第一節　概述

因各種原因致氣血陰陽虧虛，心失所養；或痰飲瘀血阻滯，心脈不暢，引起以心中急遽跳動，驚慌不安，甚則不能自主為主要臨床表現的一種心臟常見病症。西醫學各種原因引起的心律失常，如心動過速、心動過緩、過早搏動、心房顫動或撲動、房室傳導阻滯、病態竇房結症候群、預激症候群及心功能不全、神經官能症等，凡以心悸為主要臨床表現時，均可參考本篇辨證論治。

第二節　疾病診斷標準

一、西醫臨床表現

心悸的基本症候特點是發作性心慌不安，不能自主，常兼見胸悶氣短，神疲乏力，頭暈喘促，甚至不能平臥，以至出現暈厥。各種原因引起的心律失常，如心動過速、心動過緩、過早搏動、心房顫動或撲動、房室傳導阻滯、病態竇房結症候群、預激症候群及心功能不全、神經官能症等均可出現心悸、心慌的表現。

二、西醫檢查

1. 發作時的體檢

應著重於判斷心律失常的性質及心律失常對血液動力狀態的影響。

（1）聽診心音：了解心室搏動的快、慢和規則與否，結合頸靜脈搏動所反映的心房活動情況，有助於作出心律失常的初步鑑別診斷。

(2)頸動脈竇按摩：對快速性心律失常的影響有助於鑑別診斷心律失常的性質。為避免發生低血壓、心臟停搏等意外，應使患者在平臥位有心電圖監測下進行，老年人慎用，有腦血管疾病變者禁用。每次按摩一側頸動脈竇，一次按摩持續時間不超過 5 秒，可使心房撲動的室率成倍下降，還可使室上性心動過速立即轉為竇性心律。

2. 發作間歇期體檢

應著重於有無高血壓、冠心病、瓣膜病、心肌病、心肌炎等器質性心臟病的證據。常規心電圖、超音波心動圖、心電圖運動負荷試驗、核醫造影、心血管造影等無創和有創性檢查有助於確診或排除器質性心臟病。

體表心電圖是診斷心律失常最便捷的方法。心律失常發作時的心電圖記錄是確診心律失常性質的重要依據。正常竇性心律的心電圖特點為：P 波規律出現，且 P 波形態表明激動來自竇房結（即 P 波在 I、II、aVF、V4～V6 直立，在 aVR 倒置）。正常竇性心律的頻率一般為 60～100 次／分。動態心電圖也稱 Holter 監測，透過 24h 連續記錄心電圖，可能記錄到心律失常的發作、自主神經對心律失常的影響等，可彌補體表心電圖只能做短暫記錄的不足。

三、西醫診斷

心律失常的確診大多要靠心電圖，部分患者可根據病史和體徵作出初步診斷。詳細追問發作時心率、節律（規則與否、漏搏感等），發作起止與持續時間。發作時有無低血壓、昏厥或近乎昏厥、抽搐、心絞痛或心力衰竭等表現，以及既往發作的誘因、頻率和治療經過，有助於判斷心律失常的性質。

四、中醫診斷

發作性心悸、心慌不安，不能自主，常兼見胸悶氣短，神疲乏力，頭暈喘促，甚至不能平臥，以至出現暈厥。其脈象表現或數或遲，或乍疏乍數，並以結脈、代脈、促脈、澀脈為常見。心悸失治、誤治，可以出現變證。若心悸兼見浮腫尿少，形寒肢冷，坐臥不安，動則氣喘，脈疾數微，此為心悸重症心腎陽虛、水飲凌心的特點。若心悸突發，喘促，不得臥，咯吐泡沫痰，或為粉紅色痰涎，或夜間陣發咳嗽，尿少肢腫，脈數細微，此為心悸危症水飲凌心射肺之特點。若心悸突見面色蒼白，大汗淋漓，四肢厥冷，喘促欲脫，神志淡漠，此為心陽欲脫之危證。若心悸脈象散亂，極疾或極遲，面色蒼白，口唇發紺，突發意識喪失，肢體抽搐，短暫即恢復正常而無後遺症，或一厥不醒，為心悸危症暈厥之特點。

五、中醫辨證分型

1. 心虛膽怯

症狀：心悸不寧，善驚易恐，坐臥不安，少寐多夢而易驚醒，食少納呆，惡聞聲響，苔薄白，脈細略數或細弦。

治法：鎮驚定志，養心安神。

方劑：安神定志丸。可加琥珀、磁石重鎮安神。

2. 心脾兩虛

症狀：心悸氣短，頭暈目眩，少寐多夢，健忘，面色無華，神疲乏力，納呆食少，腹脹便溏，舌淡紅，脈細弱。

治法：補血養心，益氣安神。

方劑：歸脾湯。

3. 陰虛火旺

症狀：心悸易驚，心煩失眠，五心煩熱，口乾，盜汗，思慮勞心則症狀加重，伴有耳鳴，腰痠，頭暈目眩，舌紅少津，苔薄黃或少苔，脈細數。

治法：滋陰清火，養心安神。

方劑：黃連阿膠湯。

4. 心陽不振

症狀：心悸不安，胸悶氣短，動則尤甚，面色蒼白，形寒肢冷，舌淡苔白，脈虛弱，或沉細無力。

治法：溫補心陽，安神定悸。

方劑：桂枝甘草龍骨牡蠣湯。

5. 水飲凌心

症狀：心悸，胸悶痞滿，渴不欲飲，下肢浮腫，形寒肢冷，伴有眩暈，噁心嘔吐，流涎，小便短少，舌淡苔滑或沉細而滑。

治法：振奮心陽，化氣利水。

方劑：苓桂術甘湯。

6. 心血瘀阻

症狀：心悸，胸悶不適，心痛時作，痛如針炙，唇甲青紫，舌質紫暗或有瘀斑，脈澀或結或代。

治法：活血化瘀，理氣通絡。

方劑：桃仁紅花煎。

7. 痰火擾心

症狀：心悸時發時止，受驚易作，胸悶煩躁，失眠多夢，口乾苦，大便祕結，小便短赤，舌紅苔黃膩，脈弦滑。

治法：清熱化痰，寧心安神。

方劑：黃連溫膽湯。

第三節　中醫特色治療

1. 穴位敷貼

敷貼藥膏加熱後敷於膈俞、脾俞、腎俞、心俞等穴位上。

2. 艾灸

取背俞穴的厥陰段至膈俞段，用固定器點燃艾條，在所取範圍內往返薰灸，以患者耐受度為宜。

3. 智慧電針

按照循經取穴相關原則，經針上通電或者選擇電極片對穴位進行相應的刺激。當患者出現酸、麻或者脹等效果後將治療儀器進行接通，隨後調整設備強度，每日進行 1 次治療，或者每隔 1 日對患者進行治療。

4. 推拿、拔罐以及刮痧

主要穴位選擇背部俞穴，並選擇點、揉、按以及搓的方法刺激穴位，按摩手法由輕過度到重，每日進行 1 次按摩，每個療程為 10 天。與此同時，和四肢中的神門、曲池、內關、足三里、三陰交和前胸膻中穴相互配合。

5. 情志護理

觀察患者情志失衡症狀，藉助安慰、移情、情緒發洩等方法，緩解和消除患者緊張、憂鬱心情，幫助患者正視疾患。

第四節　中醫辨證調護

1. 傳統行為療法

比較適宜患者的運動項目有練功十八法、太極拳、八段錦、五禽戲、呼吸操、定量行走等，長久堅持可增強體質，改善生活品質。

2. 藥膳防護

瘀血閉阻型患者表現唇舌紫暗，心悸不寧，胸痛劇烈。護理以活血化瘀、通痹鎮痛為主，飲食上宜服用當歸、桃仁、木耳等活血化瘀之物；忌食生冷、甜膩之物，多食瓜果蔬菜。心腎陽虛型患者表現為脈細沉，舌苔滑、暗紅，表現為胸痛無力、心悸而痛；護理以補氣溫陽、養心通絡為主，忌食生冷及過鹹之物，多食核桃、牛肉等溫補之物。痰濁閉阻型表現為脈滑、頭昏腹脹、心胸痞滿腹脹；護理以理氣通痹為主，忌食甜食，多食蓮子粥、薏仁等健脾運胃之物。氣陰兩虛型表現為舌紅少苔、氣短貧乏、胸悶心悸等症狀，護理以益氣養陰、通絡鎮痛為主；忌食辣椒、羊肉等溫燥辛辣之物。

3. 日常防治

情志調暢，飲食有節及避免外感六淫邪氣，增強體質等是預防本病的關鍵。積極治療胸痹心痛、痰飲、肺脹、喘證及痹病等，對預防和治療心悸發作具有重要意義。

（1）可以適當練習八段錦中「搖頭擺尾去心火」和五禽戲的「猿戲」以及24節氣導引養生「夏季節氣的動作」。

（2）不宜過度勞累，生活盡量規律。

（3）心悸患者應保持精神樂觀，情緒穩定，積極配合，堅持治療，堅定信心，有助於康復。應避免驚恐刺激及憂思惱怒等。

(4)生活作息要有規律。飲食有節,宜進食營養豐富而易消化吸收的食物,宜低脂、低鹽飲食,忌菸酒、濃茶。

(5)輕證可從事適當體力活動,以不覺勞累、不加重症狀為度,避免劇烈活動。重症心悸應臥床休息,還應及早發現變證、壞病先兆,做好急救準備。

第八章　中風

第一節　概述

1. 疾病的定義

中風是由於氣血逆亂，產生風、火、痰、瘀導致腦脈痹阻或血溢於腦脈之外，而表現為突然昏倒，半身不遂，口舌歪斜，言語謇澀或不語，偏身麻木為主要特徵的一種病症。西醫學稱為缺血性和出血性腦血管疾病。

二、流行病學

約有70%～80%的中風存活者留有不同程度的殘疾。若病後處理不當可導致廢用症候群和誤用症候群。

第二節　疾病診斷標準

一、西醫臨床表現

（1）以半身不遂、口舌歪斜、舌強語謇、偏身麻木，甚至神志恍惚、迷濛、神昏、昏憒為主症。

（2）發病急驟，或有漸出發展過程。病前多有頭暈、頭痛、肢體麻木等先兆。

（3）常有年老體衰、勞倦內傷、嗜好菸酒及膏粱厚味等因素。每因惱怒、勞累、酗酒、感寒等因素誘發。

（4）應進行神經系統以及相關理學檢查。

二、西醫檢查

血壓、腦脊液檢查、眼底檢查、顱腦 CT、MRI 等檢查，有助於診斷。

三、西醫診斷

(1) 以神志恍惚、迷濛，甚至昏迷或昏憒，半身不遂，口舌歪斜，舌強言謇或不語，偏身麻木為主症。

(2) 多急性起病。

(3) 病發多有誘因，病前常有頭暈、頭痛、肢體麻木、力弱等先兆症。

(4) 好發年齡為 40 歲以上。

(5) 血壓、腦脊液檢查、眼底檢查、顱腦 CT、MRI 等檢查，有助於診斷。

四、中醫診斷

腦脈痹阻或血溢腦脈之外所引起的腦髓神經受損是中風病的症候特徵。其主症為神昏、半身不遂、言語謇澀或不語、口舌歪斜、偏身麻木。次症見頭痛、眩暈、嘔吐、二便失禁或不通、煩躁、抽搐、痰多、呃逆。舌象可表現為舌強、舌歪、舌卷，舌質暗紅或紅絳，舌有瘀點、瘀斑；苔薄白、白膩、黃或黃膩；脈象多弦，或弦滑、弦細，或結或代等。

五、中醫辨證分型

1. 風痰瘀血，痹阻脈絡

症狀：半身不遂，口舌歪斜，舌強言謇或不語，偏身麻木，頭暈目眩，舌質黯淡，舌苔薄白或白膩，脈弦滑。

治法：活血化瘀，化痰通絡。

方劑：桃紅四物湯合滌痰湯。

2. 肝陽暴亢，風火上擾

症狀：半身不遂，偏身麻木，舌強言謇或不語，或口舌歪斜，眩暈頭痛，面紅目赤，口苦咽乾，心煩易怒，尿赤便乾，舌質紅或紅絳，脈弦有力。

治法：平肝熄風，清熱活血，補益肝腎。

方劑：天麻鉤藤飲。

3. 痰熱腑實，風痰上擾

症狀：半身不遂，口舌歪斜，言語謇澀或不語，偏身麻木，腹脹便乾便祕，頭暈目眩，咯痰或痰多，舌質暗紅或黯淡，苔黃或黃膩，脈弦滑或偏癱側脈弦滑而大。

治法：通腑化痰。

方劑：大承氣東加味。

4. 氣虛血瘀

症狀：半身不遂，口舌歪斜，口角流涎，言語謇澀或不語，偏身麻木，面色晄白，氣短乏力，心悸，自汗，便溏，手足腫脹，舌質黯淡，舌苔薄白或白膩，脈沉細、細緩或細弦。

治法：益氣活血，扶正祛邪。

方劑：補陽還五湯。

5. 肝陽上亢

症狀：半身不遂，口舌歪斜，舌強言謇或不語，偏身麻木，煩躁失眠，眩暈耳鳴，手足心熱，舌質紅絳或暗紅，少苔或無苔，脈細弦或細弦數。

治法：滋養肝腎，潛陽熄風。

方劑：鎮肝熄風湯。

第三節　中醫特色治療

一、針灸治療

針灸治療可按中經絡和中臟腑辨證取穴。

(一)毫針療法

1. 中經絡選穴

內關、極泉、尺澤、委中、三陰交、足三里。

加減法：肝陽暴亢加太溪、太衝；風痰阻絡加豐隆、合谷；痰熱腑實加曲池、內庭、豐隆；氣虛血瘀加氣海、血海；陰虛風動加太溪、風池；口角歪斜加頰車、地倉；上肢不遂加肩髃、手三里、合谷；下肢不遂加環跳、陽陵泉、陰陵泉、風市；頭暈加風池、完骨、天柱；足內翻加絕骨、糾內翻、丘虛透照海；足外翻加中封、太溪、糾外翻；足下垂加解溪、脛上；便祕加豐隆、支溝；尿失禁、尿瀦留加中極、曲骨、關元；失語：廉泉、聽宮、耳門、通里。

操作：內關用捻轉瀉法，持續運針 1～3min；三陰交、足三里用提插補法；刺極泉時，在原穴位置下 2 吋心經上取穴，避開腋毛，直刺進針，用提插瀉法，以患者上肢有麻脹感和出現抽動為度；尺澤、委中直刺，提插瀉法，使肢體出現抽動。

2. 中臟腑選穴

素髎、百會、內關。

加減法：閉證加十宣、合谷、太衝；脫證加關元、氣海、神闕；呼吸衰竭加氣舍。

操作：內關用捻轉瀉法，持續運針 1～3min；水溝、素髎用雀啄法，以患者面部出現反應為度；十宣用三稜針點刺放血；太衝、合谷用瀉法，強刺激。關元、氣海用大艾柱灸法，神闕用隔鹽灸法，直至四肢轉溫。

3. 頭、體針瞬時強電流刺激法（用於 Brunnstrom 分期軟癱期的患者）

取穴：根據患者 CT 或 MRI 檢查所示腦損害部位確定頭針灸激區；根據患者神經病損情況確定體針所取穴位（如上肢癱取極泉、肩髃、曲池、內關、合谷；下肢癱取秩邊、環跳、風市、陽陵泉、足三里、懸鐘、解溪、太衝、崑崙；配穴取患者癱瘓肌肉肌腱兩端。

操作：選取兩組頭針與癱瘓肢體穴位，將電流強度旋鈕瞬時開到最大（1～5 秒），迅速回零，依次刺激，刺激過程中可見患者癱瘓肢體有強烈的抽搐。每次治療可反覆強刺激 2～3 次。刺激過程中注意觀察患者的表情，判斷其耐受程度，發現暈針隨時處理並出針停止強刺激。

（二）頭針療法

取穴：運動障礙取病灶側運動區、足運感區；感覺障礙取病灶側感覺區、足運感區；平衡障礙取病灶側平衡區；不自主運動取病灶側舞蹈震顫區；語言障礙按類型取語言 1～3 區。

操作：毫針平刺入頭皮下，快速捻轉 2～3min 後，用電針，疏密波，留針 30min，留針期間鼓勵患者活動肢體。

二、中醫按摩治療

以疏通經絡、調和氣血、促進功能恢復為法。

1. 頭面部操作

取穴及部位：印堂、神庭、睛明、太白、魚腰、迎香、下關、頰車、地倉、人中、頭側部。

主要手法：推法、按法、揉法、掃散法、拿法、擦法、一指禪法。

操作方法：患者仰臥位，醫者坐於一側。先推印堂至神庭，繼之用一指禪法自印堂依次至睛明、陽白、魚腰、太白、迎香、下關、頰車、地倉、人中等穴，往返推 2～3 遍。然後推百會 2min，並從百會穴橫行推到耳廓上方髮際，往返數次，強度稍大，以微有脹痛感為宜。揉按風池穴 1min。同時用掌根輕柔痙攣一側的面頰部。最後以掃散法施與頭部兩側（重點在少陽經），拿五經，擦面部。

2. 上肢部操作

取穴及部位：肩髃、臂臑、曲池、手三里、上肢部。

主要手法：揉法、㨰法、按法、搖法、抖法、搓法、捻法。

操作方法：患者仰臥位，或改側臥位，醫者立於患側。先拿揉肩關節前後側，繼之㨰肩關節周圍，再移至上肢，依次㨰上肢的後側、外側（從肩到腕上），往返㨰之 2～3 遍；然後按揉肩髃、臂臑、曲池、手三里等穴，每穴 1min；輕搖肩關節、肘關節、腕關節，揉捏上肢 3 遍；最後搓、抖上肢，捻五指。

3. 腰背部及下肢後側操作

取穴及部位；八髎、環跳、承扶、殷門、委中、承山、腰部、骶、下肢後側。

主要手法：推法、㨰法、拍打法、擦法、按法、拿法。

操作方法：患者俯臥位，醫者立於患側。先推督脈與膀胱經（用八字推法）至骶尾部，繼之施以㨰法於膀胱經夾脊穴及八髎、環跳、承扶、殷門、委中、承山等穴；輕輕拍打腰骶部及背部；擦背部、腰骶部及下肢後側，拿風池，按肩井。

4. 下肢前、外側操作

取穴及部位：髀關、伏兔、風市、梁丘、血海、膝眼、足三里、三陰交、下肢前、外側部。

主要手法：㨰法、按法、揉法、捻法、搓法、搖法、拿法、捏法。

操作方法：患者仰臥，醫者立於患側。先㨰患肢外側（髀關至足三里、解溪）、前側（腹股溝至髕上）、內側（腹股溝至血海），往返㨰2～3遍；然後按揉髀關、風市、伏兔、血海、梁丘、膝眼、足三里、三陰交、解溪等穴，每穴1min；輕搖髖、膝、踝等關節；揉捏大腿、小腿肌肉5遍；最後搓下肢，捻五指。

語言謇澀：重點按揉廉泉、通里、風府。

口眼歪斜：用抹法在癱瘓一側面部輕輕推抹3～5min，然後重按顴髎、下關、童子髎。

口角流涎：按揉面部一側與口角部，再推摩承漿穴。

三、艾灸治療

艾有溫通經脈、祛風散寒、活血化瘀的功效，可以改善血液循環，減輕炎症、水腫及組織缺氧狀態。常選穴位：風池、翳風、曲池、三陰交、陽陵泉、委中、足三里等，以穴位微紅為宜。

四、中藥薰洗療法

中藥白芍、防己、甘草溫熱、鎮痛、鬆弛肌肉，抑制痙攣。千年健、川芎、紅花、當歸、桂枝、乳香、沒藥、蘇木熱敷可以活血化瘀，消腫止痛。薰洗時注意藥液的溫度適中，以患者的健側肢體所能耐受溫度作為參考，避免燙傷。每天1～2次，10次為一療程，連續使用三個療程。

五、刮痧

應用現代刮痧療法，在背部督脈及足太陽膀胱經處塗摸紅花油進行刮拭，刮痧板與皮膚呈45°角，力度適中，速度緩慢，每條經脈持續5min，每日1次，10天為1個療程，休息5～7天後繼續下個療程。刮痧可明顯改善中風患者的偏身麻木、半身不遂、頭痛、頭昏、言語謇澀。

第四節　中醫辨證調護

一、臨證護理

1. 痰瘀阻絡

表現為偏身麻木，腹脹便結，頭暈目眩，咳痰或痰多。

(1) 室溫不宜太高，衣被不可太厚，但避免冷風直接吹。

(2) 鼓勵患者將痰排出，或予以拍背咳痰，必要時予沐舒坦霧化吸入。

(3) 飲食以清熱、化痰、潤燥為主，如蘿蔔、綠豆、梨等。

2. 肝陽暴亢

半身不遂、舌強語謇、口舌歪斜、眩暈頭痛、面紅目赤、心煩易怒、口苦咽乾、便祕尿黃。舌紅或絳、苔黃或燥、脈弦有力。

(1) 病室宜安靜，溫溼度適宜，空氣新鮮、流通。

(2) 做好情志護理，告知患者不良情緒對疾病的影響，囑患者避免暴怒、激動、興奮，保持情緒穩定。

(3) 保持大便通暢，多吃粗纖維的食物，如香蕉、蔬菜等，必要時給予緩瀉劑，注意觀察用藥後反應。

(4)飲食宜清淡，甘寒為主，如綠豆、芹菜、菠菜、冬瓜、黃瓜、橘、梨。忌羊肉、雞肉、鱔魚、大蒜、蔥、韭菜等辛香走竄之品。

3. 氣虛血瘀

半身不遂、肢體軟弱、偏身麻木、舌歪語謇、手足腫脹、面色淡白、氣短乏力、心悸自汗。舌質黯淡、苔薄白或白膩、脈細緩或細澀。

(1)患者氣虛衛外不固，體弱多汗，因此病房要求溫暖避風。

(2)汗多時隨時擦乾汗液，更換衣服。

(3)手足腫脹者，抬高患肢，每日幫助患者被動活動肢體，以促進血液循環。

(4)氣短、乏力者要協助做好生活護理，外出檢查要有人陪同，防跌僕。

(5)飲食宜益氣、健脾、通絡等，如薏仁粥、黃耆粥、蓮子粥、白菜、冬瓜、絲瓜、木耳、赤小豆等。

二、康復護理措施

(一)急性期護理

1. 良肢位擺放

(1)仰臥位：頭部枕於枕頭上，軀幹應平展，將患側上肢置於枕上，使其輕度外展，手略高於心臟位置，肩關節下墊一小枕，使肩上抬，肘伸直，腕關節背伸。在患側臀部墊一大枕，使骨盆向前突，髖關節中立位，膝關節輕度屈伸。應盡量少用此臥位，因為該臥位受頸緊張性反射和迷路反射的影響，異常反射活動最強。

(2)健側臥位：患側上肢用枕頭墊起，肩關節屈曲100°左右，上肢伸直，手指伸展開。患側下肢用枕頭墊起，保持屈髖、屈膝位，足部也墊在枕頭上，不能懸於枕頭邊緣。健側肢體取舒適姿勢即可。

(3)患側臥位：即患側肢體處於下方的臥位。患側肩胛向前伸，肩關節屈曲，前臂旋後，腕關節背伸，手指伸展開，患側下肢伸展，膝關節輕度屈曲，健側下肢髖關節、膝關節屈曲，下面墊一個枕頭，取舒適體位。這是康復護理提倡的體位，因為該臥位可刺激患側肢體感覺功能恢復，同時也不妨礙健側肢體的主動活動。

2.肢體被動運動

先從健側開始，從肢體的近端到遠端屈伸，一般上肢完成一個動作以默數 3～5，下肢以默數 5～10 的速度為宜，每一個動作模式做 5～10 次，即可達到預防關節攣縮的效果，每天 2～3 次，動作要輕柔，重點進行肩關節外旋、外展和屈曲，肘關節伸展，腕和手指伸展，髖關節外展和伸展，膝關節伸展，足背屈和外翻。

防止誤吸和肺炎：有吞嚥困難者易發生誤吸和肺炎，通常情況下誤吸會誘發咳嗽，但急性期患者發生誤吸時約 40％ 不能引發咳嗽反射。所以在經口飲水和進食前應仔細評估吞嚥功能，最好採用鼻胃管進食。還應當特別強調：臥床的體位極易產生食物反流和肺吸入。

(二)恢復期護理

1.坐起訓練

只要病情允許，應儘早採取床上坐位。患者仰臥位，雙手交叉抓握，向健側翻身，健足置於患足下並利用健側下肢移至床邊，利用健手支撐坐起，護理人員可扶持患側肩和盆骨，幫助坐起。

2.坐位平衡訓練

靜態平衡訓練要求患者無支撐坐在床邊或椅子上，脊柱伸展，雙側髖關節和膝關節屈曲 90°，足踏在地上或支撐臺上，護理人員協助調整軀幹和頭至中間位，當護理人員感到不用力時鬆開手，讓患者保持靜態坐位數秒，然後慢慢向一側傾斜，要求患者自己調整回中間位，必要時

給予幫助。靜態平衡完成後，讓患者雙手交叉抓握，伸向前、後、左、右、上和下方，並有重心移動，此時完成自動坐位平衡。

3. 站立訓練

護理人員站在患者對面，雙手放在患者的肩部，雙膝抵住患者的膝關節，令患者雙手交叉抓握，身體前傾重心前移，當雙肩前移超過雙足時，抬起臀部，伸直膝關節，伸展軀幹，完成站立動作。

4. 站位平衡訓練

靜態站位平衡是患者在站立後，讓患者鬆開雙手，上肢垂於身體兩側，護理人員逐漸去除支撐，讓患者保持站立，注意站立時不能有髖後縮合膝過伸。患者能保持靜態站立平衡後，讓患者將重心逐漸向患側移動，訓練患腿的負重能力。同時讓患者的雙手交叉抓握伸向各個不同方向，並伴有軀幹相應的擺動，此時完成自動站立平衡。進一步可以對抗外力完成他動平衡。

5. 步態訓練

(1) 步行前的準備：扶持站立下進行患腿的前後擺動，注意骨盆的後縮和傾斜，伸髖和屈膝動作的完成，健腿的前後擺動，訓練患腿的負重能力。

(2) 扶持步行：護理人員站在患側，一手握住患手，另一手放在患者的腰部，緩慢與患者一起向前行走，訓練時要按照正確的步行動作行走或在平行槓內練習行走。

(3) 改善步行訓練：步行早期常有膝關節控制能力差 (膝過伸和膝屈曲) 現象，應進行膝關節的控制能力訓練。如有劃圈步態說明有骨盆上提、膝關節屈曲，應對存在的障礙進行有目的的訓練。

6. 上、下樓梯訓練

偏癱患者上下樓梯時應遵循健足先上、患足先下的原則。

(1)上樓梯訓練：健手抓住扶手，健足上臺階，利用健手與健足將身體重心引向上一臺階。護理人員可幫助患足抬起，屈髖、屈膝，反覆訓練，逐漸減少幫助，最終能獨立完成上樓梯動作。

(2)下樓梯訓練：健手握住前下方扶手，利用健側手和足支撐身體，患足先下一層臺階，然後再將健足下到與患足同一個臺階。護理人員站在前方加以保護。

7. 作業療法

包括雙上肢共同活動訓練、前臂旋前旋後訓練、雙手協調及精細動作訓練等內容。

8. 日常生活能力訓練 (activity of daily living，ADL)

訓練患者穿脫衣服、進餐、入廁、沐浴、擰毛巾等。積極訓練患者患側上肢及手的功能。在 ADL 訓練項目中，尤以移動能力的訓練最為重要，在康復護理中還要注意教會患者如何利用殘存的功能，藉助工具學會翻身、起床以及從床移到輪椅，再從輪椅移動到廁所的技巧動作和方法。

9. 言語訓練

要求患者密切觀察訓練人員的口型，仔細聽發音，模仿說話。患者可對著鏡子發音，透過多聽、多看、多練習，慢慢體會發音感覺，提高發音準確性，並逐漸增加發音的字數及難度，適當結合聽力理解方面的訓練，如雙唇緊閉、伸舌等動作盡量長時間保持，做無聲的構音運動引導發音。原則是先訓練發母音，後練子音。發音準確後，再訓練語調、音量、速度等。

(三)後遺症期護理

1. 半身不遂

偏身癱軟不用，伴肢體麻木，甚至感覺完全喪失，口舌歪斜。兼見少氣懶言，納差，自汗，面色萎黃，或偏側肢體強痙而屈伸不利，或見患側肢體浮腫。

(1)保持病室整潔、舒適，做好基礎護理，協助患者日常生活。外出檢查要有人陪同，防跌僕。

(2)暢調情志，保持心態平和，情緒穩定，避免不良刺激。

(3)樹立信心，堅持康復功能訓練，每日幫助患者被動活動肢體，以促進血液循環。

(4)飲食宜益氣、健脾、通絡等，如薏仁粥、黃耆粥、蓮子粥、白菜、冬瓜、絲瓜、木耳、赤小豆等。

2. 言語不利

言語謇澀或失語，兼見舌強，口舌流涎，偏身麻木，半身不遂。

(1)保持病室整潔，舒適，做好基礎護理，協助生活所需。

(2)加強情志護理，鼓勵患者戰勝疾病的信心，鼓勵多說話，堅持康復訓練。

(3)保持心情舒暢，避免急躁惱怒、情志過激而使疾病再度復發。

(4)飲食宜清淡易消化，富含營養，多吃新鮮水果、蔬菜及豆製品，不宜過飽，忌食辛辣、刺激之品。

(5)中藥湯劑宜溫服。

三、膀胱護理及便祕護理

中風後膀胱的控制障礙可造成尿瀦留和尿失禁。發病初期以尿瀦留為主，隨著膀胱張力的增高，尿失禁成為主要問題。通常可採用留置導尿、間歇放尿的方法訓練膀胱功能恢復，反射性排尿功能一旦恢復，應儘早拔除尿管，防止泌尿系感染。

便祕護理：中風後最常見的直腸功能障礙是便祕。主要原因是突然臥床、低張力、飲食不當以及生理時鐘被破壞。主要護理措施包括飲食調理、建立良好的排便習慣、適量運動、用緩洩藥或灌腸等。

四、情志護理

建立良好的醫患關係，與家人一起給予患者以精神上的支持和安慰，提高患者對疾病的認識，解除患者思想顧慮，使其配合治療，加強患者語言訓練，樹立戰勝疾病的信心。

五、併發症護理

1. 陽閉證

突然昏倒、不省人事、高燒者可予頭部冰袋冰敷，並將頭部墊高約 2～3cm。

2. 脫證

突然昏倒、抽搐、手撒肢冷、脈微欲絕，可灸神闕、氣海、關元等穴。

3. 尿瀦留者

可按摩中極、關元、氣海穴等，必要時導尿。

4. 肢體活動不利者

要儘早配合針灸、推拿、按摩等療法。

六、藥膳防護

1. 飲食宜忌

(1)痰多者以清熱化痰潤燥為主，可食蘿蔔、絲瓜、冬瓜等，忌食魚腥、辛辣；

(2)肝陽上亢、肝火旺者飲食以清淡甘寒為主，可食橘子、綠豆、芹菜等，忌食肥甘厚味和辛辣刺激之品；

(3)氣虛血瘀者飲食宜益氣健脾通絡，如薏仁粥、黃耆粥、蓮子粥；

(4)陰虛火旺者飲食以養陰清熱為主，如百合蓮子粥、甲魚湯、銀耳湯。

注意飲食宜清淡，以低鹽、低脂、低膽固醇食物為宜。

2. 常見食療方

(1)天麻燉豬腦：天麻 10g、豬腦 1 個；做法：將天麻、豬腦洗淨，將天麻加入燉鍋，加適量水，小火久燉，燉爛後加入豬腦燉熟即可飲食；主治：中風後遺症，症見半身不遂，頭暈。

(2)黃耆當歸粥：黃耆 60g，當歸 15g，粳米 100g；做法：清洗黃耆、當歸，將粳米淘淨，先將黃耆、當歸加適量水，煎煮 30min，去渣取汁，用藥汁把粳米煮成稀爛粥，調味即可飲服；主治：中風後遺症，症見手足麻木不利，頭暈，體倦乏力，甚至肢體痺痛。

(3)黑豆紅花飲：黑豆 50g，紅花 6g，紅糖 15g；做法：將黑豆加適量水，大火煮沸後加入紅花，改用小火煎煮，煮至豆爛，去渣取汁，加入紅糖拌勻後即可服食；主治：中風後遺症，症見半身不遂，血脈不利，肢體麻木不利。

七、健康指導

（1）節飲食，勿食過飽，忌食肥甘厚味，嚴禁酗酒吸菸。

（2）生活規律，勞逸結合。

（3）適量進行肢體及語言的功能恢復鍛鍊。

（4）調暢情志，避免不良情緒刺激。

第九章　癲癇

第一節　概述

癲癇是一種反覆發作性神志異常的病症。亦稱癇病，俗稱羊角風。臨床以突然意識喪失，發則撲倒，不省人事，強直抽搐，口吐涎沫，兩目上視或口中怪叫為特徵。移時甦醒，一如常人。發作前可伴眩暈、胸悶等先兆，發作後常有疲倦乏力等症狀。

第二節　疾病診斷標準

一、西醫臨床表現

（1）典型發作時突然昏倒，不省人事，兩目上視，項背強直，四肢抽搐，口吐涎沫，或有異常叫聲，或僅有突然呆木，兩眼瞪視，呼之不應，或頭部下垂，腹軟無力，面色蒼白等。局限性發作可見多種形式，如口、眼、手等局部抽搐而無突然昏倒，或凝視，或語言障礙，或無意識動作等。多數在數秒至數分鐘即止。發作突然，醒後如常人，醒後對發作時情況不知，反覆發作。

（2）發作前可有眩暈、胸悶等先兆症狀。

（3）任何年齡、性別均可發病，但多在兒童期、青春期或青年期發病，多有家族史，每因驚恐、勞累、情志過極等誘發。

二、西醫診斷及檢查

1. 確定是否為癲癇

詳細詢問患者本人及其親屬或同事等目擊者，盡可能獲取詳細而完

整的發作史，是準確診斷癲癇的關鍵。腦電圖檢查是診斷癲癇發作和癲癇的最重要手段，並且有助於癲癇發作和癲癇的分類。臨床懷疑癲癇的病例均應進行腦電圖檢查。需要注意的是，一般常規腦電圖的異常率很低，約為10%～30%。而標準化腦電圖，由於其適當延長描圖時間，保證各種誘發試驗，特別是睡眠誘發，必要時加做蝶骨電極描記，因此明顯提高了癲癇放電的檢出率，可使陽性率提高至80%左右，並使癲癇診斷的準確率明顯提高。

2. 癲癇發作的類型

主要依據詳細的病史資料、標準化的腦電圖檢查，必要時行24小時腦電圖檢測等進行判斷。

3. 癲癇的病因

在癲癇診斷確定之後，應設法查明病因。在病史中應詢問有無家族史，出生及生長發育情況，有無腦炎、腦膜炎、腦外傷等病史。查體中有無神經系統體徵、全身性疾病等。然後選擇有關檢查，如頭顱磁共振（MRI）、CT、血糖、血鈣、腦脊液檢查等，以進一步查明病因。

三、中醫辨證分型

(一) 發作期

1. 陽癇

症狀：病發前多有眩暈，頭痛而脹，胸悶乏力，喜伸欠等先兆症狀，或無明顯症狀，旋即撲倒，不省人事，面色潮紅、紫紅，繼之轉為青紫或蒼白，口唇青紫，牙關緊閉，兩目上視，項背強直，四肢抽搐，口吐涎沫，或喉中痰鳴，或發怪叫，甚則二便自遺。發作後除感到疲乏、頭痛外，一如常人，舌質紅，苔白膩或黃膩，脈弦數或弦滑。

治法：急以開竅醒神，繼以瀉熱滌痰熄風。

方劑：黃連解毒湯送服定癇丸。

2. 陰癇

症狀：發癇則面色晦暗，青灰而黃，手足清冷，雙眼半開半合，昏憒，僵臥，拘急，或抽搐時作，口吐涎沫，一般口不啼叫，或聲音微小。醒後周身疲乏，或如常人，舌質淡，苔白膩，脈多沉細或沉遲。

治法：急以開竅醒神，繼以溫化痰涎。

方劑：五生飲。

(二)休止期

1. 痰火擾神

症狀：急躁易怒，心煩失眠，咯痰不爽，口苦咽乾，便祕溲黃。病發後，症情加重，甚則徹夜難眠，目赤，舌紅，苔黃膩，脈多沉弦滑而數。

治法：清肝瀉火，化痰開竅。

方劑：龍膽瀉肝湯合滌痰湯。

2. 風痰閉阻

症狀：發病前多有眩暈，胸悶，乏力，痰多，心情不悅，舌質淡，苔白膩，脈多弦滑有力。

治法：滌痰熄風鎮痛。

方劑：定癇丸。

3. 氣虛血瘀

症狀：頭部刺痛，精神恍惚，心中煩急，頭暈氣短，唇舌紫暗或舌有瘀點、瘀斑，脈弦而澀。

治法：補氣化瘀，定風止癇。

方劑：黃耆赤風湯送服龍馬自來丹。

4. 心脾兩虛

症狀：反覆發作不癒，神疲乏力，面色蒼白，體瘦，納呆，大便溏薄，舌質淡，苔白膩，脈沉弱。

治法：補益心脾為主，輔以理氣化痰。

方劑：歸脾湯合溫膽湯。

5. 肝腎陰虛

症狀：癇病頻作，神思恍惚，面色晦暗，頭暈目眩，兩目乾澀，耳輪焦枯不澤，健忘失眠，腰膝痠軟，大便乾燥，舌紅苔薄黃，脈沉細而數。

治法：滋養肝腎。

方劑：大補元煎。

第三節　中醫特色治療

一、穴位按摩

每天早晚替患者按摩人中穴、三陰交、湧泉穴、太衝穴、大椎穴等，每次約為 20min，按摩患者的穴位能夠使患者神智更加清醒、虛症得以調節，可化痰。

二、針灸治療

主穴取四神聰、百會、內關、水溝穴，配穴取太陽、曲池、神庭、風池、合谷、上星、足三里、陽陵泉、豐隆、三陰交以及太衝穴，留針 15min，1 天 1 次。急以針灸人中、十宣、合谷等穴，醒神開竅，治療陽癇；急以針灸人中、十宣穴，開竅醒神，治療陰癇。

三、燈火療法

在四肢上取足通谷、少衝、少商、行間、太衝、大敦、解緩、金門、刺骨、歷兌、十宣、京骨、隱白、充陽、內關、大陵、間使、神門；在軀幹上取膈俞、心俞、腰俞、肝俞、身柱、脊中、大椎和筋縮；在頭部取風池、風府、腦戶、百會、上星和神庭；在頭面部取太陽穴和人中，將蘸取桐油約3吋長的燈芯點燃，以其刺激上述穴位。

四、割治療法

分批進行治療，將雙心俞、身柱、大椎和腰俞作為第1批；將雙肝俞、陶道和命門作為第2批；將雙腎俞、雙膈俞和脊中作為第3批，循環取穴；常規消毒，用手術刀在穴位處劃長約0.5cm的切口，將穴位下脂肪都排淨，拔火罐約30min，在後刀口覆蓋酒精紗條。

第四節　中醫辨證調護

一、傳統行為療法

每天清晨堅持學習二十四式太極拳，並且堅持30min以上，清晨打太極拳能夠修心養性，磨練心智，幫助患者逐步掌控自己的意識和心智，逐漸恢復正常神智。

二、藥膳防護

(1)天麻陳皮粥：天麻、陳皮各10g，稻米100g，白糖適量。天麻（切片）、陳皮與米同煮成粥，熟後加入白糖調勻，分2次，1日服完。

(2)明礬橄欖：明礬1.5g，橄欖12個。將橄欖洗淨，用刀片將橄欖劃割數條縱紋，然後將明礬末摻入紋內，待明礬浸入橄欖後，每小時食1～2個，細嚼，吞汁吐渣。

(3)地龍竹瀝粥：地龍 2g，淡竹瀝 30g，稻米 100g。乾地龍焙乾研細末，稻米煮粥。粥熟後調入竹瀝、地龍末，分 1～2 次食完。

(4)谷菊麻肝湯：穀精草 6g、白菊花 10g、天麻 10g、羊肝 50g。天麻切片，與白菊花、穀精草入鍋內加清水煎煮，20min 後去藥渣留湯，再將羊肝切片後入湯，稍煮 2min 起鍋調味，吃肝飲湯，每天 1 次，連服 7 天為一療程。

(5)人參橘皮湯：生晒參、橘皮各 10g，白糖適量。人參、橘皮先煎，去渣取汁，加入白糖，代茶飲。每天數次。

(6)枸杞燉羊腦：枸杞 30g，羊腦 1 副，油鹽適量，枸杞、羊腦放盅內燉，加水適量，清燉，加油、鹽調味。每天 1 次，連服 7 天為一療程。

(7)懷山枸杞煲瘦肉：懷山藥 30g、枸杞 15g、豬瘦肉 100g，同放煲內，加清水適量，煲熟後加油、鹽調味，分次服食。每日 2 次，早晚服食。

(8)青果鬱金飲：鮮青果 500g，打碎；鬱金 250g 入砂鍋加水 1,000ml，煮 1h 取汁；再加水 500ml 煎汁，兩次汁混合，用文火濃縮至 500ml，加蜂蜜適量，每次服 10ml，開水送下。

三、日常防治

(1)對因遺傳性疾病引起的癲癇，要進行產前診斷，發現患某種遺傳性疾病伴發癲癇的胎兒可以終止妊娠，這樣就可以減少這類癲癇的發生。

(2)癲癇患者在選擇婚配對象時，應避免與有癲癇家族史的結婚，癲癇患者的未婚夫（妻）在婚前要做腦電地形圖檢查，如腦電地形圖有癲癇波者避免結婚，雙方都有癲癇家族史的人也應避免結婚。

(3)為了預防出生時腦損傷引起的癲癇,對於高齡初產婦,如預計生產過程不順利,應及早剖腹取胎,這樣可以避免因缺氧、窒息、產傷引起嬰兒日後患癲癇。

(4)對於各種顱內感染引起的癲癇,要積極地預防這些感染的發生,一旦發生了顱內感染性疾病,應及早診斷,正確治療,減輕腦組織損傷程度。在顱內感染的急性期,不少患者常有癲癇發作,這時應及時、足量地使用抗癲癇藥物,以減輕腦組織因癲癇發作造成的損害,也可減少日後癲癇發作的機會。

(5)預防腦外傷引起的癲癇,重點是預防腦外傷的發生,避免因工作、交通事故引起腦外傷。

(6)高燒驚厥患者以後約有15%左右轉變成癲癇,如對有復發可能的高燒驚厥,應及早地採取預防措施,可大大減少高燒驚厥造成的腦損傷,也就減少了癲癇的發生率。

(7)去掉癲癇發作誘因,是預防癲癇復發的重要環節之一,如飲酒、吸菸、疲勞、精神壓抑、暴飲暴食、感染性疾病、受驚發燒、睡眠不足、近親結婚及有害的聲光刺激等。

(8)藥物治療最重要的一點就是,一旦開始服藥治療,必須堅持服用,不能間斷,只有這樣才能有效地控制發作,若發作已完全控制,減藥時要逐漸減量,不可驟停。如在停藥或減藥過程中復發,應在醫生指導下立即恢復原治療劑量。

第十章 鬱證

第一節 概述

鬱證是由於情志不舒、氣機鬱滯所致，以心情憂鬱、情緒不寧、胸部滿悶、胸脅脹痛，或易怒易哭，或咽中如有異物梗塞等為主要臨床表現的一類病症。鬱證的臨床表現及其以情志內傷為致病原因的特點，主要見於西醫的神經衰弱、癔症及焦慮症等。

第二節 疾病診斷標準

一、西醫臨床表現

心情憂鬱、情緒不寧、胸部滿悶、胸脅脹痛，或易怒易哭，或咽中如有異物梗塞等。

二、中醫辨證分型

1. 肝氣鬱結

症狀：精神憂鬱，情緒不寧，胸部滿悶，脅肋脹痛，痛無定處，脘悶噯氣，不思飲食，大便不調，苔薄膩，脈弦。

治法：疏肝解鬱，理氣暢中。

方劑：柴胡疏肝散。

2. 氣鬱化火

症狀：性情急躁易怒，胸脅脹滿，口苦而乾，或頭痛、目赤、耳鳴，或嘈雜吞酸，大便祕結，舌質紅，苔黃，脈弦數。

治法：疏肝解鬱，清肝瀉火。

方劑：丹梔逍遙散。

3. 血行鬱滯

症狀：精神憂鬱，性情急躁，頭痛，失眠，健忘，或胸脅疼痛，或身體某部有發冷或發燒感，舌質紫暗，或有瘀點、瘀斑，脈弦或澀。

治法：活血化瘀，理氣解鬱。

方劑：血府逐瘀湯。

4. 痰氣鬱結

症狀：精神憂鬱，胸部悶塞，脅肋脹滿，咽中如有物梗塞，吞之不下，咯之不出，苔白膩，脈弦滑。本證亦即《金匱要略·婦人雜病脈證並治》所說「婦人咽中如有炙臠，半夏厚朴湯主之」之症。《醫宗金鑑·諸氣治法》將本症稱為「梅核氣」。

治法：行氣開鬱，化痰散結。

方劑：半夏厚朴湯。

5. 心神失養

症狀：精神恍惚，心神不寧，多疑易驚，悲憂善哭，喜怒無常，或時時欠伸，或手舞足蹈，罵詈喊叫，舌質淡，脈弦。多見於女性，常因精神刺激而誘發。臨床表現多種多樣，但同一患者每次發作多為同樣幾種症狀的重複。《金匱要略·婦人雜病脈證並治》將此種症候稱為「臟躁」。

治法：甘潤緩急，養心安神。

方劑：甘麥大棗湯。

6. 心脾兩虛

症狀：多思善疑，頭暈神疲，心悸膽怯，失眠，健忘，納差，面色不華，舌質淡，苔薄白，脈細。

治法：健脾養心，補益氣血。

方劑：歸脾湯。

7. 心陰虧虛

症狀：情緒不寧，心悸，健忘，失眠，多夢，五心煩熱，盜汗，口咽乾燥，舌紅少津，脈細數。

治法：滋陰養血，補心安神。

方劑：天王補心丹。

8. 肝陰虧虛

症狀：情緒不寧，急躁易怒，眩暈，耳鳴，目乾畏光，視物不明，或頭痛且脹，面紅目赤，舌乾紅，脈弦細或數。

治法：滋養陰精，補益肝腎。

方劑：滋水清肝飲。

第三節　中醫特色治療

一、針灸療法

針灸在焦慮症的中醫綜合療法中占據主要地位，通常採用醒腦開竅針法。主穴：百會、四神聰、印堂、人中、合谷、三陰交、太衝。百會穴位於巔頂，是腦病治療的首選穴；人中穴位於面部水溝，是急救常用穴，兩穴同屬督脈，歷代醫家有「病變在腦，首選督脈」的說法。四神聰穴位於頭頂，印堂穴位於兩眉之間，二者皆位於頭部，屬於經外奇穴。以上4穴皆具有激發腦神、調神導氣、清利頭目的作用。合谷穴位於手掌虎口，是手陽明經原穴，可通經活絡，調理陽明經氣；三陰交穴位於小腿內側，是足三陰經之交會穴，能調理三陰經經氣，調補氣血；太衝

穴位於足部，為肝經原穴，可調情志，舒腸胃，暢氣機。加減：若心煩不寐、躁擾不寧，加神門、內關，瀉火安神；急躁易怒、不寐多夢，甚至徹夜不眠，加期門、肝俞，清肝瀉火；心煩易怒、驚惕不安、痰多嘔惡，加豐隆、曲池，清熱化痰；心悸膽怯、處事易驚，加膽俞、心俞，安神定志。

第四節　中醫辨證調護

一、傳統行為療法

比較適宜患者的運動項目有練功十八法、太極拳、八段錦、五禽戲、呼吸操、定量行走等，長久堅持可增強體質，改善生活品質。

二、藥膳防護

(1)銀耳靈芝羹：銀耳與靈芝各6g、冰糖15g。將銀耳和靈芝充分洗淨泡發，文火燉2～3h，加入冰糖汁。日服3次。適用於肺腎功能不足，具有安神止咳、助眠的功效。

(2)龍眼湯：取桂圓肉50g，文火煎湯，每日服用兩次，可治療心脾兩虛引發的失眠、心悸。蓮心湯：蓮心30個。每日臨睡前加少許鹽煎服，可緩解多夢易醒、遺精等症狀。

(3)百合湯：鮮百合100g，加紅棗30g，蓮子25g，煮爛，每日服用100ml，有助於消除體內虛火，減少由此引起的心煩、失眠。

(4)紅燒乳鴿：對於氣血兩虧，體虛易汗的患者，堅持食用可以顯著改善身體狀態。

(5)桂圓芡實粥：取桂圓肉20g，芡實20g，糯米100g和酸棗仁5g，煮粥，早晚加入蜂蜜食用，可改善智力減退、肝腎功能降低等症狀。

(6)遠志棗仁粥：使用遠志 10g，炒酸棗仁 10g，煎汁去渣，再配合粳米 50g 煮粥。每日睡前食用，可以治療驚悸、失眠。

(7)芝麻核桃粥：桑葉 60g，煎汁去渣，黑芝麻 50g 和核桃仁 50g 研碎，再與粳米 100g 一起煮粥。

三、日常防治

(1)正確對待各種事物，避免憂思鬱怒，防止情志內傷，是防止鬱證的重要措施。

(2)醫務人員深入了解病史，詳細進行檢查，用誠懇、關懷、同情、耐心的態度對待患者，取得患者的信任，在鬱證的治療及護理中具有重要作用。

(3)對鬱證患者，應做好精神治療的工作，使患者能正確認識和對待疾病，增強患者戰勝疾病的信心，並解除情志致病的病因，以促進鬱證的完全治癒。

第十一章　血證

第一節　概述

凡由多種原因引起火熱熏灼或氣虛不攝，致使血液不循常道，或上溢於口鼻諸竅，或下洩於前後二陰，或滲出於肌膚所形成的疾患，統稱為血證。也就是說，非生理性出血性疾患，稱為血證。在古代醫籍中，亦稱為血病或失血。西醫學中多種急慢性疾病所引起的出血，包括呼吸、消化、泌尿系統疾病有出血症狀者，以及造血系統病變所引起的出血性疾病，均可參考本節辨證論治。

第二節　疾病診斷標準

一、西醫臨床表現

血證明顯的症候特徵為血液或從口、鼻，或從尿道、肛門，或從肌膚而外溢。出血是常見的症狀和體徵，常見的出血有鼻衄、齒衄、咳血、吐血、血便、血尿、紫斑等。

二、西醫診斷及西醫檢查

1. 鼻衄

凡血自鼻道外溢而非因外傷、倒經所致者，均可診斷為鼻衄。

2. 齒衄

血自齒齦或齒縫外溢，且排除外傷所致者，即可診斷為齒衄。

3. 咳血

（1）多有慢性咳嗽、痰喘、肺癆等肺系病症。

(2)血由肺、氣管而來，經咳嗽而出，或覺喉癢胸悶一咯即出，血色鮮紅，或夾泡沫；或痰血相兼、痰中帶血。

(3)實驗室檢查，如白血球及分類、血沉、痰培養細菌、痰檢查抗酸桿菌及脫落細胞，以及胸部X光檢查、支氣管鏡檢或造影、胸部CT等，有助於進一步明確咳血的病因。

4. 吐血

(1)有胃痛、脅痛、黃疸、症積等宿疾。

(2)發病急驟，吐血前多有噁心、胃脘不適、頭暈等症。

(3)血隨嘔吐而出，常會有食物殘渣等胃內容物，血色多為咖啡色或紫暗色，也可為鮮紅色，大便色黑如漆，或呈暗紅色。

(4)實驗室檢查，嘔吐物及大便潛血試驗陽性。纖維胃鏡、上消化道鋇餐造影、B超等檢查可進一步明確引起吐血的病因。

5. 血便

(1)有胃腸道潰瘍、炎症、息肉、憩室或肝硬化等病史。

(2)大便色鮮紅、暗紅或紫暗，或黑如柏油樣，次數增多。

(3)實驗室檢查如大便潛血試驗陽性。

6. 血尿

(1)小便中混有血液或夾有血絲，或如濃茶或呈洗肉水樣，排尿時無疼痛。

(2)實驗室檢查，小便在顯微鏡下可見紅血球。

7. 紫斑

(1)肌膚出現青紫斑點，小如針尖，大者融合成片，壓之不褪色。

(2)紫斑好發於四肢，尤以下肢為甚，常反覆發作。

(3)重者可伴有鼻衄、齒衄、血尿、血便及崩漏。

(4)小兒及成人皆可患此病，但以女性為多見。

(5)輔助檢查。血常規、尿常規，大便潛血試驗，血小板計數，出血、凝血時間，血管收縮時間，凝血酶原時間，微血管脆性試驗及骨髓穿刺，有助於明確出血的病因，幫助診斷。

三、中醫辨證分型

(一)鼻衄

1. 熱邪犯肺

症狀：鼻燥衄血，口乾咽燥，或兼有身熱、咳嗽痰少等症，舌質紅，苔薄，脈數。

治法：清洩肺熱，涼血止血。

方劑：桑菊飲。

2. 胃熱熾盛

症狀：鼻衄，或兼齒衄，血色鮮紅，口渴欲飲，鼻乾，口乾臭穢，煩躁，便祕，舌紅，苔黃，脈數。

治法：清胃瀉火，涼血止血。

方劑：玉女煎。

3. 肝火上炎

症狀：鼻衄，頭痛，目眩，耳鳴，煩躁易怒，面目紅赤，口苦，舌紅，脈弦數。

治法：清肝胃火，涼血止血。

方劑：龍膽瀉肝湯。

4. 氣血虧虛

症狀：鼻衄，或兼齒衄、肌衄，神疲乏力，面色蒼白，頭暈，耳鳴，心悸，夜寐不寧，舌質淡，脈細無力。

治法：補氣攝血。

方劑：歸脾湯。

(二)齒衄

1. 胃火熾盛

症狀：齒衄血色紅，齒齦紅腫疼痛，頭痛，口臭，舌紅，苔黃，脈洪數。

治法：清胃瀉火，涼血止血。

方劑：加味清胃散合瀉心湯。

2. 陰虛火旺

症狀：齒衄，血色淡紅，起病較緩，常因受熱及煩勞而誘發，齒搖不堅，舌質紅，苔少，脈細數。

治法：滋陰降火，涼血止血。

方劑：六味地黃丸合茜根散。

(三)咳血

1. 燥熱傷肺

症狀：喉癢咳嗽，痰中帶血，口乾鼻燥，或有身熱，舌質紅，少津，苔薄黃，脈數。

治法：清熱潤肺，寧絡止血。

方劑：桑杏湯。

2. 肝火犯肺

症狀：咳嗽陣作，痰中帶血或純血鮮紅，胸脅脹痛，煩躁易怒，口苦，舌質紅，苔薄黃，脈弦數。

治法：清肝瀉火，涼血止血。

方劑：瀉白散合黛蛤散。

3. 陰虛肺熱

症狀：咳嗽痰少，痰中帶血或反覆咳血，血色鮮紅，口乾咽燥，顴紅，潮熱盜汗，舌質紅，脈細數。

治法：滋陰潤肺，寧絡止血。

方劑：百合固金湯。

(四) 吐血

1. 胃熱壅盛

症狀：脘腹脹悶，甚則作痛，吐血色紅或紫黯，常夾有食物殘渣，口臭，便祕，大便色黑，舌質紅，苔黃膩，脈滑數。

治法：清胃瀉火，化瘀止血。

方劑：瀉心湯合十灰散。

2. 肝火犯胃

症狀：吐血色紅或紫黯，口苦脅痛，心煩易怒，寐少夢多，舌質紅絳，脈弦數。

治法：瀉肝清胃，涼血止血。

方劑：龍膽瀉肝湯。

3. 氣虛血溢

症狀：吐血纏綿不止，時輕時重，血色黯淡，神疲乏力，心悸氣

短，面色蒼白，舌質淡，脈細弱。

治法：健脾養心，益氣攝血。

方劑：歸脾湯。

(五)血便

1. 腸道溼熱

症狀：血便色紅，大便不暢或稀溏，或有腹痛，口苦，舌質紅，苔黃膩，脈濡數。

治法：清化溼熱，涼血止血。

方劑：地榆散合槐角丸。

2. 氣虛不攝

症狀：血便色紅或紫黯，食少，體倦，面色萎黃，心悸，少寐，舌質淡，脈細。

治法：益氣攝血。

方劑：歸脾湯。

3. 脾胃虛寒

症狀：血便紫黯，甚則黑色，腹部隱痛，喜熱飲，面色不華，神倦懶言，便溏，舌質淡，脈細。

治法：健脾溫中，養血止血。

方劑：黃土湯。

(六)血尿

1. 下焦溼熱

症狀：小便黃赤灼熱，血尿鮮紅，心煩口渴，面赤口瘡，夜寐不安，舌質紅，脈數。

治法：清熱瀉火，涼血止血。

方劑：小薊飲子。

2. 腎虛火旺

症狀：小便短赤帶血，頭暈耳鳴，神疲，顴紅潮熱，腰膝酸軟，舌質紅，脈細數。

治法：滋陰降火，涼血止血。

方劑：知柏地黃丸。

3. 脾不統血

症狀：久病血尿，甚或兼見齒衄、肌衄，食少，體倦乏力，氣短聲低，面色不華，舌質淡，脈細弱。

治法：補脾攝血。

方劑：歸脾湯。

4. 腎氣不固

症狀：久病血尿，血色淡紅，頭暈耳鳴，精神困憊，腰膝痠痛，舌質淡，脈沉弱。

治法：補益腎氣，固攝止血。

方劑：無比山藥丸。

(七) 紫斑

1. 血熱妄行

症狀：皮膚出現青紫斑點或斑塊，或伴有鼻衄、齒衄、血便、血尿，或有發燒，口渴，便祕，舌紅，苔黃，脈弦數。

治法：清熱解毒，涼血止血。

方劑：十灰散。

2. 陰虛火旺

症狀：皮膚出現青紫斑點或斑塊，時發時止，常伴鼻衄、齒衄或月經過多，顴紅，心煩，口渴，手足心熱，或有潮熱，盜汗，舌質紅，苔少，脈弦數。

治法：滋陰降火，寧絡止血。

方劑：茜根散。

3. 氣不攝血

症狀：反覆發生肌衄，久病不癒，神疲乏力，頭暈目眩，面色蒼白或萎黃，食慾不振，舌質淡，脈細弱。

治法：補氣攝血。

方劑：歸脾湯。

第三節　中醫特色治療

一、鼻衄

1. 外治法

(1)冷敷法：冷水浸溼的毛巾或冰袋敷於患者的前額或頸部。

(2)壓迫法：用手指揉按患者前髮際正中線1～2吋處，或緊捏一側或兩側鼻翼，以達止血目的。

(3)導引法：令患者雙足浸於溫水中，或以大蒜搗爛，敷於足底湧泉穴上，有引熱下行、協助止血的功效。

(4)滴鼻法：用香墨研濃汁，滴入鼻中，也可用滴鼻靈或1%～3%麻黃素液等滴鼻。

(5)吹鼻法：用血餘炭、馬勃、百草霜、田七末、雲南白藥等藥末吹入鼻腔，也可將上述藥物放在棉片上，貼於出血處，或填塞鼻腔。

(6)鼻腔填塞法：用上述方法而未能止血者，可用明膠海綿或凡士林紗條填塞患側鼻腔；若仍未達止血目的，可行後鼻孔填塞法。

2. 針灸

(1)實證鼻衄：主穴取合谷、上星。配穴：心火亢盛者取後溪；肺經熱盛者取尺澤，並刺少商出血；胃熱熾盛者取上巨虛；肝火亢逆者取太衝、丘墟。毫針灸用瀉法。

(2)虛證鼻衄：取上星、三陰交。方法：患者取半坐臥位，先針上星，再針三陰交，輕刺激，留針 20～30min；上星穴針後不灸，三陰交針後可灸 3～5 壯。

3. 中醫烙法

本法治療鼻出血則屬於燒灼法的範疇，對鼻利特氏區的出血有較好的療效。中醫烙法透過熱效應使局部組織蛋白凝固，封閉破損的血管，同時烙法產生的瘢痕可保護下組織達到止血目的。

4. 耳穴療法

取內鼻、外鼻穴，肺熱薰鼻者加肺穴；胃火燔鼻加胃穴；肝火上擾者加肝穴。耳穴用酒精棉球消毒後，以王不留行籽貼壓，隔天更換 1 次，囑患者按壓穴位並加強刺激，使耳廓有熱、脹和微痛的感覺，每日按壓 4 次，每穴每次按壓 2～3min。

二、齒衄

(1)每日 3 餐後立即用軟毛牙刷刷牙，做到兩個「3」，即每日 3 次，每次刷 3min 並要求豎刷，或飯後用溫淡鹽開水漱口。

(2)牙齦局部可用 3％雙氧水或 0.1％高錳酸鉀溶液沖洗，擦乾後，再塗以碘甘油。

(3)生西瓜籽 50～100g，水煎服，能治牙及牙齦出血。生石灰、白糖等份，混合研勻，取少許敷患處，可治牙縫出血及牙衄。

(4)毛薑、熟地、生地各 15g，雞蛋 1 個，水煎服，吃蛋喝湯，可治牙周炎、牙齦出血。

(5)先用糖搽患處，繼用滷水煅乾粉搽，也可用滷水蘸洗牙齦部。

(6)取霜降前老黃色芋葉煅焦，研細末酌加冰片末和勻，搽患處。

(7)橄欖（或鹽橄欖）3 個，火煅存性研末，加冰片 2.5g 搽患處；馬齒莧 2.5～5kg，洗淨，切碎，用乾淨紗布包裹壓出原汁，1 次飲 1 小杯，1 日飲 2～3 次。

(8)苦參 100g，僵蠶 40g，共研細末，吹入患處及齒縫，每日 3 次。

(9)薑黃 5g，蒜 1 瓣，共搗爛和勻，敷雙足心湧泉穴；黃連 3g，生蜜 4g，黃連蜜炙 7～8 次，研末，搽患處。

(10)金銀花 20g，水煎，含口內盥洗。

(11)鮮冬青樹葉適量，切碎搗爛，用棉棒塗患處，也可將葉晒乾焙末，每 10g 乾粉加 1g 冰片塗患處，也可將葉晒乾焙末，每 10g 乾粉加 1g 冰片塗患處可止血消炎。

三、咳血

1. 穴位貼敷

(1)陰虛肺熱：穴位貼敷孔最、肺俞以滋陰潤肺。

(2)肝火犯肺：穴位貼敷孔最、肺俞以清肝瀉肺。

(3)燥熱傷肺：穴位貼敷肺俞、太溪以清熱潤肺、寧絡止血。

2. 耳穴壓豆

(1)陰虛肺熱：耳穴壓豆腎上腺、神門以滋陰安神、寧絡止血。

(2)肝火犯肺：耳穴壓豆腎上腺、耳尖以清肝洩肺止血。

(3)燥熱傷肺：耳穴壓豆腎上腺、緣中以潤燥寧絡止血。

四、吐血

1. 針灸用瀉法，取肝俞、梁丘、風池、內關、公孫、太衝等。

2. 多見暴吐如湧，可遵醫囑採用三腔管壓迫止血。

五、血便

1. 針灸治療

脾胃虛寒證

治法：脾胃虛寒者溫經散寒止痛，針灸並用，虛補實瀉。

處方：中脘、內關、公孫、足三里，可加神闕、氣海、脾俞、胃俞，溫中散寒。

2. 中藥或中成藥保留灌腸

對熱毒內結之血便者，可使用中成藥雙黃連 3g 配以錫類散 1g 加入 0.9% 氯化鈉注射液 100ml 中保留灌腸，每日 1～2 次，以清熱解毒；對有血瘀者，可單獨使用中成藥雲南白藥 4g，或雲南白藥 4g 配以錫類散 1g 加入 0.9% 氯化鈉注射液 100ml 中保留灌腸，每日 1～2 次，以化瘀止血。

3. 穴位按摩

主要取督脈及足太陽經穴，如長強、承山、上巨虛、次髎等。

六、血尿

1. 針灸治療

主穴：關元、氣海、中脘、百會、足三里、三陰交、腎俞；配穴：內關、復溜、照海、陽陵泉、列缺、中極。臨床隨症加減，每次取穴不少於 10 對，採用相應補瀉手法，留針 30min，每日 1 次，7 天為一療程。

2. 藥熨法

「下焦濕熱」者之小便灼熱澀痛，可用食鹽半斤炒熱，包布熨臍腹，待冷即可。

3. 耳穴壓豆

取心、腦、交感、腎、膀胱、輸尿管、內分泌穴，每日按壓 3～5 次，每次 5～10 下，力度以耳廓微微發紅為宜。

4. TDP 電磁波治療儀（紅外線）治療

適用於腎虛者，可選用中醫診療設備 TDP 電磁波治療儀照射腰部，每次 20min，每日 1 次。

5. 中藥沐足

藥物組成：桂枝 20g，當歸 20g，伸筋草 15g，毛冬青 15g，川芎 15g，適用於氣虛、虛寒、血瘀者，煎湯沐足，每次 20min，每日 1 次。

6. 中藥熱奄包治療

藥物組成：吳茱萸 250g、粗鹽 50g 炒熱外敷腰部，適用於脾腎氣虛者，每次 30min。

7. 穴位敷貼

主要取背俞穴及足太陰脾經穴，如腎俞、膀胱俞、血海、三陰交等。

七、紫斑

(1)中藥薰洗：消癜外洗方（紫蘇葉 50g、蟬蛻 30g、蒲公英 50g、紫草 50g），煎水外洗。

(2)中藥外敷：硝黃散（大黃、芒硝、蒜泥）或雙柏散，水調成糊狀，外敷於患部，每次 20～30min，每日 1 次。

(3)穴位注射：維生素 D 膠性鈣 1ml 穴位注射，取穴：雙血海、雙足三里、雙曲池。

第四節　中醫辨證調護

一、傳統行為療法（導引、氣功、八段錦等）

比較適宜患者的運動項目有練功十八法、太極拳、八段錦、五禽戲、呼吸操、定量行走等，長久堅持可增強體質，改善生活品質。

二、藥膳防護

1. 鼻衄

(1)鳳尾草海帶湯：鳳尾草 30g（鮮品用 60g）、海帶 30g，水 3 碗，煎至 1 碗，加食鹽少許以調味，去渣飲用，有清熱、涼血、止血的作用，多用於炎熱夏季。

(2)薺菜蜜棗湯：鮮薺菜 100g（乾品用 30g）、蜜棗 5～6 枚，水 3 碗，煎至 1 碗，去渣飲湯，有清熱養陰、益氣生津的功效，四季可用。

(3)田七藕汁燉雞蛋：生雞蛋 1 個，去殼，放入碗中攪拌，再加入藕汁 30ml（用新鮮藕節洗淨、削皮，榨取藕汁）及三七末 3g，拌勻（可加少許冰糖或白糖調味）隔水燉熟服用。

(4) 藕汁蜜糖露：鮮藕適量洗淨，榨汁 100～150ml，加入蜂蜜 15～30g，調勻內服。每日 1 次，連服數日。

(5) 茅根竹蔗水：白茅根 60～120g，竹蔗 100～300g，煎水代茶飲。

(6) 韭菜根 90g，搗汁，用童便或冷開水沖服。

(7) 鮮韭菜一小把，洗淨切碎，置乾淨研缽中搗爛，用布包裹後擰取其汁，放於開水內燉熱，每次服一酒杯。

(8) 烏豆桂圓肉大棗湯：烏豆 50g，桂圓肉 15g，大棗 50g，加清水 3 碗，煎至 2 碗，早晚分服。

(9) 崗稔果煲瘦豬肉：鮮崗稔果 60g（乾品用 15g），瘦豬肉 60g，加清水 3～4 碗，煎至 1 碗，分服。

(10) 旱蓮草紅棗湯：旱蓮草 50g，紅棗 8～10 枚，加清水 2 碗，煎至 1 碗，去渣飲湯。

2. 齒衄

(1) 頭髮灰少許，蓮藕片 500g，白糖 200g。以蓮藕蘸髮灰、白糖吃。本法也可治吐血、鼻血和血尿。

(2) 綠茶 1g，芒果（去核）皮肉 50g，白糖 25g。先將芒果皮肉加水 400ml，煮沸 3min，加入綠茶和白糖即可，分 2 次溫服，每日服 1 劑。

(3) 綠茶 1g、番茄 100g。將番茄洗淨，開水燙洗後，搗碎和綠茶置於杯中，加水 400ml，分 2 次服。

(4) 青椒 250g，放鍋內炒至外皮稍皺時，加鹽、糖和少量水，翻炒後食用，可治因維生素 C 缺乏所致的齒衄。

(5) 奇異果 100g，山楂 100g，赤小豆 100g，白糖 100g。將前 3 味放入鍋內，加水 1,000ml 煎熬成濃汁後去渣。加白糖再煮沸片刻，趁熱加入黃酒，冷卻貯瓶備飲，用時分數次食之，可治維生素 C 缺乏所致的牙齒出血。

（6）鮮仙鶴草 30g（或乾品 20g），白糖適量，先將仙鶴草搗爛，加冷開水 1 小碗，攪拌，榨取汁液，加入白糖，1 次飲用，每日 2～3 次，本方也可治療其他各種出血病症。

（7）白菜 50g，燒湯服用。

（8）血餘炭 75g，乾藕節 150g，上兩味加水適量，以文火燒，濃縮至 100ml，每次服 10ml，每日服 2～3 次。

（9）藕節 10 只，荷葉頂 10 只，蜜適量。將二味同蜜搗細，加水煎煮，去渣溫服。

（10）藕粉適量，沸水沖，調糖服。

3. 咳血

提供高熱量、高蛋白、富含維生素飲食，少食多餐。宜用性味偏寒涼，具有止血生津、清熱瀉火作用的易消化之品，如冬瓜、蘿蔔、葫蘆等，鼓勵多吃有滋陰潤肺、清熱降火的食物，如百合、梨、芹菜、苦瓜等。多吃富含粗纖維的新鮮蔬菜水果，如韭菜、芹菜、香蕉等，保持大便通暢。忌油膩、香燥、辛辣、油炸之品及菸酒。

（1）大咯血時應暫時禁食。活動性大咯血停止後，可進食溫涼食物，避免生冷食物誘發咳嗽，避免過熱食物誘發咯血。

（2）咳血後，一般都口中無味，不想進食。可先食用幫助消化的藥物，然後再食用營養豐富、容易消化、水分多的食物，如湯麵條、稀飯、雞蛋湯、雞湯、豆漿、牛羊奶等軟食，以使患者食用可口為宜。進食前後漱口，保持口腔清潔，增進食慾。

（3）燥熱傷肺型患者發燒時應多喝水，或食綠豆湯、生梨、蘿蔔等，平時可多選用黑木耳、紅棗、山藥等補血養血之品。

（4）陰虛肺熱型飲食以清淡、半流質為宜，可選用百合、綠豆、紅棗、黑木耳等食物，口乾咽燥者可多食梨、蘿蔔、白木耳等。

4. 吐血

原料：取三七粉 5g，蓮藕 100g，雞蛋 1 個，豬油、食鹽各適量。做法：將蓮藕洗淨搗爛，用紗布取汁液（約 1 小杯），加適量水，煮沸備用；將雞蛋打成糊狀與三七粉調勻，倒入藕汁中，加入豬油和食鹽，略煮 1～2 沸即成。每日 1 次，趁熱溫服，連服 5～7 日。

5. 血便

(1)馬齒莧綠豆湯：鮮馬齒莧 120g（乾 30g），綠豆 60g，共煎東加適量紅糖服食，適用於腸道溼熱血便。

(2)火炭母茶：火炭母 30g，綠茶 10g，共煎湯，加白糖調味服，適用於腸道溼熱血便。

(3)黃耆三七煲瘦肉：黃耆 30g，三七 10g，大棗 5 枚，豬瘦肉 150g，共煲東加鹽調味服食，適用於脾胃虛寒血便。

6. 血尿

(1)芹菜 1,500g。將芹菜洗淨，搗爛取汁，加熱煮沸，每次服 60ml，日服 3 次。該食療方有涼血止血的作用，可清熱解毒去火。

(2)蘿蔔 1,500g，蜂蜜、鹽適量。將蘿蔔洗淨，去皮切片，用蜂蜜浸漬 10min，放在瓦上焙乾，然後再浸再焙（不要焙焦）連製 3 次。每日連續嚼服數片，鹽水送服，每日 4～5 次。蘿蔔和蜂蜜有滋陰去火的作用，有涼血的效果，同時也可緩解血虛，對血尿有改善作用。

(3)花生仁適量。將花生仁炒熟，取其外面紅衣半茶杯，研為細末，開水沖服。功效：清熱、止血。適合血尿的患者調理體質，同時也有緩解氣虛的作用。

(4)黑槐子末 2g、大黃末 2g、雞蛋 1 枚。雞蛋打孔，將黑槐子末、大黃末放入雞蛋內攪勻，用白麵糊孔後蒸熟，每服 2 枚，每日 1 次，服

4日，停2日，服後多喝開水。對於血尿有調理作用，還有涼血止血功效，適合血尿患者。

(5)大黃3g、雞蛋1枚。雞蛋打一孔，將大黃研末裝入蛋內，溼紙封口後蒸熟服食。每日1次。

7. 紫斑

(1)宜食用水果、蔬菜，補充維生素及高蛋白飲食。

(2)飲食應以鬆軟、易消化食品為宜。

(3)蓮茅瘦肉湯：紅旱蓮草、白茅根各30g，瘦肉適量，三味同煮，吃肉喝湯即可。

(4)豬皮茅根煎：豬皮500g，白茅根60g（布包），冰糖適量，將豬皮去毛洗淨，加入煎好的白茅根水燉至稠黏，再加入冰糖拌勻，分4～5次食用，每日1次，連服數劑。

(5)多食用含有維生素C、維生素P的食物，如果出現消化道出血，更應該注意飲食的調節，要根據患者的具體情況注意飲食禁忌。盡量食用流食和一些比較容易消化的食物，從而減輕病情的惡化。

(6)必須禁止喝酒，喝酒對身體的傷害很大。出血嚴重的話，一定要臥床休息。避免過度勞累和外傷。還可以根據體力情況進行適當鍛鍊，飲食宜軟而細，這樣容易消化，應多進食蛋類、肉類食物等。

三、日常防治

1. 鼻衄

積極治療可以引起鼻衄的各種疾病，是預防鼻衄的關鍵。鼻衄患者情緒多較緊張，恐懼不安，因此安定患者的情緒，使患者能夠與醫生密切配合，以便迅速止血。止血操作時動作要輕巧，不能粗暴，以免加重損傷。一般採取坐位或半坐臥位（疑有休克時，可取平臥低頭位）。囑患

者將流入口中之血液盡量吐出，以免嚥下刺激胃部，引起嘔吐。忌食辛燥刺激食物，以免資助火熱，加重病情。要注意鍛鍊身體，預防感邪，天氣乾燥時，應飲服清涼飲料。在情志調節方面，尤忌暴怒。且要改正挖鼻習慣，避免損傷鼻部。

2. 齒衄

如果是由於口腔衛生不良，有大量牙垢、牙石導致的刺激出血（這種情況最常見），可到口腔科請醫生清潔牙齒，去除牙垢、牙石（俗稱洗牙，醫學上稱潔治、刮治），並口服抗生素1週，牙齦炎症會很快消除，出血也就隨之停止。一般來講，就是不發生牙齦出血，也應半年到一年洗牙1次。如果是由於殘根、殘冠引起的牙齦出血，應拔除殘冠、殘根，以後鑲假牙；如果是製作不良的牙套或不良修復體導致的牙齦出血，應重新製作牙套或重補牙。女性月經期、妊娠期要注意保持口腔衛生，通常在經期及妊娠期過後，牙齦出血就可明顯減輕。選用新型保健牙刷，避免用力橫刷牙齒，採用豎刷法，以防刺激牙齦造成出血。遇有原因不明的大範圍自發性牙齦出血時，應及早到醫院檢查，以便確定是否存在血液系統疾病，尤其是隱蔽的血液病。要高度注意，多方面尋找原因並及時處理。

3. 咳血

(1) 鎮靜、休息和對症治療。

(2) 中量咯血者，應定時測量血壓、脈搏、呼吸。鼓勵患者輕微咳嗽，將血液咯出，以免滯留於呼吸道內。為防止患者用力大便，加重咯血，應保持大便通暢。對大咯血伴有休克的患者，應注意保溫。對高燒患者，胸部或頭部可置冰袋，有利降溫止血。須注意發現患者早期窒息跡象，做好搶救窒息的準備。大咯血窒息時，應立即體位引流，盡量排出積血，或用吸引器將喉或氣管內的積血吸出。

4. 吐血

（1）發生過嘔血的患者生活起居要有規律，不可過勞，勞累過度不但會影響食物的消化，還會妨礙潰瘍的癒合。嘔血患者要注意休息，避免精神緊張，焦慮或情緒波動會使人易患和加重消化性潰瘍。

（2）潰瘍病發作與氣候變化有一定關係，因此潰瘍患者必須注意氣候變化，根據節氣冷暖，及時添減衣物。

（3）在使用藥物的時候要盡量避免服用對胃黏膜有損害的藥物，如阿司匹林、潑尼松、地塞米松、消炎痛和其他口服解熱鎮痛藥等。如因病情必須服用，可配合些保護胃黏膜或其他輔助藥物，盡量飯後服用，以減少對消化道的不良刺激。

（4）飲食方面要清淡、有規律，吃飯要細嚼慢嚥，避免過酸、過辣、生冷及粗糙食物，還要控制酒、咖啡、濃茶、可樂等能刺激胃酸分泌增多的飲料，戒除吸菸等不良習慣。

5. 血便

血便應注意休息，避免疲勞。飲食以軟爛少渣、容易消化、少刺激為宜，戒菸酒，忌食辛辣動火之物。

6. 血尿

（1）一般預防：平時多飲水，情志要舒暢，不動怒，積極鍛鍊身體，增強體質，預防感冒，積極治療感冒及瘡癤等皮膚疾患。

（2）避免進食以下食物：某些食物過敏可導致血尿應避免服用，如蠶豆、海產品、生番茄、生花生、生栗子、生核桃，還如一些有刺激性的食物，如辣椒、胡椒、酒、芥末、薑等。某些紅色食物進食以後，可使血尿患者尿色變得更紅，易導致誤診，故應避免進食。

（3）避免使用以下藥物。口服藥：氨基比林、硝基呋喃妥因、山道年、利福平或大黃（在鹼性尿中）容易出現紅尿，造成誤診；磺胺類、鹽酸氯胍可引起真性血尿。肌肉注射：維生素B12肌注可以引起紅尿，汞撒利肌注可引起血尿。靜脈注射：靜脈注入大量甘露醇可以引起血尿，抗凝劑靜脈注入過量也可引起血尿。大量丹參靜脈輸入、異型血輸血等也可引起血尿。

（4）飲食調理。燥烈性食物可以加重血尿：飲酒過多，尤其是烈性酒，可加重血尿。因酒中含乙醇，能刺激黏膜，擴張血管，使泌尿系統器官在有炎症的基礎上更加擴張，黏膜更加充血，紅血球容易滲出，形成血尿；大蒜食用過多，蒜中含有大蒜素，能刺激黏膜，也使有病的泌尿道黏膜更易充血水腫，紅血球滲出增多，容易出現血尿；辣椒食用過多，其中含辣脂鹼精油物質，刺激有炎症的泌尿道黏膜更加充血，紅血球更易滲入尿中。中醫理論認為「辛溫燥熱之品，純陽之物，動火傷氣，迫血妄行」，上述燥烈之品，可以加重血尿。高脂、肥厚、油膩食物過多，易致腎動脈硬化：血尿病因中，腎動脈硬化占有重要位置，對這類血尿患者，宜少吃這類食物，老年人更應注意。

（5）運動調理：長時間劇烈運動可出現血尿。因劇烈運動時，腎臟血管收縮，導致腎血流量減少，氧供暫時不足，致腎小球微血管的通透性增加，從而引起血尿，或使原有血尿加重。故應勸告患者臥床休息，鬆弛肌肉，增加飲水。長時間站立不動，腰肌壓迫腎靜脈，使腎臟出現短暫瘀血，可以見到血尿。故患者應坐立交換，不宜久站，有傷腎氣。

（6）情志調理：在中醫七情理論的指導下，充分進行心理情志治療。

7. 紫斑

（1）積極參加體育活動，增強體質，提高抗病能力。

（2）盡可能找出引發的各種原因。積極防治上呼吸道感染，控制扁桃

體炎、齲齒、鼻竇炎，驅除體內各種寄生蟲，不吃容易引起過敏的食物及藥物。

（3）發病期間還需要特別注意調護，應該注意以下幾點：急性期或出血量多時，要臥床休息，限制患者活動，消除其恐懼緊張心理。避免外傷跌撲碰撞，以免引起出血。飲食宜清淡，富於營養，易於消化。嘔血、血便者應吃半流質食物，忌硬食及粗纖維食物，忌辛辣刺激食物。

第十二章　失眠

第一節　概述

一、疾病定義

失眠是由於入睡困難或睡眠維持障礙，導致睡眠時間不足或睡眠品質差，不能滿足個體生理需求，而明顯影響患者白天活動的一種睡眠障礙症候群。失眠即中醫的不寐，與心、肝、膽、脾、胃、腎等臟腑功能失調有關，在古代書籍中稱為「不得眠」、「目不瞑」，亦有稱為「不得臥」者。

二、流行病學

臨床醫學調查結果顯示，女性失眠患病率高於男性，中年人群占比高，城市人群大於農村人群，學歷高者大於學歷低者。

第二節　疾病診斷標準

失眠細化為失眠的正常心理反應、失眠症和失眠亞臨床狀態。若符合失眠症其餘診斷標準，但病程短於 1 個月者為失眠亞臨床狀態；若僅有失眠症狀，但未導致痛苦或功能損害者為失眠的正常心理反應；若病程尚不符合失眠的病程標準，則為失眠亞臨床狀態。若過去 3 個月存在失眠症狀且 1 週至少發生 3 次，並伴日間殘留效應者，定義為失眠。

一、辨證分型

(1)肝火擾心證：突發失眠，性情急躁易怒，不易入睡或入睡後多夢驚醒，胸脅脹悶，善太息，口苦咽乾，頭暈頭脹，目赤耳鳴，便祕溲赤，舌質紅苔黃，脈弦數。

治法：疏肝瀉火。

推薦方藥：龍膽瀉肝湯。

(2)痰熱擾心證：失眠時作，惡夢紛紜，易驚易醒，頭目昏沉，脘腹痞悶，口苦心煩，飲食少思，口黏痰多，舌質紅苔黃膩或滑膩，脈滑數。

治法：清化痰熱。

推薦方藥：黃連溫膽湯。

(3)胃氣失和證：失眠多發生在飲食後，脘腹痞悶，食滯不化，噯腐酸臭，大便臭穢，納呆食少，舌質紅苔厚膩，脈弦或滑數。

治法：和胃降逆。

推薦方藥：保和丸合平胃散。

(4)瘀血內阻證：失眠日久，躁擾不寧，胸不任物，夜多驚夢，夜不能睡，夜寐不安，面色青黃，或面部色斑，胸痛、頭痛日久不癒，痛如針灸而有定處，或呃逆日久不止，或飲水即嗆，乾嘔，或內熱瞀悶，或心悸怔忡，或急躁善怒，或入暮潮熱，舌質暗紅、舌面有瘀點，唇暗或兩目暗黑，脈澀或弦緊。

治法：活血化瘀。

推薦方藥：血府逐瘀湯。

(5)心脾兩虛證：不易入睡，睡而不實，多眠易醒，醒後難以復寐，心悸健忘，神疲乏力，四肢倦怠，納穀不香，面色萎黃，口淡無味，腹

脹便溏，舌質淡苔白，脈細弱。

治法：補益心脾。

推薦方藥：歸脾東加減。

(6)心膽氣虛證：心悸膽怯，不易入睡，寐後易驚，遇事善驚，氣短倦怠，自汗乏力，舌質淡苔白，脈弦細。

治法：益氣鎮驚。

推薦方藥：安神定志丸合酸棗仁東加減。

(7)心腎不交證：夜難入寐，甚則徹夜不眠，心中煩亂，頭暈耳鳴，潮熱盜汗，男子夢遺陽痿，女子月經不調，健忘，口舌生瘡，大便乾結，舌尖紅少苔，脈細。

治法：交通心腎。

推薦方藥：六味地黃丸合交泰丸。

第三節　中醫特色治療

1. 針灸療法

大量資料顯示，針灸對失眠有確切療效，可用清腦調神針灸法，針灸神門、三陰交、安眠、印堂、太陽穴為主，同時配合舌針，用針灸針在患者舌面橫向及縱向輕滑幾下，若舌下有瘀絡，則點刺玉液、金津。

2. 耳穴壓豆療法

取耳部穴位如心、腦、腎、大腸、小腸、脾等，適用於各種失眠。

3. 穴位帖敷

將黃連、肉桂、酸棗仁按1：1：1研粉製成藥膏，於睡前貼敷於雙湧泉和神闕穴，4週一療程。

4. 穴位埋線療法

用羊腸線埋藏於三陰交、心俞、肝俞、脾俞、腎俞，隔 1 週一次，6 週一療程。

5. 身心靈療法

積極治療身體器質性病變，同時給予心理疏導，引導患者積極向上的人生觀、價值觀。

第四節　中醫辨證調護

一、食藥膳防護

1. 金針花

金針花又稱「安神菜」，具有鎮定安神的功效，除了煮湯喝，也可以與其他菜炒成各種美味佳餚。而在改善失眠症狀時，堅持每日三餐喝金針花湯。製作時將金針花先用熱水焯半分鐘，去除表面過敏物質，加水用大火煮沸後，再用小火續煮 30min，濾渣取湯，再加點鹽即可。也可以加一些其他菜料，如小芹菜、豆腐皮、香菇等，味道更好。

2. 酸棗仁

酸棗仁是中藥，以助眠聞名。方法很簡單，只要拿它來煮湯或泡茶喝就行了。失眠較多的人，除了常喝酸棗仁茶，還可以用酸棗仁湯來煮小米粥喝，由於小米也含有能助眠的色氨酸，所以這道粥對改善失眠有顯著的功效。

3. 洋蔥

一般人都認為洋蔥是調味菜，其實它也是功效極強的「安神菜」。它不僅含有刺激淚腺的大蒜素，更能提升人體吸收維生素 B1 的能力，促進新陳代謝，消除疲勞，改善注意力渙散狀況，對安神助眠幫助最大。

不過，比起其他的安神菜，洋蔥的用法很獨特，除了用於菜餚中，與紅葡萄酒搭配時助眠效果最好。將 1 個洋蔥剝去皮切成片，不能沾到水，然後放入一個用滾水燙過並晾乾的玻璃罐中，再加入約 500ml 的紅葡萄酒。將蓋子封好，放進冰箱冷藏，大約 3 天後可以飲用。這道酒又香又好喝，每天睡前喝 30～50ml，不久就能睡得很香了。

二、偏方調理

1. 白酒泡靈芝可治失眠

原料：白酒 500g，靈芝 25g。靈芝用水洗淨，放進白酒瓶內，蓋封嚴；酒逐漸變成紅顏色，一週就可飲用，每晚吃飯時或睡覺前根據自己的酒量，多則喝 25g 左右，如果平時不喝酒的人可少喝。

2. 鮮果皮能使你安眠

將鮮桔皮或梨皮、香蕉皮 50～100g，放入一個不封口的小袋內。晚上睡前把它放在枕邊。上床睡覺時，便聞到一股果皮散發的芳香，它能使你安然入睡。

3. 紅果核大棗治失眠

紅果核洗淨晾乾，搗成碎末（可求助中藥店）。每劑 40g，加撕碎的大棗 7 個，放少許白糖，加水 400g，用砂鍋溫火煎 20min，倒出的湯汁可分 3 份服用。每晚睡覺前半小時溫服，效果好，無副作用。

4. 吃大蒜可治失眠

每天晚飯後或臨睡前，吃兩瓣大蒜，若不習慣吃蒜，也可把蒜切成小碎塊用水沖服。

5. 喝葡萄酒可治療失眠

由於葡萄酒中含有抗氧化劑和酒精，其所含褪黑素的數量可能更高，更有助於睡眠。

第十三章　眩暈

第一節　概述

　　眩暈是指由情志、飲食內傷、體虛久病、失血勞倦及外傷、手術等引起的以風、火、痰、瘀上擾清空或精虧血少，清竅失養為基本病機，以頭暈、眼花為主要臨床表現的一類病症。眩即眼花，暈是頭暈，二者常同時並見，故統稱為「眩暈」，其輕者閉目可止，重者如坐車船，旋轉不定，不能站立，或伴有噁心、嘔吐、汗出、面色蒼白等症狀。西醫學中的高血壓、低血壓、低血糖、貧血、梅尼爾氏症候群、腦動脈硬化、椎—基底動脈供血不足、神經衰弱等疾病，臨床表現以眩暈為主要症狀者，可參照本節辨證論治。

第二節　疾病診斷標準

一、西醫臨床表現

　　本病的臨床表現特徵是頭暈與目眩，輕者僅眼花，頭重腳輕，或搖晃浮沉感，閉目即止；重則如坐車船，視物旋轉，甚則欲僕，或兼目澀耳鳴，少寐健忘，腰膝痠軟；或噁心嘔吐，面色蒼白，汗出肢冷等。發作間歇期長短不一，可為數月發作一次，亦有一月數次。常見情志不舒的誘因，但也可突然起病，並可逐漸加重。眩暈若兼頭脹而痛，心煩易怒，肢麻震顫者，應警惕發生中風。

二、西醫檢查

查血紅素、紅血球計數、血壓、心電圖、頸椎 X 光攝片、頭部 CT、MRI 等項目檢查，有助於明確診斷。

三、中醫辨證分型

(1) 肝陽上亢

症狀：眩暈耳鳴，頭痛且脹，勞累、惱怒加重，肢麻震顫，失眠多夢，急躁易怒，舌紅苔黃，脈弦。

治法：平肝潛陽，滋養肝腎。

方劑：天麻鉤藤飲。

(2) 肝火上炎

症狀：頭暈且痛，其勢較劇，目赤口苦，胸脅脹痛，煩躁易怒，寐少多夢，小便黃，大便乾結，舌紅苔黃，脈弦數。

治法：清肝瀉火，清利溼熱。

方劑：龍膽瀉肝湯。

(3) 痰濁上蒙

症狀：眩暈，頭重如蒙，視物旋轉，胸悶作惡，嘔吐痰涎，食少多寐，苔白膩，脈弦滑。

治法：燥溼祛痰，健脾和胃。

方劑：半夏白朮天麻湯。

(4) 瘀血阻竅

症狀：眩暈頭痛，兼見健忘、失眠、心悸、精神不振、耳鳴耳聾、面唇紫暗，舌瘀點或瘀斑，脈弦澀或細澀。

治法：活血化瘀，通竅活絡。

方劑：通竅活血湯。

(5) 氣血虧虛

症狀：頭暈目眩，動則加劇，遇勞則發，面色晄白，爪甲不榮，神疲乏力，心悸少寐，納差食少，便溏，舌淡苔薄白，脈細弱。

治法：補養氣血，健運脾胃。

方劑：歸脾湯。

(6) 肝腎陰虛

症狀：眩暈久發不已，視力減退，兩目乾澀，少寐健忘，心煩口乾，耳鳴，神疲乏力，腰痠膝軟，遺精，舌紅苔薄，脈弦細。

治法：滋養肝腎，養陰填精。

方劑：左歸丸。

第三節　中醫特色治療

1. 氣功療法

基本原則是放鬆、入靜和沉氣。方法是全身鬆弛，姿態自然，思想安定，心平氣和，排除雜念，然後在意識引導下，氣沉「丹田」，調整呼吸，思想集中，循序漸進，堅持不懈，可達效果。

2. 磁療

解除小血管痙攣而使血壓下降，常用穴位有合谷、曲池、足三里、三陰交、內關、湧泉等。

3. 藥枕療法

野菊花500g，紅花100g，薄荷200g，冬桑葉、辛夷、冰片各50g，共研粗末，裝入枕芯，3個月為一療程。適用於肝陽上亢所致的眩暈。

4. 填臍療法

黃耆、五味子各 10g，研為細末，加清水適量調為稀糊狀，外敷肚臍孔處，敷料包紮，膠布固定，每日換藥一次，連續 3～5 天，適用於氣血虧虛之眩暈。

5. 敷湧泉法

吳茱萸 20g，肉桂 2g，共研細末，米醋調勻，捏成餅狀，於睡前貼敷於雙足心湧泉穴，次晨取下，連續 3～5 次，適用於腎精不足之眩暈。

6. 溼熱敷法

藥用當歸、伸筋草、路路通、丹參各 50g，防風、雪上一枝蓮各 20g，白芷花 10g，乳香 15g。搗碎和勻，分裝布袋中，放入水中浸泡約 20min 後，放入蒸鍋中加熱 20min，取出降溫至 50℃左右時，置於頸部熱熨。每次 30min，涼了可再加熱，每日 2 次，10 日為一療程。有條件者，亦可將上述藥物加水煎煮，取濃縮液至 100ml，用 8cm×12cm 與 12cm×12cm 絨布兩塊，浸透藥汁，置於頸部，並加置相等大小的兩塊電極板，通以 15mA 強度的直流電進行離子導入。本法是中醫溼敷療法的擴大應用，利用直流電使藥物離子透過皮膚、黏膜引入機體內，達到治療目的。

7. 塞耳療法

靈磁石 10g，研為細末，分成 2 份，用紗布包裹，塞於雙耳中，每日 1～2 次，每次 1h，連續 5～7 天。可平肝潛陽，適用於腎虛眩暈。民間還有用鮮生地塞患側耳治眩暈的方法。

8. 耳穴療法

取米粒大小的冰片，放在 0.5cm×0.5cm 的橡皮膏中心，貼於雙耳穴上（取穴：神門、腦、皮質下、交感，雙側，每次 2～3 個穴位），3 天 1 換，4 次為 1 療程。用藥時應將橡皮膏嚴格密封周圍，防止冰片揮發。個別人貼藥後有欲寐感，以後轉清醒，不必多慮。本方也可治失眠證。

9. 敷百會法

蓖麻仁、生半夏各等量，共搗成膏狀，外敷於百會穴處，敷料包紮，膠布固定，每日換藥 1 次，連續 2～3 天。可化痰除溼，適用於痰溼眩暈，一般用藥 30min 後，眩暈可明顯減輕。過敏者禁用。

10. 敷手心法

曼陀羅葉 10g，最好用鮮葉，搗碎，加白酒數滴，包於左手掌心，每日換藥 2 次，對肝陽上擾引起的眩暈效果較好。本品有毒，慎勿內服。

11. 足浴療法

取山梔子、鉤藤各 10g，水煎，取藥液泡腳，每日 1～2 次，每次 15～30min，連續 5～7 天；也可用夏枯草 30g，鉤藤、桑葉、菊花各 20g，水煎，足浴。此法適用於肝陽上亢型眩暈。

第四節　中醫辨證調護

1. 傳統行為療法

比較適宜患者的運動項目有練功十八法、太極拳、八段錦、五禽戲、呼吸操、定量行走等，長久堅持可增強體質，改善生活品質。

2. 藥膳防護

（1）將枸杞 15g、紅棗 10 枚加水煮 30min，將雞蛋 2 個打破調入煮熟，早晚兩次服用。可補養氣血、增強體質，對貧血、慢性肝炎、肺結核等慢性病所致頭暈眼花、精神恍惚、視力減退、夜尿增多有療效。

（2）將雞肉 250g 與首烏、當歸、枸杞各 20g 加水共煮，食肉飲湯。可補血養肝，治療肝血不足所致的頭暈、眼花。

（3）將牛肝 100g 切成片，與枸杞 30g 加水共煮，食牛肝飲湯，每日一劑。可補血養肝，治療肝血不足所致的頭暈、眼花。

(4)甘菊粳米粥：取甘菊新鮮嫩芽或者幼苗15～30g，洗淨，與粳米60g、冰糖適量煮粥，早晚餐服用，每日1次，連服7日。適用於高血壓、肝火亢盛之眩暈。

(5)芹菜苦瓜湯：芹菜500g、苦瓜60g，同煮湯飲用。或用芹菜250g、苦瓜30g，用沸水燙2min，切碎絞汁，加砂糖適量，開水沖服，每日1劑，連服數日。適用於高血壓、陰虛陽亢之眩暈。

(6)葛根粳米粥：鮮葛根適量洗淨切片，沙參、麥冬各20g，經水磨後澄取澱粉，晒乾，每次用葛根沙參麥冬粉30g與粳米60g煮粥吃，每日一劑，可以常食。適用於高血壓陰陽兩虛之眩暈。

(7)車前粳米粥：車前子15g（布包）煎水去渣，加入粳米60g煮粥，玉米粉適量，用冷水溶和，調入粥內煮熟吃，每日1劑，常吃。適用高血壓痰溼壅盛之眩暈。

(8)烏雞粳米粥：烏雞1隻剖洗乾淨，濃煎雞汁，黃耆15g煎汁，與粳米100g共煮粥，早晚趁熱服食，用於氣血兩虧之眩暈患者。

(9)荔枝粳米粥：荔枝肉50g，山藥10g，蓮子10g，加入適量水同煎煮至軟爛時再放入稻米250g，煮成粥即可。日服2次，用於脾虛血虧之眩暈者。

(10)龍眼雞子粥：龍眼肉50g，雞蛋1只，棗30枚，加粳米適量同煮常服，用於氣血不足之眩暈患者。

(11)人參粳米粥：人參粉（片）3g，粳米100g，加清水適量同煮成粥，再把熬成汁的冰糖徐徐加入粥中，攪勻即成。用於中氣不足、清陽不升之眩暈患者。

3.日常防治

(1)均衡膳食：均衡飲食非常有用，可增強免疫系統。盡量少地攝取咖啡因；適量飲酒；吃複合碳水化合物（全麥麵包、麵食和帶皮馬鈴薯），

它們對減少情緒波動尤其有幫助，少吃精緻的餅乾、蛋糕等；吃足夠量的新鮮水果和蔬菜；少吃脂肪含量高的食物；慢吃，抽足夠時間吃飯，狼吞虎嚥只會使患者精神更加緊張。

（2）保證放鬆時間：確保每天都有放鬆時間，如聽音樂、閱讀、洗澡、看搞笑片等。此外，每天保證睡眠充足。

（3）深呼吸消除焦慮：面對紛雜環境，深呼吸最有幫助，它既可使你鎮靜，又可恢復精神，患者常感到疲乏、頭痛、頭暈，實際上是由於緊張而導致的。有意識地進行深度呼吸練習可有效地解除上述症狀，令人神清氣爽、精神煥發。練習的方法很多，最簡單的操作流程是盡可能深吸一口氣，氣沉腹底，然後屏氣，感到有點憋悶時再緩緩撥出，呼氣要盡可能徹底些。如此循環 20 次左右，一般就可產生平緩緊張情緒的作用。

（4）堅持鍛鍊：把鍛鍊當成生活中的一部分。開始不需要太高難度，輕鬆散步即可。進行室外活動但運動不要太劇烈，可以進行戶外長距離散步、游泳、慢跑或外出旅遊。注意調整自己心理，還可以從環境和生理的角度來調整人體，以減輕頭痛及焦慮發作。

（5）消除不良姿勢：注意預防和矯正各種不良姿勢，避免引起頭頸和肩背部肌肉的持續性收縮，比如長期低頭伏案工作、電腦操作螢幕過近、女士織毛衣等。職業病患者工作之餘更要進行放鬆鍛鍊。

（6）自我按摩與梳頭：自己為自己按摩也是一種有效的方法，用手指在太陽穴部位反覆以順時針和逆時針方向按摩 5min。頸部和背部的熱敷，對頭皮、頸部肌肉進行輕柔的按摩，用手指壓迫穴位等，這些方法可以讓患者自己親身體會到自身的放鬆，可以減輕局部肌肉的痙攣、收縮，從而減輕頭暈。

（7）學會閉目養神：閉目養神對終日勞心用腦或長期使用目力者大有裨益。

第十四章　頭痛

第一節　概述

　　頭痛病是指由於外感與內傷，致使脈絡拘急或失養，清竅不利所引起的以頭部疼痛為主要臨床特徵的疾病。頭痛既是一種常見病症，也是一個常見症狀，可以發生於多種急慢性疾病過程中，有時亦是某些相關疾病加重或惡化的先兆。西醫學中的偏頭痛、週期性偏頭痛、緊張性頭痛、叢集性頭痛及慢性陣發性偏頭痛等，凡符合頭痛症候特徵者均可參考本節辨證論治。

第二節　疾病診斷標準

一、西醫臨床表現

　　患者自覺頭部包括前額、額顳、頂枕等部位疼痛，為本病的症候特徵。按部位中醫有在太陽、陽明、少陽，或在太陰、厥陰、少陰，或痛及全頭的不同，但以偏頭痛者居多。按頭痛的性質有掣痛、跳痛、灼痛、脹痛、重痛、頭痛如裂、空痛、隱痛、昏痛等。按頭痛發病方式，有突然發作，有緩慢而病。按頭痛持續時間長短來分，有持續疼痛，痛無休止，有痛勢綿綿，時作時止。根據病因，還有相應的伴發症狀。

二、西醫檢查

　　檢查血常規，測血壓，必要時做腦脊液、腦血流圖、腦電圖檢查，有條件時做經顱都卜勒、顱腦 CT 和 MRI 檢查。

三、西醫診斷

(1)以頭痛為主症，表現為前額、額顳、巔頂、頂枕部甚至全頭部疼痛，頭痛性質或為跳痛、刺痛、脹痛、昏痛、隱痛、空痛，可以突然發作，也可以反覆發作。疼痛持續時間可以數分鐘、數小時、數天或數週不等。

(2)有外感、內傷因素引起頭痛，或有反覆發作的病史。

(3)檢查血常規，測血壓，必要時做腦脊液、腦血流圖、腦電圖檢查，有條件時做經顱都卜勒、顱腦 CT 和 MRI 檢查，有助於排除器質性疾病，明確診斷。

四、中醫辨證分型

(一)外感頭痛

1. 風寒證

症狀：頭痛起病較急，其痛如破，痛連項背，惡風畏寒，口不渴，苔薄白，脈多浮緊。

治法：疏風散寒。

方劑：川芎茶調散。

2. 風熱證

症狀：起病急，頭脹痛，甚則頭痛如裂，發燒或惡風，口渴欲飲，面紅目赤，便祕溲黃，舌紅苔黃，脈浮數。

治法：疏風清熱。

方劑：芎芷石膏湯。

3. 風溼證

症狀：頭痛如裹，肢體困重，胸悶納呆，小便不利，大便溏，苔白膩，脈濡。

治法：袪風勝溼。

方劑：羌活勝溼湯。

(二)內傷頭痛

1. 肝陽證

症狀：頭脹痛而眩，心煩易怒，面赤口苦，或兼耳鳴脅痛，夜眠不寧，舌紅苔薄黃，脈弦有力。

治法：平肝潛陽。

方劑：天麻鉤藤飲。

2. 腎虛證

症狀：頭痛而空，每兼眩暈耳鳴，腰膝痠軟，遺精，帶下，少寐健忘，舌紅少苔，脈沉細無力。

治法：滋陰補腎。

方劑：大補元煎。

3. 氣血虛證

症狀：頭痛而暈，遇勞加重，面色少華，心悸不寧，自汗，氣短，畏風，神疲乏力，舌淡苔薄白，脈沉細而弱。

治法：氣血雙補。

方劑：八珍湯。

4. 痰濁證

症狀：頭痛昏蒙，胸脘滿悶，嘔惡痰涎，苔白膩，或舌胖大有齒痕，脈滑或弦滑。

治法：健脾化痰，降逆止痛。

方劑：半夏白朮天麻湯。

5. 瘀血證

症狀：頭痛經久不癒，其痛如刺，入夜尤甚，固定不移，或頭部有外傷史，舌紫或有瘀斑、瘀點，苔薄白，脈沉細或細澀。

治法：活血通竅止痛。

方劑：通竅活血湯。

6. 雷頭風

症狀：頭痛如雷鳴，頭面起核或憎寒壯熱，名曰「雷頭風」，多為溼熱毒邪上衝，擾亂清竅所致。

治法：以清宣升散、除溼解毒治之。

方劑：可用清震東加薄荷、黃芩、黃連、板藍根、僵蠶等。

7. 偏頭風

症狀：偏頭風，又稱偏頭痛，其病暴發，痛勢甚劇，或左或右，或連及眼、齒，痛止如常人，不定期地反覆發作，此多肝經風火所致。

治法：治宜平肝熄風為主。

方劑：天麻鉤藤飲或羚角鉤藤湯。

第三節　中醫特色治療

一、針灸治療

（1）一般頭痛，點按合谷穴。

（2）根據頭痛的輕重緩急，或針，或灸，或點刺放血，或局部取穴，或遠道取穴，或兩者兼用，方法有腕踝針、電針等。主穴：風池、太陽、百會、合谷。

(3)可選用阿是穴鄰點透刺加纏針震顫法、熱敏灸療法、淺針療法、火針療法等，用於偏頭痛發作期治療或預防性治療。

二、推拿治療

依據辨證選穴原則進行推拿治療。如外感頭痛拿風池、風府，揉按兩側太陽穴；一般頭痛可按摩太陽，推印堂，拿風池。

三、中藥外治和其他治療

可採用相關中醫特色診療，如中藥薰洗治療、超音波透入治療、穴位貼敷、中藥藥枕、中藥熱封包治療、腦電生物回饋治療、單純超音波治療、電腦中頻電治療，進行輔助治療。

四、耳針法

耳穴選枕、額、腦、神門，毫針針灸治療，埋線治療，或用王不留行籽壓穴。對於頑固性頭痛，可在耳背靜脈點刺出血。

五、皮膚針法

用皮膚針叩刺太陽、印堂及頭痛處，出血少量，適用於外感頭痛。

六、穴位注射法

選風池穴，用1%的鹽酸普魯卡因或維生素B12注射液注射，每穴0.5～1.0ml，每日或隔日1次，適用於頑固性頭痛。

第四節　中醫辨證調護

一、傳統行為療法

比較適宜患者的運動項目有練功十八法、太極拳、八段錦、五禽戲、呼吸操、定量行走等，長久堅持可增強體質，改善生活品質。

二、藥膳防護

(一)風寒外襲型

1. 蔥豉粥

配方：蔥白10g，淡豆豉10g，粳米50～100g。

製法：粳米煮成粥，下蔥白、淡豆豉，再煮數沸即成。

功效：辛溫解表，祛風散寒。

用法：每日2～3次，連服3～5日。

2. 川芎白芷燉魚頭

配方：鱅魚（花鰱魚）頭1個，川芎3～9g，白芷6～9g。

製法：將川芎、白芷用紗布包好，與魚頭共煮湯，文火燉至魚頭熟透，調味即可。

功效：疏風散寒。

用法：飲湯食魚頭。

(二)風熱上犯型

1. 桑菊薄竹飲

配方：桑葉10g，竹葉15～30g，菊花10g，白茅根10g，薄荷6g。

製法：將以上五味洗淨，放入茶壺內，用沸水浸泡10min，即可。

功效：疏風散熱。

用法：每日 1 劑，代茶飲，連服 3～5 日。

2. 川芎茶

配方：川芎 3g，茶葉 6g。

製法：上二味，加水適量，煎汁溫服。

功效：祛風散熱，理氣止痛。

用法：每日 2 劑，食前溫服。

(三)肝陽上亢型

1. 番茄粥

配方：番茄 250g，西米 100g，白糖 150g，玫瑰露少許。

製法：用刀在番茄皮上劃十字，再放入開水中燙一下，去皮，切成小丁。將西米（先用溫水泡脹）放入沸水內煮一會兒，放入番茄丁再煮沸，加白糖、玫瑰露調味即成。

功效：清熱涼血平肝。

用法：每日 2 次，可作點心服食。

2. 天麻鯉魚頭

配方：天麻 25g，川芎 10g，茯苓 10g，鮮鯉魚 1 尾（約 1,000g）。

製法：將川芎、茯苓切片，與天麻一同放入二次米髒水中，浸泡 4～6h，撈出天麻，置米飯上蒸透，切片，再將天麻片與川芎、茯苓一起放入洗淨的魚腹中，置盆內，加薑、蔥蒸 30min，按常規製作調味羹湯，澆於魚上即成。

功效：平肝寧神，活血止痛。

用法：佐餐食用。

(四)氣血虧虛型

1. 參杞蛤士蟆

配方：乾蛤士蟆仁 60g，人參 3g（或黨參 15g），枸杞子 30g，青豆 25g，甜酒汁 50g，冰糖 250g，蔥頭 20g，生薑片 10g。

製法：將蛤士蟆仁洗淨，放瓦罐內，加水 50ml、甜酒汁 25g 及蔥、薑，共入籠蒸約 2h。去蛤士蟆上面的黑色筋膜，入罐中，加清水 500ml、甜酒汁 25g，上籠再蒸 2h，取出放碗中。枸杞子洗淨，人參研成末。將冰糖置大碗內，加開水 350ml，將人參、枸杞子入籠蒸化，取出，去沉澱，倒入蛤士蟆碗內，再加青豆即成。

功效：養血滋陰，補腎益氣。

用法：佐餐食用。

2. 黃精蒸雞

配方：黃精 30g，黨參 30g，淮山藥 30g，仔母雞 1 隻（約 500g）。

製法：將母雞剁成 3cm 見方的塊，放入沸水鍋內燙 3min 撈出，洗淨血沫，裝入汽鍋內，加入薑、蔥、鹽等調料，再將洗淨切好的黃精、黨參、淮山藥放入，上籠蒸 3h 即可。

功效：益氣補虛。

用法：佐餐食之。

3. 五味腰柳

配方：五味子 20g，豬里脊肉 200g，雞蛋 2 個，麵粉 25g，豬油 50g，雞湯 100g。

製法：里脊肉切成 2.5cm 厚的大長片。將蔥、薑末、精鹽、味精、紹酒、五味子藥液和里脊肉放在一起拌勻，醃漬 10min 後，蘸上麵粉待用，將雞蛋打在碗內，攪勻。鍋內豬油燒熱後，將里脊肉蘸上雞蛋，放

入鍋內煎，待兩面煎成色，添雞湯，加精鹽、花椒水、紹酒，用慢火煨3min，熟透取出。將里脊肉片切成條狀碼在盤內。將鍋內湯浮沫打淨，用溼澱粉勾芡，放入蔥、薑末，澆在里脊肉條上，撒上香菜段即成。

功效：益氣養血，健運脾胃。

用法：每日1劑，食肉飲湯，分2次食完，連續食用10～15日。

(五)痰濁閉阻型

1. 竹筍粥

配方：熟冬筍100g，豬肉末50g，粳米100g，麻油25g。

製法：先將熟冬筍切成絲，鍋內放麻油燒熱，下入豬肉末煸炒片刻，加入蔥、薑末、鹽、味精，翻炒入味，裝碗備用。粳米加水，用文火熬粥，粥將成，把碗中的備料倒入，稍煮片刻即成。

功效：化痰祛溼。

用法：每日2次，早晚空腹服食。

2. 橘紅糕

配方：橘紅10g，米粉500g，白糖200g。

製法：橘紅研細末，與白糖和勻為餡；米粉以水少許溼潤，以橘紅為餡做成糕，放蒸鍋屜布上蒸熟，冷後壓實，切為夾心方塊米糕。

功效：燥溼化痰，理氣健脾。

用法：可作點心服食。

3. 天麻陳皮燉豬腦

配方：天麻10g，陳皮10g，豬腦1個。

製法：將豬腦、天麻、陳皮洗淨，置瓦盅內，加清水適量，隔水燉熟食用。

功效：化痰降濁，平肝熄風。

用法：佐餐食用。

4. 半夏山藥粥

配方：山藥 30g，半夏 30g。

製法：山藥研末。先煮半夏，取汁一大碗，去渣，調入山藥末，再煮沸，酌加白糖和勻。

功效：燥溼化痰，降逆止嘔。

用法：每日早晚空腹服食。

5. 僵蠶蔥白茶

配方：白僵蠶不拘量，蔥白 6g，茶葉 3g。

製法：將白僵蠶焙後研成細末，用蔥白與茶葉煎湯，調服。

功效：化痰祛風止痛。

用法：每日 1～2 次，每次取上末 3g，以蔥白、茶葉煎湯調服。

(六) 瘀血型

1. 薑蔥炒螃蟹

配方：雄螃蟹 500g，乾蔥頭 150g，薑絲 25g，豬油 75g。

製法：螃蟹洗淨切塊。把炒鍋用武火燒熱，下豬油，燒至六成熱，下蔥頭，翻炒後，把蔥頭撈出，在鍋內略留底油，武火爆炒薑絲、蒜泥和炸過的蔥頭，下蟹塊炒勻，依次熗料酒，加湯、食鹽、白糖、醬油、味精，加蓋略燒，至鍋內水分將乾時，下豬油 10g 及香油、胡椒粉等炒勻，用溼澱粉勾芡即成。

功效：活血化瘀，滋陰清熱。

用法：佐餐食用。

2. 川芎紅花茶

配方：川芎 3～6g，紅花 3g，茶葉 3～6g。

製法：上物水煎取汁，當茶飲。

功效：活血化瘀，袪風止痛。

用法：每日 1 劑，不拘時飲服。

三、日常防治

（1）自我按摩：平日裡可用指尖像洗頭那樣抓撓，或用天然鬃毛硬刷、木齒梳子梳頭來進行頭部按摩。具體方法：從鬢角朝額頭向後腦勺緩慢做圓周運動，不論你採取以上哪種方式，按摩時都會感覺很舒服、很輕鬆。

（2）良好睡眠：利用睡眠擺脫頭痛。許多人用睡覺消除頭痛，但應避免睡的時間過長，以免睡醒後更加頭痛。睡覺時不要俯臥，因為這種睡覺姿勢會使脖子肌肉發麻。如果睡眠不好，反覆翻身，可使用特殊枕頭，形狀要適合脊椎脖子處的自然彎曲，讓脖子有個可靠的依託。

（3）及早治療：要經常檢查自己是否有緊張的徵兆，包括緊咬牙齒、握緊拳頭、肩膀聳起等，這些徵兆可能會引起頭痛，有這些表現者最好及早到醫院進行診治。

（4）減輕視力負擔：每隔一小時左右用手掌掩眼，讓眼睛休息不少於 30 秒鐘，然後將手移開，緩慢睜開眼睛。此外，眼睛在經受不易察覺的閃爍時，也會使大腦疲勞而引起頭痛。

（5）注意科學飲食：忌食巧克力、咖啡和可可等食品，因為這些食品含有能夠使血管收縮的物質，隨著血管的擴張會引起頭部疼痛感。省略或延遲用餐也可能引起頭痛，要多食大豆、海產品、核桃等含鎂元素豐富的食物。

(6)要合理安排好工作與休息的時間，千萬不要長時間工作，這只會加重頭痛症狀。另外，頭痛患者每天要保持一個良好的心情，要消除緊張、焦慮、煩悶的情緒。飲食上以清淡為主。

(7)當神經痛頭痛發作的時候，要自我觀察頭痛情況，最好用筆記本記錄下每次頭痛的時間、程度、性質，同時，要注意神經性頭痛時是否有嘔吐、噁心、視力降低、肢體抽搐等情況。如有以上症狀，最好及時去醫院檢查。

(8)當有輕微神經性頭痛的時候，最好能對症治療。有些人食用了蛋類、肉類、海鮮類等後出現過敏反應，從而引發偏頭痛。當情況比較嚴重的時候，患者最好去醫院做個檢查，採用藥物治療等方法對症治療。

(9)在日常生活中，要注意勞逸結合，避免出現不穩定情緒，不要讓自己過度勞累，不要吸菸、喝酒，飲食也要有所節制。

(10)注意個人衛生。有些疾病感染會引起頭痛症狀，比如牙科疾病。

(11)如果是長期憂鬱所引起的神經性頭痛，不能忽視。當頭痛並伴有頭暈的症狀時，最好去做個CT檢查。

第十五章　嘔吐

第一節　概述

　　嘔吐是由於胃失和降、胃氣上逆所致的以飲食、痰涎等胃內之物從胃中上湧，自口而出為臨床特徵的一種病症。對嘔吐的解釋，前人有兩種說法：一說認為有物有聲謂之嘔，有物無聲謂之吐，無物有聲謂之乾嘔；另一說則認為嘔以聲響名，吐以吐物言，有聲無物曰嘔，有物無聲曰吐，有聲有物曰嘔吐。嘔吐可以出現於多種疾病之中，如西醫學的神經性嘔吐、急性胃炎、心源性嘔吐、胃黏膜脫垂症、幽門痙攣、幽門梗阻、賁門痙攣等。其他如腸梗阻、急性胰腺炎、急性膽囊炎、尿毒症、心源性嘔吐、顱腦疾病以嘔吐為症狀時，亦可參照本節辨證論治，同時結合辨病處理。

第二節　疾病診斷標準

一、西醫臨床表現

　　(1) 具有飲食、痰涎、水液等胃內之物從胃中上湧、自口而出的臨床特徵。也有乾嘔無物者。

　　(2) 常伴有脘腹不適、噁心納呆、泛酸嘈雜等胃失和降之症。

　　(3) 起病或緩或急，常先有噁心欲吐之感，多由飲食、情志、寒溫不適、聞及不良氣味等因素誘發，也有由服用化學藥物、誤食毒物所致者。

二、西醫檢查

　　上消化道 X 光檢查、纖維胃鏡檢查、嘔吐物的實驗室檢查等，有助於臟腑病變的診斷。可用胃鏡、上消化道鋇餐透視了解胃黏膜情況和賁門、幽門口關閉情況及十二指腸黏膜的改變。若嘔吐不止，伴有腹脹、矢氣減少或無大便，應做腹部透視及腹部 B 超檢查，以了解有無腸梗阻。若患者面色萎黃，嘔吐不止，伴有尿少，浮腫，應及時檢查腎功能，以排除腎功能衰竭、尿毒症所致嘔吐。若患者暴吐，呈噴射狀，應做頭部 CT 或 MRI 檢查，以排除顱腦占位性病變，也可以做腹部 B 超檢查，了解胰腺及膽囊的情況，必要時結合血常規、尿澱粉酶檢查結果。若嘔吐不止，需要檢查電解質，了解有無電解質紊亂。育齡期婦女，應化驗小便，做妊娠試驗。

三、西醫診斷

　　(1) 初起嘔吐量多，吐出物多有酸腐氣味，久病嘔吐時作時止，吐出物不多，酸臭氣味不甚。

　　(2) 新病邪實，嘔吐頻繁，常伴有惡寒、發燒，脈實有力。久病正虛，嘔吐無力常伴精神萎靡，倦怠乏力，面色萎黃，脈弱無力等症。

　　(3) 本病常有飲食不節，過食生冷，惱怒氣鬱，或久病不癒等病史。

四、中醫辨證分型

　　(一) 實證

　　1. 外邪犯胃

　　症狀：嘔吐食物，吐出有力，突然發生，起病較急，常伴有惡寒發燒，胸脘滿悶，不思飲食，舌苔白，脈濡緩。

治法：疏邪解表，和胃降逆。

方劑：藿香正氣散。

2. 飲食停滯

症狀：嘔吐物酸腐，脘腹脹滿拒按，噯氣厭食，得食更甚，吐後反快，大便或溏或結，氣味臭穢，苔厚膩，脈滑實。

治法：消食化滯，和胃降逆。

方劑：保和丸。

3. 痰飲內停

症狀：嘔吐物多為清水痰涎，胸脘滿悶，不思飲食，頭眩心悸，或嘔而腸鳴，苔白膩，脈滑。

治法：溫化痰飲，和胃降逆。

方劑：小半夏湯合苓桂朮甘湯。

4. 肝氣犯胃

症狀：嘔吐吞酸，噯氣頻作，胸脅脹滿，煩悶不舒，每因情志不遂而嘔吐吞酸更甚，舌邊紅，苔薄白，脈弦。

治法：疏肝理氣，和胃止嘔。

方劑：四逆散合半夏厚朴湯。

(二)虛證

1. 脾胃虛弱

症狀：飲食稍有不慎，或稍有勞倦，即易嘔吐，時作時止，胃納不佳，脘腹痞悶，口淡不渴，面白少華，倦怠乏力，舌質淡，苔薄白，脈濡弱。

治法：益氣健脾，和胃降逆。

方劑：香砂六君子湯。

2. 胃陰不足

症狀：嘔吐反覆發作，但嘔吐量不多，或僅吐唾涎沫，時作乾嘔，口燥咽乾，胃中嘈雜，似飢而不欲食，舌紅少津，脈細數。

治法：滋養胃陰，和胃降逆。

方劑：麥門冬湯。

第三節　中醫特色治療

一、針灸治療

【取穴】主穴取足三里、中脘、內關，外邪犯胃者加公孫、合谷，飲食停滯者加公孫、天樞、下脘，肝氣犯胃者加陽陵泉、太衝，濁毒壅盛者加陽陵泉、豐隆、支溝、天樞，素體虛弱者加脾俞、胃俞、章門、三陰交。

【用法】以瀉法和平補平瀉為主，並可用灸法。

二、穴位注射

【取穴】足三里。

【藥物】維生素 B6。

【用法】維生素 B6 100 mg 單側足三里封閉，每日 1～2 次。

三、穴位敷貼

方法 1

【取穴】中脘、雙側內關。

【藥物】清半夏粉，用生薑汁適量調成糊狀。

【功能】化溼利濁，和胃止嘔。

【主治】溼濁中阻所致的嘔吐。

【用法】研末，生薑汁調，敷於上述穴位，12h 後去除，每日 1 次。

方法 2

【取穴】脾俞、胃俞、中脘、天樞、氣海。

【藥物】大黃、丁香各 1 份。

【功能】化濁解毒，和胃止嘔。

【主治】濁毒犯胃所致的嘔吐。

【用法】研末，用生薑汁調，敷於上述穴位，12h 後去除，每日 1 次。

方法 3

【取穴】中脘、雙側內關。

【藥物】薑汁炒黃連、紫蘇葉、白蔻仁、神曲。

【功能】健脾和胃，消食止嘔。

【主治】飲食停滯所致的嘔吐。

【用法】研末，生薑汁調，敷於上述穴位，12h 後去除，每日 1 次。

方法 4

【取穴】中脘、雙側內關。

【藥物】蓽撥、川椒。

【功能】散寒止嘔止痛。

【主治】風寒襲胃所致的嘔吐、胃痛。

【用法】研末，生薑汁調，敷於上述穴位，12h 後去除，每日 1 次。

第四節　中醫辨證調護

一、傳統行為療法

比較適宜患者的運動項目有練功十八法、太極拳、八段錦、五禽戲、呼吸操、定量行走等，長久堅持可增強體質，改善生活品質。

二、藥膳防護

(1) 熱薑汁：取一大塊生薑（連皮），洗淨，用紗布包裹之後搗爛，擠壓出薑汁，加入熱開水和蜂蜜，調味飲用。

功效：薑汁可減輕噁心嘔吐的症狀。

(2) 白扁豆粥：鮮白扁豆 120g，粳米 150g，紅糖適量。扁豆與乾淨的粳米一同下鍋煮粥。

功效：健脾止瀉，消暑化溼。此方適用於脾胃虛弱、慢性腹瀉以及噁心嘔吐的患者。

(3) 馬鈴薯生薑橘子汁：馬鈴薯 100g 洗淨去皮，生薑 8g 洗淨，橘子肉 15g，共榨汁去渣飲用。

功效：對胃神經官能症引起的食慾不振、胃痛噁心、嘔吐反胃，治療效果良好。

(4) 大麥 100g，泡半日，煮粥，加少量蘇打、糖及鹽，以喝米湯為主。加蘇打是為了防治因嘔吐發生的代謝性酸中毒。

(5) 豬肚或羊肚半隻，去脂膜，開水焯過後切絲，慢火煨湯，快熟時加鮮薑片 50g，再煮 10min 即可。

(6) 橘皮、佛手各 50g，文火燉約 30min，藕粉 50g 冷水沖開後加入，煮開，加白糖調味即可。

(7) 豬或羊腔骨約 500g，慢火煨爛，白蘿蔔 200g 切塊，加入乾薑、橘皮各 50g，再煮約 20min，加鹽及調料，頻頻喝湯。

(8) 谷芽及麥芽各 100g（自備或中藥店有售），洗淨，文火煮約 30min，加入枇杷果 100g（去皮核），山楂 50g（去核），再煮約 20min，加冰糖適量，可食果肉、喝湯。

三、日常防治

(1) 起居有常，生活有節，避免風寒暑溼穢濁之邪的侵入。

(2) 保持心情舒暢，避免精神刺激。

(3) 飲食調理：脾胃素虛者，飲食不宜過多，且勿食生冷瓜果，禁服寒涼藥物。胃熱者忌食肥甘厚膩、辛辣香燥、醇酒等，戒菸。

(4) 嘔吐不止者，臥床休息，密切觀察病情變化。服藥時盡量選擇刺激性氣味小的藥物，否則隨服隨吐，更傷胃氣。服藥方法以少量頻服為佳。根據患者的情況，以熱飲為宜，並可加入少量生薑或薑汁，以免格拒難下。

第十六章　胃脘痛

第一節　概述

胃痛是由於胃氣阻滯，胃絡瘀阻，胃失所養導致的以上腹胃脘部疼痛為主症的一種脾胃腸病症。胃痛，又稱胃脘痛。本病症以胃脘部疼痛為主症，西醫學的急性胃炎、慢性胃炎、胃潰瘍、十二指腸潰瘍、功能性消化不良、胃黏膜脫垂等病以上腹部疼痛為主要症狀者，屬於中醫學胃痛範疇。

第二節　疾病診斷標準

一、西醫臨床表現

胃痛的部位在上腹部胃脘處，俗稱心窩部。其疼痛的性質表現為脹痛、隱痛、刺痛、灼痛、悶痛、絞痛等，常因病因、病機的不同而異，其中尤以脹痛、隱痛、刺痛常見，可有壓痛，按之其痛或增或減，但無反跳痛，其痛有呈持續性者，也有時作時止者，其痛常因寒暖失宜、飲食失節、情志不舒、勞累等誘因而發作或加重。本病症常伴有食慾不振、噁心嘔吐、吞酸嘈雜等症狀。

二、西醫診斷

（1）上腹胃脘部近心窩處發生疼痛，其疼痛有脹痛、刺痛、隱痛、劇痛等性質的不同。

（2）常伴食慾不振、噁心嘔吐、嘈雜泛酸、噯氣吐腐等胃腸道症狀。

(3)發病特點：以中青年居多，多有反覆發作病史，發病前多有明顯的誘因，如天氣變化、惱怒、勞累、暴飲暴食、飢餓、吃生冷乾硬和辛辣的食物、抽菸喝酒或服用有損脾胃的藥物等。

(4)上消化道 X 光、鋇餐透視、纖維胃鏡及病理組織學等檢查。

三、中醫辨證分型

1. 寒邪客胃

症狀：胃痛暴作，甚則拘急作痛，得熱痛減，遇寒痛增，口淡不渴，或喜熱飲，苔薄白，脈弦緊。

治法：溫胃散寒，理氣止痛。

方劑：良附丸。

2. 飲食停滯

症狀：暴飲暴食後，胃脘疼痛，脹滿不消，疼痛拒按，得食更甚，噯腐吞酸，或嘔吐不消化食物，其味腐臭，吐後痛減，不思飲食或厭食，大便不爽，得矢氣及便後稍舒，舌苔厚膩，脈滑有力。

治法：消食導滯，和胃止痛。

方劑：保和丸。

3. 肝氣犯胃

症狀：胃脘脹滿，攻撐作痛，脘痛連脅，胸悶噯氣，喜長嘆息，大便不暢，得噯氣、矢氣則舒，遇煩惱鬱怒則痛作或痛甚，苔薄白，脈弦。

治法：疏肝理氣，和胃止痛。

方劑：柴胡疏肝散。

4. 肝胃鬱熱

症狀：胃脘灼痛，痛勢急迫，喜冷惡熱，得涼則舒，心煩易怒，泛酸嘈雜，口乾口苦，舌紅少苔，脈弦數。

治法：疏肝理氣，洩熱和中。

方劑：丹梔逍遙散合左金丸。

5. 瘀血停滯

症狀：胃脘疼痛，痛如針炙刀割，痛有定處，按之痛甚，食後加劇，入夜尤甚，或見吐血、黑便，舌質紫暗或有瘀斑，脈澀。

治法：活血化瘀，理氣止痛。

方劑：失笑散合丹蔘飲。

6. 脾胃溼熱

症狀：胃脘灼熱疼痛，嘈雜泛酸，口乾口苦，渴不欲飲，口甜黏濁，吃甜食則冒酸水，納呆噁心，身重肢倦，小便色黃，大便不暢，舌苔黃膩，脈滑數。

治法：清熱化溼，理氣和中。

方劑：清中湯。

7. 胃陰虧虛

症狀：胃脘隱隱灼痛，似飢而不欲食，口燥咽乾，口渴思飲，消瘦乏力，大便乾結，舌紅少津或光剝無苔，脈細數。

治法：養陰益胃，和中止痛。

方劑：益胃湯合芍藥甘草湯。

8. 脾胃虛寒

症狀：胃痛隱隱，綿綿不休，冷痛不適，喜溫喜按，空腹痛甚，得

食則緩，勞累、食冷或受涼後疼痛發作或加重，泛吐清水，食少，神疲乏力，手足不溫，大便溏薄，舌淡苔白，脈虛弱。

治法：溫中健脾，和胃止痛。

方劑：黃耆建中湯。

第三節　中醫特色治療

一、中藥膏方

中藥膏方稱膏滋、煎膏，是一種將中藥飲片反覆煎煮，去渣取汁，經蒸發濃縮後，加阿膠等動物膠質、滋補細料及黃酒、蜂蜜、糖或木糖醇製成的半流體狀或固體狀物稱為膏劑。它以補虛糾偏、平衡陰陽、調和氣血、協調臟腑功能為主要目的，可運用於胃脘痛治療。

二、針灸治療

1. 肝胃不和證

選穴：中脘、內關、足三里、陽陵泉、合谷、太衝。針灸手法以洩法為主，重在瀉肝氣以和胃氣。以上腧穴可以交替針灸。

2. 脾胃氣虛證

選穴：中脘、內關、足三里、脾俞、胃俞。針灸手法以補益為主。以上腧穴可以交替針灸。

3. 脾胃虛寒證

選穴：足三里、血海、關元、天樞、內庭、脾俞、章門。針灸手法以補益為主。以上腧穴可以交替針灸。

4. 肝胃鬱熱證

選穴：內關、中脘、足三里、陰陵泉、上巨虛、太衝、內庭等穴。針灸用洩法。以上腧穴可以交替針灸。

5. 胃陰不足證

選穴：脾、胃、中脘、內關、足三里、三陰交、太溪等穴，針灸用補法。以上腧穴可以交替針灸。

三、中藥穴位敷貼

分為寒、熱兩個證型，在治療過程中均可以取中脘、上脘、脾俞、胃俞、足三里五穴進行中藥穴位貼敷。

(1)寒證：吳茱萸、小茴香、細辛、冰片。

(2)熱證：黃連、黃芩、乳香、沒藥。

使用：辨證選用上述各組藥物，加適量凡士林調成糊狀，置於無菌紡紗中，貼敷於穴位，用膠布固定，亦可選用奇正消痛貼、胃脘痛、元胡止痛貼、暖臍膏等取中脘、上脘、胃俞、脾俞、足三里五穴貼敷。

四、五子散熱敷

其主要成分為紫蘇子、白芥子、菟絲子、萊菔子、漆辣子（吳茱萸），在肝胃不和證、脾胃氣虛證、脾胃虛寒證中應用廣泛。取紫蘇子、白芥子、菟絲子、萊菔子、漆辣子各100g。將上述藥物裝入布袋中，將布袋口縫好。將此藥袋放入微波爐中加熱3min（加熱時需在微波爐中放一杯清水，以防止藥物被烤焦。每個藥袋可反覆加熱20次），然後趁熱用此藥袋熱敷患處，直至藥袋變涼。可每天熱敷2～4次。需要注意的是，患者在使用五子散熱敷後，可行揉按，以促進胃腸道對藥物的吸收，每次應至少30min。

五、耳穴壓豆

選擇 1～2 組耳穴，進行耳穴探查，找出陽性反應點，並結合病情，確定主輔穴位。以酒精棉球輕擦消毒，左手手指托持耳廓，右手用鑷子夾取割好的方塊膠布，中心黏上準備好的藥豆，對準穴位緊貼壓其上，並輕輕揉按 1～2min。每次以貼壓 5～7 穴為宜，每日按壓 3～5 次，隔 1～3 天換 1 次，兩組穴位交替貼壓。兩耳交替或同時貼用。

六、中藥離子導入儀離子導入

中藥離子導入儀又稱多功能數位綜合理療機，儀器融中頻藥物導入和中頻按摩於一體，調製中頻電流能使皮膚電阻下降，擴張小動脈和微血管，改善局部血液循環，具有消炎、消腫、鎮痛、疏通經絡、鬆解黏連、調節局部循環的作用。

七、其他

根據病情需求，可選用穴位注射、背俞穴拔罐等療法。

第四節　中醫辨證調護

一、傳統行為療法

比較適宜患者的運動項目有練功十八法、太極拳、八段錦、五禽戲、呼吸操、定量行走等，長久堅持可增強體質，改善生活品質。

二、藥膳防護

1. 寒邪客胃食療

除按一般原則給予軟爛熟、清淡飲食及少食多餐外，忌生冷、肥甘

厚味、辛辣刺激之品，注意節制飲食，切忌暴飲暴食與狼吞虎嚥，定時、定量就餐，防止過飽。

生薑紅棗粥：生薑5片，紅棗10枚，粳米100g，同煮為粥，早晚服用。此款藥膳能溫中散寒、暖胃止痛。

2. 食滯腸胃食療

根據病情給予軟食、半流食或禁食12～24h，忌食不易消化食物，如馬鈴薯、山芋等壅阻氣機的食物，少食多餐，宜低脂肪飲食，主食以麵食為主。

曲末粥：神曲15g、粳米100g，白糖適量，先將神曲搗碎，煎取藥汁，入粳米同煮為粥。此款藥膳能消食導滯、調和脾胃。

3. 肝胃氣滯食療

悲傷、生氣、發怒時切不可進食，忌辛辣刺激及不消化食品，如馬鈴薯、地瓜等阻滯氣機之食品。

蘿蔔生薑粥：蘿蔔250g，鮮薑1塊，均切片加稻米100g，煮粥食用。此款藥膳能疏肝理氣和胃。

4. 脾胃虛寒食療

平時飲食宜溫，忌食生冷瓜果、辛辣食物，飯前胃痛可在飢餓時稍進食糕點，以緩解疼痛。

山藥羊肉粥：羊肉25g，鮮山藥300g，煮爛放入粳米250g，加水適量煮粥食之，早晚各一碗。此款藥膳能溫中散寒、健脾和胃。

三、日常防治

對胃脘痛患者，要重視生活調攝，尤其是飲食與精神方面的調攝。飲食以少食多餐、營養豐富、清淡易消化為原則，忌粗糙多纖維飲食，

忌食濃茶、咖啡、菸酒和辛辣食物等，進食宜細嚼慢嚥，慎用水楊酸、腎上腺皮質激素等西藥。應保持精神愉快，避免憂思惱怒及情緒緊張；注意勞逸結合，避免勞累，病情較重時，需適當休息，這樣可減輕胃痛，減少胃痛發作次數，進而達到預防胃痛的目的。保持樂觀的情緒，避免過度勞累與緊張，也是預防本病復發的關鍵。

第十七章　呃逆

第一節　概述

呃逆（打嗝）是指胃氣上逆動膈，以氣逆上衝，喉間呃呃連聲，聲短而頻，令人不能自止為主要臨床表現的病症。呃逆古稱「噦」，又稱「噦逆」。西醫學中的單純性膈肌痙攣即屬呃逆。而胃腸神經官能症、胃炎、胃擴張、胃癌、肝硬化晚期、腦血管疾病、尿毒症，以及胃、食道手術後等其他疾病所引起的膈肌痙攣，均可參考本節辨證論治。

第二節　疾病診斷標準

一、西醫臨床表現

呃逆的主要表現是喉間呃呃連聲，聲音短促，頻頻發出，患者不能自我控制。臨床所見以偶發者居多，為時短暫，多在不知不覺中自癒；有的則屢屢發生，持續時間較長。呃聲有高有低，間隔有疏有密，聲出有緩有急。發病因素與飲食不當、情志不遂、受涼等有關。本病常伴胸膈痞悶、胃脘嘈雜灼熱、噯氣等症。

二、西醫診斷

（1）臨床表現以喉間呃呃連聲，聲短而頻，令人不能自止為主症。

（2）常伴胸膈痞悶、胃脘嘈雜灼熱、噯氣、情緒不安等症。

（3）多有飲食不當、情志不遂、受涼等誘發因素，起病較急。

（4）呃逆控制後，進行胃腸鋇劑 X 光透視及內窺鏡等檢查，有助於診斷。

三、中醫辨證分型

(一) 實證

1. 胃中寒冷

症狀：呃聲沉緩有力，胸膈及胃脘不舒，得熱則減，遇寒則甚，進食減少，口淡不渴，舌苔白，脈遲緩。

治法：溫中散寒，降逆止呃。

方劑：丁香散。

2. 胃火上逆

症狀：呃聲洪亮有力，衝逆而出，口臭煩渴，喜飲冷，脘腹滿悶，大便祕結，小便短赤，苔黃燥，脈滑數。

治法：清熱和胃，降逆止呃。

方劑：竹葉石膏湯。

3. 氣機鬱滯

症狀：呃逆連聲，常因情志不暢而誘發或加重，胸脅滿悶，脘腹脹滿，納減噯氣，腸鳴矢氣，苔薄白，脈弦。

治法：順氣解鬱，降逆止呃。

方劑：五磨飲子。

(二) 虛證

1. 脾胃陽虛

症狀：呃聲低長無力，氣不得續，泛吐清水，脘腹不舒，喜溫喜按，面色晄白，手足不溫，食少乏力，大便溏薄，舌質淡，苔薄白，脈細弱。

治法：溫補脾胃，和中降逆。

方劑：理中湯。

2. 胃陰不足

症狀：呃聲短促而不得續，口乾咽燥，煩躁不安，不思飲食，或食後飽脹，大便乾結，舌質紅，苔少而乾，脈細數。

治法：益胃養陰，和胃止呃。

方劑：益胃湯。

第三節　中醫特色治療

一、深呼吸

進食時發生呃逆可以暫停進食，做幾次深呼吸，往往在短時內能止住。

二、穴位按壓

呃逆頻繁時，可自己或請旁人用手指壓迫兩側的少商穴。少商穴位於大拇指甲根部橈側面，距指甲緣約 0.6cm，在黑白肉際交界處。壓迫時要用一定的力量，使患者有明顯痠痛感。患者自行壓迫可兩手交替進行。

三、針灸

針灸是治療頑固性呃逆最快捷有效的方法，常可達到針灸呃止的速效。針灸取穴：①翳風（雙）、膻中、中脘、足三里（雙）。②攢竹（雙）、公孫（雙）、內關（雙）。以上二組穴位交替選取，針灸部位及術者手指常規消毒，以一次性毫針灸入，大幅度捻轉，得氣後加華佗牌戎型電針儀選取連續波刺激，電流強度以能耐受為宜，運針一次，留針，每天針灸一次，三天為一療程。

四、艾灸

對於辨證屬虛、屬寒者取中脘、足三里、三陰交、脾俞、中魁穴艾條懸灸，以局部皮膚出現紅暈，針下有熱感而不傷皮膚為度，可與針灸結合應用。

五、指壓針

在上述針灸的同時，若呃逆仍無緩解或不具備針灸條件時，醫者以雙手拇指指腹按壓患者攢竹穴（雙）、魚腰穴（雙）壓力舒緩，由輕至重，以能耐受為度。此法對於年老或者有心臟疾病者慎用，並囑患者深吸氣－屏氣－吞嚥－呼氣，如此反覆，醫者以拇指及食指指腹斜向上用力捏壓患者中魁穴（經外奇穴，位於手背中指近端指關節的中點），以局部酸脹感為度。

六、穴位注射

在針灸得氣後，給予穴位注射。

七、脾俞穴注射鹽酸氯丙嗪注射液

患者取俯臥位，充分暴露背部，第 11 胸椎棘突下旁開 1.5 吋處即為脾俞穴，常規消毒皮膚，用一次性針筒抽取鹽酸氯丙嗪注射液。針灸穴位，回抽無血，即將藥液注射到脾俞穴皮下，每日一次，左右兩穴交替進行，三日為一療程，此法可用於呃逆晝夜不停寢食不能而煩燥不安者，心電圖異常及帕金森症候群者禁用。

八、足三里穴注射鹽酸消旋山莨菪鹼注射液

患者仰臥位，取雙側足三里穴，常規消毒，以一次性針筒抽取鹽酸消旋山莨菪鹼注射液，在雙側足三里穴位處針灸得氣後，抽取無回血後每穴推注，每日一次為一療程。此法可用於呃逆不止腹部拘攣者，前列腺增生、排尿不暢者禁用。

第四節　中醫辨證調護

一、傳統行為療法

比較適宜患者的運動項目有練功十八法、太極拳、八段錦、五禽戲、呼吸操、定量行走等，長久堅持可增強體質，改善生活品質。

二、藥膳防護

(1) 麥冬竹茹茶

材料：綠茶 3g，麥冬 20g，竹茹 10g，冰糖 10g；

功效：清熱，降氣，止呃。

做法：將麥冬、竹茹、綠茶一起放入砂鍋，加 400ml 清水，浸透；煎至約 250ml，去渣取汁，再調入冰糖溶化即可。

用法：代茶頻服。

(2) 蓯蓉燉羊肉

材料：核桃 15g，黑棗 6 顆，羊肉 250g，薑 3 片，米酒少許，當歸 6g，肉蓯蓉 9g，淮山 15g，桂枝 3g，鹽適量；

做法：先將羊肉洗淨，在沸水中燙一下，去除掉血水和羊羶味。將所有藥材放入鍋中，羊肉置於藥材上方，加入少量米酒及適量水（水量蓋過材料即可）。用大火煮沸後，再轉文火燉約 40min 即可。

(3) 鵪鶉柿蒂湯

材料：鵪鶉1隻，柿蒂10g，丁香3g，薑、味精、鹽、麻油各適量；柿蒂和丁香洗淨，一同放入砂鍋中，煎2次，每次用水250ml，煎0.5h，將汁混合，去渣留汁於鍋中。再將鵪鶉宰淨，斬切，和薑片、鹽一起放入鍋中，小火燉至熟爛，下味精，淋麻油，即可。

(4) 黑芝麻、白糖各50g。將芝麻炒熟，研碎，拌入白糖，每次服3～5匙。一般服後即可止呃。若無效，可隔2h後再服。復發再服，也有效。

(5) 生山楂汁適量，每次15ml，每日3次。治頑固性呃逆，一般2天內見效。

(6) 豬膽1個，赤小豆20粒。把赤小豆放入豬膽內，掛房簷下陰乾，共研粉備用。每次1g；服2次，用白開水沖服，一般2～4天內治癒。

(7) 生薑大棗粥

取生薑8g，洗淨切成薄片或細粒，加入100g洗淨的粳米或糯米中，放入大棗2枚，一同煮成粥。此方源於《兵部手集方》，宜溫熱服，日服2次，每次食半劑。具有散風寒、暖脾胃功效。適用於脾胃虛寒、反胃嘔逆、嘔吐清水、腹痛洩瀉患者；對風寒感冒、頭痛鼻塞患者亦適用。胃熱而致呃逆、嘔吐者忌用。

取50g紫蘇子打碎，放入500g黃酒中浸泡，5日後即可飲用。此方源於民間經驗，日服3次，每次飲25～50g為佳，具有開胃行氣、袪寒降逆功效，適用於呃呃連聲、脘脅脹悶、氣機鬱滯呃逆患者。大便溏者忌服。

(8) 鯽魚湯

取250g新鮮活鯽魚1條，去鱗、內臟並洗淨，放入砂鍋內，加生薑5片，黃酒適量，食鹽少許或不加，清水適量煮至湯成乳白色為止。此

方源於民間經驗，溫熱時食魚喝湯，常食為佳。具有暖胃、益氣、下乳等功效。適用於胃寒致呃逆嘔吐、婦女產後缺乳等症。

(9) 柿蒂梅花粥

取粳米 50g 洗淨煮粥，水沸後加柿蒂 3 個，生薑 3 片，粥快熟時加入白梅花 3g，再煮片刻後，撈出柿蒂、生薑渣即可。此方源於《食療百味》，宜溫熱服食，早晚各 1 次。具有行氣化痰、和胃止呃功效。適用於呃逆，胸脅脹悶，頭昏目眩，噁心不欲食等症。

三、日常防治

應保持精神舒暢，避免過喜、暴怒等精神刺激；注意避免外邪侵襲；飲食宜清淡，忌食生冷、辛辣，避免飢飽失常。發作時應進食易消化食物、半流質食物。

第十八章　慢性結腸炎

第一節　概述

一、疾病定義

　　慢性結腸炎是指結腸受細菌感染、病原菌侵襲結腸黏膜上皮細胞，並在此繁殖，進而侵入固有層，致黏膜急性充血、滲出和細胞浸潤，在腸黏膜上產生潰瘍出血，分泌增加而腹瀉，又因治療不當或治療不徹底，黏膜反覆受侵害而出現增生，炎性息肉形成，纖維結締組織增生從而導致腸壁增厚、管腔狹窄等不同程度改變的疾病。慢性結腸炎不是一個獨立性疾病，它是一個症候群，廣義上包括特異性和非特異性結腸炎（特異性結腸炎包括細菌性、阿米巴性、結核性、寄生蟲性、理化因子刺激性結腸炎等；非特異性結腸炎包括潰瘍性、過敏性、結腸激素症候群、繼發性腸功能紊亂性結腸炎）兩大類。本病屬中醫「腹瀉」、「腹痛」、「洩瀉」等範疇。中醫辨證論治多與肝、脾、腎三臟功能失調有關。臨床以腹痛、腹瀉、黏液便、病程長、反覆發作為特點，脾虛溼盛是導致本病發生的重要因素。

二、流行病學

　　慢性結腸炎是臨床上常見的多發病，約占消化內科就診人數的6.4％。腸炎極為普遍，全世界每年發病約 30～50 億人次，尤以開發中國家發生率和致死率為高，特別是兒童。根據世界衛生組織統計，在開發中國家中，感染性腹瀉是兒童發生率最高的傳染病，僅在亞洲、非洲、拉丁美洲地區，它每年就要奪去約 460 萬嬰幼兒的生命。

第二節　疾病診斷標準

1. 慢性結腸炎的診斷標準

(1) 臨床表現

① 既往有急性感染性腸炎或食物中毒病史；

② 反覆腹痛、腹瀉稀便（或便祕），大便帶黏液，甚至膿血便，超過2個月；

③ 服西藥抗生素及止瀉藥，均服藥時見效，停藥後症狀反覆。

(2) 體徵

全腹軟，下腹部局限性輕壓痛，多在左下腹或左腹。腸鳴音活躍，可有體溫輕度增高；可伴有消瘦、面色少華、萎黃等慢性營養不良體徵。

(3) 實驗室檢查

大便常規檢查可見紅、白血球及少量膿細胞，未能發現痢疾桿菌及阿米巴原蟲。大便培養找到致病菌，此項是診斷慢性結腸炎的重要方法之一。

(4) 電子腸鏡檢查

① 腸鏡檢查是本病最主要、最可靠的診斷方法。結腸鏡檢查：早期病變可見腸黏膜有多發性糜爛或淺表潰瘍，伴瀰漫性充血（有充血性紅斑，常呈斑片狀、斑點狀或線條狀）、水腫（比正常黏膜溼潤，反光度增強）；或黏膜粗糙呈細顆粒狀，黏膜血管模糊，質脆易出血或附有膿性分泌物。病變慢性發展則可見炎性息肉、纖維組織增生、管腔狹窄、結腸袋往往變鈍或消失。

② 結腸黏膜組織病理檢查發現慢性炎症改變。組織活檢病理診斷為診斷慢性結腸炎的「金標準」。

(5) X光鋇劑灌腸

多無陽性發現，但當結腸黏膜糜爛及有淺表潰瘍時，也可見結腸黏膜象粗亂或有細顆粒變化、多發性淺龕影或小的顆粒狀充盈缺損；長期慢性病變可見腸管呈鉛管樣僵硬、縮短，結腸袋消失可呈管狀；管壁邊緣毛糙呈鋸齒狀或毛刺樣。

(6) 鑑別診斷

排除慢性細菌痢疾、慢性阿米巴痢疾、慢性血吸蟲病、缺血性結腸炎、克隆病、潰瘍性結腸炎、膠原性腸黏膜病變、腸結核及結腸癌等。

第三節　中醫特色治療

1. 針灸療法

取中脘、天樞、關元、足三里、上巨虛、太衝等穴位。辨證使用補瀉手法。

2. 中藥灌腸療法

辨證使用中草藥煎劑，保留灌腸，可使藥物直達病所，直接由腸黏膜吸收，能有效地作用於患處腸黏膜，促進炎症癒合，可準確迅速地調整腸道環境。

3. 灸法

辨證選取神闕、關元、足三里等穴位，用艾條灸，每天1次，每次15min。

4. 藥物敷貼

取木香、肉荳蔻、補骨脂、五味子各9g，八角、茴香、吳茱萸各6g。烘乾，共研細末，用醋調成糊狀，外敷神闕穴（肚臍），用紗布覆蓋，用膠布固定，每1～2天換藥1次，至痊癒為止。

第四節　中醫辨證調護

1. 傳統行為療法

慢性結腸炎患者平常可練習太極拳以強腰壯腎，增強體質。

2. 藥膳防護

（1）五味芡實粥：五味子10g，芡實、蓮子各30g，山藥20g，粳米100g，白糖20g。將五味子、芡實、蓮子洗淨，蓮子去皮心；粳米淘洗乾淨，山藥打成細粉。粳米、五味子、芡實、蓮子一同放入鍋內，加適量水後，置武火上燒沸，轉文火煮30min，撒入山藥粉、白糖，再煮5min即可。每日1次。適用於脾腎陽虛患者，有補腎虛、止洩瀉的功效。

（2）黃耆薏米粥：黃耆、薏仁各30g，粳米100g。黃耆洗淨切片；粳米、薏仁淘洗乾淨。將粳米、黃耆、薏仁放入鍋內，加水適量，置武火上燒沸，再用文火煮40min即成。每日1次。有補元氣、止洩瀉的功效。適用於脾虛慢性腸炎患者。

（3）黃耆薏米燉烏雞：黃耆、薏仁各20g，烏雞1隻，料酒10ml，薑10g，味精3g，鹽6g。將烏雞、薏仁、黃耆、薑、料酒一同放燉鍋內，加水適量，置武火上燒沸，再用文火燉煮50min，加入味精、鹽即成。每日1次，每次吃烏雞肉50～80g，喝湯。有滋陰、補氣、止瀉的功效。

（4）砂仁雞肉粥：砂仁6g，雞肉100g，粳米150g，料酒6ml，鹽、味精各3g。雞肉洗淨，切成2cm見方的雞塊，用料酒、鹽調味；砂仁打成細末。粳米淘洗乾淨，放入鍋內。加水適量，置武火上燒沸，下雞肉、砂仁末，再用文火煮40min，加入味精攪勻即成。每日1次。有補虛損、助消化的功效。適用於消化不良型結腸炎患者。

3. 日常防治

慢性結腸炎的自我保健是預防復發、根治該病的關鍵所在。日常起居要注意休息，注意腹部保暖，保持良好心態，飲食均衡，注意飲食衛生，不要暴飲暴食，不吃生冷、堅硬及變質的食物，禁酒及辛辣刺激性強的調味品。本病在發作期、緩解期不能進食豆類及豆製品、麥類及面製品，以及大蒜、韭菜、洋山芋、皮蛋、高麗菜、花生、瓜子等易產氣食物。因為一旦進食，胃腸道內氣體增多，胃腸動力受到影響，即可誘發本病，甚至加劇症狀。慢性結腸炎的病程長，經常反覆發作，為改善營養狀況和腸道環境，要給予高蛋白、高熱量的飲食。還應再供給富含維生素、無機鹽、微量元素的食物，尤其是維生素C、維生素B及鐵含量高的食物，以補充體力、滋養身體。此外飲食方面還需要適當控制脂肪。不要吃多油食品及油炸食品。烹調要少用油，採用蒸、氽、燴、燜等方法。忌食豬油、羊油、奶油、牛油、核桃仁等多脂肪食物，以免加重腹瀉。最後，可根據自身條件，選擇適宜的運動方式，並經常自我按摩腹部，以改善腹部氣血流通。

第十九章 便祕

第一節 概述

一、疾病定義

便祕是指由於大腸傳導失常，導致大便祕結，排便週期延長，或週期不長，但糞質乾結，排出艱難，或糞質不硬，雖頻有便意，但排便不暢的病症。按照中醫來分，便祕可分為氣祕、虛祕、實祕，另外還有陽結、陰結、脾約等一系列分類。

二、流行病學

臨床醫學調查結果顯示，臺灣成人便祕問題普遍存在，且隨年齡增加有上升趨勢，年長者比例較高。女性明顯多於男性，且患病比例持續增加，已成為值得關注的消化健康議題。

第二節 疾病診斷標準

(1) 排便次數每週少於 3 次，或週期不長，但糞質乾結，排出艱難，或糞質不硬，雖頻有便意，但排便不暢。

(2) 常伴腹脹、腹痛、口臭、納差及神疲乏力、頭眩心悸等症狀。

(3) 常有飲食不節、情志內傷、年老體虛等。

第三節　中醫特色治療

1. 耳穴壓豆療法

取耳部穴位，如內分泌、皮質下、大腸、小腸、脾等。適用於功能型便祕。

2. 手指按壓穴位治療

選取合適穴位，如大腸穴、小腸穴、三焦穴、肝穴等。適用於習慣性便祕。

3. 針灸療法

隨證選取足三里、三陰交、氣海、關元、胃俞、大腸俞等穴位，辨證使用手法補瀉。

4. 穴位貼敷

辨證使用中藥製劑做成的貼敷，選取合適穴位如關元、胃俞、足三里等，使用中藥敷貼，改善胃腸蠕動。

5. 刮痧

取大腸經食指段，從合谷穴沿大腸經刮至商陽穴，力度適中。每次兩百下，隔日一次。10天為一個療程。

第四節　中醫辨證調護

一、傳統行為療法

1. 意想運氣法

解大便解不出時，思想要鎮靜，集中注意力，排除雜念，舌抵上顎，吸氣時深收，呼氣慢慢由口輕輕吹出，同時意想此氣到小腹，到達直腸，這樣不斷意想，幾分鐘後大便即可排出。

2. 摩臍療法

取坐位或立位，右手手掌放於臍上，左手掌放於右手背上，在小腹部順時針方向揉動，揉 5min，然後按逆時針方向再揉 5min，共做 10min。每天早晚各做 1 次，連續兩週。

二、藥膳防護

(1)麻仁、杏仁、芝麻各等分。三味共為細末，白蜜煉為丸（如棗大），溫開水送下。本方清熱潤腸，適用於大便乾結者。

(2)用胡桃仁 15 個，稻米 60g。把胡桃仁搗碎，加稻米，煮為稀粥。功效是補腎納氣，潤腸通便，適用於腎虛便結者。

(3)沙參、玉竹各 50g，老公鴨 1 隻，調料適量。將鴨去毛及內臟，洗淨，與沙參、玉竹一同放入砂鍋內，加蔥、薑、水，燒沸，文火悶煮 1h，至鴨肉爛熟，加鹽、味精，隨意用。本方適用於胃陰虧損之腸燥便祕者。

(4)豬脊瘦肉、粳米各 100g，茴香、食鹽、香油、川椒粉各少許。先將脊肉切成小塊，在香油中稍炒，後加入粳米，煮粥，將熟，加茴香、川椒、食鹽等，再煮 1～2 沸，早晚空腹食。本方適用於熱病傷津之便祕者。

(5)郁李仁 15g，白米 50g。將郁李仁搗爛，置水中攪勻，濾渣，取其汁，亦可將郁李仁加 500ml 水煎煮取汁，以藥汁同淘洗淨的白米煮粥，每日早晚溫熱服食。本方潤燥滑腸，適用於便祕老人。

(6)黑芝麻 25g，粳米 50g。黑芝麻炒後研細末備用，粳米淘洗乾淨備用，將黑芝麻與粳米放入鍋內，加清水，旺火燒沸後，再改用小火煮至粥成。本方有補益肝腎、滋養五臟功效，適用於肝腎不足、腸燥便祕者。

三、日常防治

　　養成排便習慣，多喝水，多吃些粗雜糧和蔬菜等含膳食纖維較多的食物，刺激腸道蠕動，加快糞便及時排出。調整作息時間，養成每天一排便的習慣。堅持吃早餐，提供腸動力，為每天的排毒做好準備。可根據自身條件，選擇適宜的運動方式，並經常自我按摩腹部，以改善氣血流通，促進胃腸蠕動和便祕的康復。只有防治結合，才能遠離便祕，健康輕鬆生活。

第二十章　糖尿病

第一節　概述

一、疾病定義

糖尿病是一組以慢性血葡萄糖水平增高為特徵的代謝症候群。高血糖是由於胰島素分泌缺陷和（或）胰島素作用缺陷而引起的。除碳水化合物外，尚有蛋白質、脂肪代謝異常。久病可引起多系統損害，導致眼、腎、神經、心臟、血管等組織的慢性進行性病變，引起功能缺陷及衰竭。臨床上以多飲、多食、多尿及消瘦、乏力為特點，本病屬中醫「消渴」範疇。

二、流行病學

根據國際糖尿病聯盟統計，2011年全球糖尿病患者人數已達3.7億，其中80%在開發中國家。2007－2008年中華醫學會糖尿病學分會在部分地區開展的糖尿病流行病學調查結果顯示，在20歲以上的人群中，糖尿病患病率為9.7%，糖尿病前期的比例為15.5%。

第二節　疾病診斷標準

一、中醫診斷標準

中醫病名：消渴病。

多飲、多食、多尿，形體消瘦，尿糖增高等表現，是診斷消渴病的主要依據。有的患者「三多」症狀不明顯，但若中年之後發病，且嗜食膏

粱厚味，形體肥胖，以及伴發肺癆、水腫、眩暈、胸痹、中風、雀目、癰疽等病症，應考慮消渴病的可能。

二、西醫診斷標準

西醫病名：糖尿病。

（1）有糖尿病症狀，符合下列一項者可診斷為糖尿病：一次空腹血糖≥ 7.0mmol/L，或一次隨機血糖≥ 11.1mmol/L，或 OGTT2h 血糖≥ 11.1mmol/L；

（2）無糖尿病症狀符合下列一項者可診斷為糖尿病：兩次以上空腹血糖≥ 7.0mmol/L，或兩次以上隨機血糖≥ 11.1mmol/L，或一次空腹血糖≥ 7.0mmol/L 及一次隨機血糖≥ 11.1mmol/L，或兩次以上 OGTT2h 血糖≥ 11.1mmol/L。

（3）根據發病年齡、起病緩急、有無自發性酮症傾向、對胰島素依賴與否及胰島素、C 肽水平、ICA、IAA、GAD 免疫學指標等綜合判定，進行糖尿病分型。

（4）根據症狀、體徵及輔助檢查，確定有無糖尿病慢性併發症，如糖尿病神經病變、糖尿病腎病、糖尿病視網膜病、糖尿病外周血管病變等。

第三節　中醫特色治療

一、推胰揉腹降糖法

推揉腹部及點按腹部及背部穴位。點按中脘、胰俞、脾俞、腎俞、足三里、太溪、肺俞、胃俞、三焦俞等穴，每次依據上、中、下三消選 3～4 個穴位點按，每穴點按 1～2min，每日或隔日治療一次。

原理：經絡是人體氣血營衛的運行道路，從人體內在臟腑至外在的皮膚、肌肉、筋骨等一切組織，經絡無不縱橫貫穿於其間。腧穴是人體臟腑經絡之氣輸注於體表之所在，也是針灸推拿及其他一些外治法施術的部位，透過刮痧、點穴按摩、中藥外敷、穴位放血等方法，刺激經絡腧穴，以調高外周組織對葡萄糖的利用，增加胰島素敏感性，從而達到治療疾病、調整臟腑功能的目的。

二、浴足（糖尿病周圍神經病變、糖尿病足）

藥物組成：當歸 15g、赤芍 12g、川芎 9g、桂枝 6g、紅花 6g、雞血藤 15g、豨薟草 15g、伸筋草 15g、沒藥 6g、乳香 6g、細辛 3g、水蛭 3g。

上消：加天花粉 15g，黃連 6g，黃芩 6g，威靈仙 15g 等。

中消：加牛膝 15g，石膏 15g，黃連 6g，桑枝 15g 等。

下消：陰虛者口服六味地黃丸；陰陽兩虛者口服金匱腎氣丸。

三、耳穴

主穴：選胰、膽、屏間、阿是穴。

配穴：脾胃虛弱者配脾、胃；陰虛火旺者配肺、胃；氣陰兩虛者配脾、肺、腎；陰陽兩虛者配脾、腎、三焦。

糖耐量異常者：

左耳取穴為胰、腎、肺、脾、腎上腺、三焦；

右耳取穴為膽、腎、肺、胃、耳尖、內分泌。

方法：用王不留行籽貼壓耳穴，每天按壓 2～3 次，每次 1～10min，以耳部發紅並感覺熱脹痠痛為宜。兩耳交替貼壓，更換週期為 3 天，7～10 天為 1 個療程。

四、中藥敷貼（糖尿病周圍神經病變）或中藥離子導入

藥物組成：黃耆、丁香、肉桂、細辛、生地。

用法：以上藥物共碾成細粉末，以生薑調成糊狀備用，取藥物少許，貼雙側脾俞、腎俞、大椎穴，3 天換藥 1 次，半個月為一個療程。

五、中藥灌腸（糖尿病腎病）

藥物組成：大黃 30g，蒲公英 30g，生牡蠣（先煎）30g，制附子 15g，黃耆 40g，黨參 30g，白花蛇舌草 30g，丹參 30g，炙甘草 15g。

六、糖尿病治療儀

1. 普通糖尿病

取穴：肺俞、廉泉、合谷（右）、魚際、神門、三陰交、照海、內庭、中府（右）、合谷（左）。

2. 併發心血管疾病

取穴：大椎、肺俞、心俞、胰俞、少府、神門、太淵、復溜、中府（右）、合谷（左）。

3. 併發眼底疾病

取穴：章門、天樞、大都、公孫、太溪、三陰交、陷谷、足三里、中脘、合谷（左）。

4. 併發腦血管疾病

取穴：肺俞、胰俞、脾俞、足三里、陽陵泉、太溪、曲池、合谷（右）、湧泉（左）、合谷（左）。

5. 併發腎病

取穴：脾俞、腎俞、京門、章門、氣海、陽陵泉、三陰交、足三里、湧泉（左）、合谷（左）。

6. 併發皮膚搔癢、性慾減退疾病

取穴：胰俞、腎俞、關元、京門、章門、三陰交、太溪、太衝、湧泉（左）、合谷（左）。

7. 併發神經系統疾病

取穴：肺俞、胰俞、脾俞、中脘、關元、魚際、太溪、足三里、湧泉（左）、合谷（左）。

8. 併發末梢微循環障礙爛手、爛腳疾病

取穴：胰俞、肝俞、腎俞、京門、太衝、太溪、尺澤、足三里、湧泉（左）、合谷（左）。

七、臍療

組成：生石膏 10g，知母 10g，黃耆 5g，葛根 5g，花粉 5g，玄參 5g，黃連 3g，生地 10g，冰片 2g。

用法：上述藥研細末，用溫開水和酒或醋各半調成糊，外敷於臍部。

八、消渴明目方（糖尿病視網膜病變）

消渴明目方：將西洋參、田七、石斛、炮山甲、醋龜板、決明子、水蛭按 2：2：1：1：1：1：1 比例打成粉，每次 2g，每日兩次，沖服。

九、腕踝針

腕踝部進針點：分別在腕橫紋上兩橫指（內關、外關）一圈處及內外踝最高點上三橫指（懸鐘、三陰交）一圈處進針，根據病變對應不同區域，選擇進針點。每次留針20～30min，不做捻轉提插，一般隔日一次。

十、督灸

用於糖尿病、老年症候群陽虛患者，取督脈的大椎穴至腰俞的脊柱部位，常規消毒後，在治療部位塗抹生薑汁，再在治療部位上撒上「督灸粉」（保密處方），之後在其上覆蓋桑皮紙，然後再在桑皮紙上鋪生薑泥如梯狀，最後在薑泥上面放置三角錐形艾柱，然後點燃三點，連續灸治三次後，把薑泥和艾灰去除。最後用溼熱毛巾把治療部位擦乾淨。糖尿病一般不予發泡。

第四節　中醫辨證調護

一、傳統行為療法

（一）氣功導引法

氣功導引法是一種古老行為療法，透過有意識的軀體內部自我調整，達到祛病、強身、延年的目的。它透過姿勢的調節、呼吸的鍛鍊、意念的集中和運用，以及配合有節律的肢體動作等，達到意氣形相合、精氣神兼練的目的，具有安寧心神、協調臟腑、增強正氣、疏通經絡的作用，可保健強身、防病治病、益智延年。近年來國內外不少人報導用氣功治療糖尿病取得較滿意的療效，尤其老年糖尿病效果更好。臨床觀察與實驗研究都表明氣功對內分泌系統有直接或間接的影響，對改善臨床症狀、降低血糖和尿糖均有一定作用。

(1) 各種類型的糖尿病。

(2) 氣陰兩虛型糖尿病：典型的多飲、多尿、多食症狀不明顯，口咽乾燥，神疲乏力，氣短，腰膝痠軟，大便乾結，或兼心悸自汗，或眩暈耳鳴，或肢體麻痛，或視物模糊，舌體胖或有齒印，舌苔白，脈沉細。

1. 口乾導引法

① 採取自由盤膝坐式，全身放鬆，調息入靜。

② 用手搓左、右足心的湧泉穴各 36 次。

③ 每日按時做功，口中有津時緩緩嚥下，咽 6 次後再重複上述動作數次。再接練運功，淨心安神，舌尖輕托上顎，意守懸雍垂，意想懸雍垂後有一井涼水，漸提入口，再緩緩嚥下。

2. 消渴導引法

① 取坐式或臥式，全身放鬆，調息靜心。

② 舌抵上顎，意守兩腎處，以意引氣意想腎水沿督脈上至心臟，洗心頭之火。

③ 兩眼注視兩腳，意想腎水洗至全身。

3. 養陰導引法

① 取坐式或臥式，全身放鬆，調息靜心，舌抵上顎，意守喉下，意想有一井涼水，以意引氣，將涼水提到口中，或舌抵上顎，或舌壓下顎，口中可自生津液，然後再緩緩嚥下。

② 以意引氣，從湧泉升至命門，復從命門沿督脈上至頭頂百會，再從百會向前沿任脈下行至口中，津液滿口再鼓漱 3～6 次，分 3 次徐徐嚥下，以意念引至下丹田。

4. 內養功

內養功採用兩種閉停式呼吸法：第一種叫停閉呼吸法：吸—呼—呼—吸；第二種叫停閉式呼吸法：吸—呼—停—吸……如此循環不已，周而復始地進行呼吸鍛鍊。呼吸鍛鍊的要領如下：

① 呼吸深長、輕細、均勻是調整呼吸的前提。在整個呼吸中，只有細細地吸，才能深長。呼吸要輕，沒有聲音；要細微，不能粗糙，不然呼吸將會短促、吃力、不能持久；呼吸均勻也很重要。檢查呼吸輕細情況，一般用耳朵聽，以聽不到呼吸聲響為合適。

② 鼻呼鼻吸，氣沉丹田。在練呼吸時，要有意識地誘導氣體下降到小腹，不能操之過急，如用勁鼓肚子憋氣等，氣往往貫不到丹田，膈肌不會下降或下降不深，反而形成胸式呼吸，使練功者易於疲勞，不能堅持鍛鍊。

③ 停閉呼吸法氣貫丹田，小腹的膨大是逐漸練成的，至於膨大的程度，腹肌收縮內凹的深淺，各人不同，不可強求，應逐漸鍛鍊。

5. 強壯功

① 姿勢：

站式：常用三圓式。練功時，兩足分開與肩同寬，兩腳尖稍向裡扣，兩膝稍彎曲，頭略前傾，含胸拔背，沉肩垂肘，兩手自然伸開，四指微屈與拇指相對，置於胸前如抱球狀，雙目微閉，額部放鬆下沉。

坐式：一般採用自然盤坐式，兩小腿交叉於兩大腿下，足掌朝後外方向，頭頸軀幹自然平直端正，兩上臂自然下垂，兩手十指交叉互握，或一手置於另一手上放在腹前大腿之上。額部及眼的要求與站式相同。

② 呼吸：初練時採用自然呼吸法，任其自然，不用意識呼吸。練習到一定階段後可採用深長的胸腹混合呼吸法，即吸氣時先是腹部鼓起，

然後胸部擴張，呼氣時先腹部收縮，然後胸部收縮。呼氣稍長於吸氣，整個呼吸逐漸達到勻細、深長、柔緩。吸氣經鼻，呼氣最好經口。每次呼吸保有餘量，切宜滿呼滿吸，以免憋氣。這種深呼吸法，應逐漸由不自然到自然，由粗變細，由短變長，讓其自然形成。

③ 意念：放鬆大腦活動的緊張狀態，把額部放鬆，舒展眉頭，達到思維下沉，入靜即可到來。

6. 八段錦

「八段錦」是傳統醫學的瑰寶之一，歷史悠久，其固定動作是「兩手托天理三焦，左右開弓似射鵰；調理脾胃須單舉，五勞七傷往後瞧；搖頭擺尾去心火，背後七顛百病消；攢拳怒目增氣力，兩手攀足固腎腰」。

據現代研究證實，八段錦對人體神經系統、呼吸系統、循環系統、內分泌系統等均有良好的影響。長期鍛鍊可以提高肌肉和組織對葡萄糖的利用率，使血中胰島素水平下降，並提高胰島素敏感性，改善胰島素抵抗，此外，還可以增強體質，增加脂肪的消耗，直接或間接地控制血糖，從而有效地預防糖尿病發生。

八段錦作為中醫傳統運動方式，整套功法柔和緩慢，圓活連貫，動靜相兼，神與形合，具有行氣活血、疏通經絡、調整陰陽、祛病延年之功效。八段錦作為干涉糖尿病前期患者的運動療法之一，實乃中醫「治未病」思想的充分體現，這將有效地提高糖尿病前期患者的逆轉率，降低糖尿病的發生率，使處於「未病」階段的人群避免發展為「已病」。

二、藥膳防護

糖尿病的主要症狀是口渴多飲、多食而消瘦、多尿或尿渾濁。在治療糖尿病時，應該採取藥物治療與食療相輔相成的方法，下面簡單介紹幾種養生藥膳。

1. 枸杞葉蚌肉湯

原料：胡蘿蔔 60g、蚌肉 100g，加清水適量，文火煮 1h，放入洗淨的鮮枸杞葉 60g，煮沸片刻即可食用。

功能：養肝明目，清熱止渴。用於糖尿病視力下降、肝陰虛損者及視物模糊、視力下降、心煩易怒、失眠多夢、口渴多飲、形體消瘦者。枸杞葉既能清熱明目，治肝虛目暗，又能除煩止渴。胡蘿蔔性味甘涼，能補肝明目、清熱止渴，因含高纖維素，還有降血糖、降血脂等作用。蚌肉性味甘鹹，微寒，具有養肝明目、清熱止渴的功效。

2. 淮山黃耆茶

原料：淮山 30g、黃耆 30g，煎水代茶。

功用：黃耆性味甘，微溫。能使白血球的吞噬能力增強，故能增強機體的抵抗力，有補氣止汗、利水消腫作用，並能抑制肝醣，與淮山同用，可益氣生津、健脾補腎、澀精止遺、降糖，對糖尿病脾胃虛弱者較為適宜。

3. 山藥小麥粥

原料：淮山藥 60g，小麥 60g，粳米 30g，加水適量，武火煮沸後，文火煮至小麥爛即可。

功用：養心陰，止煩渴。用於糖尿病心陰虛者，即有心煩口渴、多飲多食、小便頻數量多等表現者。小麥為高纖維食物，能明顯降低血糖。

4. 山藥熟地黃瘦肉湯

原料：淮山藥 30g、熟地黃 24g、澤瀉 9g、小茴香 3g、豬瘦肉 60g，加清水適量，武火煮沸後，文火煮 1h 即可。

功用：滋陰固腎，補脾攝精。適用於糖尿病脾腎俱虛者，即有小便頻數量多、尿濁如米髒水樣、睏倦乏力、便溏等表現者。

5. 杞子燉兔肉

原料：枸杞子 15g、兔肉 250g，文火燉熟。

功能：方中枸杞子有降血糖和膽固醇的作用，有滋補肝腎、益精明目功效；兔肉有補中益氣、健脾止渴作用。兩味合用，滋養肝腎，健脾止渴，適合糖尿病偏於肝腎不足者使用。

三、日常防治

生活方式干涉可以延緩或者預防糖尿病的發生。生活方式干涉包括糖尿病知識教育、糖尿病患者自我監測、飲食控制和調理及運動療法。

1. 糖尿病知識教育

包括糖尿病基礎知識，糖尿病血糖監測指標、方法，飲食、運動、藥物治療的方法及注意事項，糖尿病併發症的預防等。

2. 糖尿病監測

監測項目包括空腹血糖、餐後血糖，必要時監測全天血糖（三餐前後、晚睡前及夜間）、糖化血紅素、血脂、血尿酸、腎功能、尿糖、尿酮、尿蛋白、尿微量白蛋白、眼底視網膜、心電圖、肌電圖及血壓、體重。

3. 飲食控制

合理飲食是治療糖尿病的基礎，應在規定的熱量範圍內達到營養平衡，從而保證患者正常的體重和體力，並減輕胰島 β 細胞的負擔。

（1）控制全日總熱量：視患者的標準體重、生理狀況、活動強度而定。

（2）確定三大營養素的量：糖類占總熱量的 60%，蛋白質為 15% 或 1～1.2g/（kg·d），有腎功能損害者應減至 0.6～0.8g/（kg·d），脂肪占

總熱量 20%～25%或 1.0g/（kg·d）。

(3)膳食分配：可按各 1/3 或 1/5、2/5、2/5 三餐分配。

4.運動

選擇運動治療前行全面體檢，有嚴重心、腦、腎損害或急性感染者、1型糖尿病血糖控制不良者不適應運動療法。運動方式以散步、打拳、騎車、做操為宜。

成年糖尿病患者每週至少要有 150min（如每週運動 5 天，每次 30min）中等強度（50%～70%最大心率，運動時有點用力，心跳和呼吸加快但不急促）的有氧運動。中等強度的體育運動包括快走、騎車、打太極拳、乒乓球、羽毛球和高爾夫球。較強體育運動為舞蹈、有氧健身操、慢跑、游泳、騎車上坡。如無禁忌證，每週最好進行 2 次抗阻運動，鍛鍊肌肉力量和耐力。訓練時阻力為輕或中度。聯合進行抗阻運動和有氧運動可獲得更大程度的代謝改善。運動項目要與患者的年齡、病情及身體承受能力相適應，並定期評估，適時調整運動計畫。記錄運動日記，有助於提升運動依從性，養成健康的生活習慣。培養活躍的生活方式，如增加日常身體活動，減少靜坐時間，將有益的體育運動融入日常生活。運動前後要加強血糖監測，運動量大或激烈運動時應建議患者臨時調整飲食及藥物治療方案，以免發生低血糖。

第二十一章　痛風

第一節　概述

痛風（gout）是指長期嘌呤代謝紊亂、血尿酸增高而引起組織損傷的一組異質性疾病。中西醫學均稱之為「痛風」，中醫學通常稱為「痹症」。痛風的患病率逐年升高，國內的資料顯示，其患病率為1%～3%，發病年齡正趨於年輕化。

第二節　疾病診斷標準

一、疾病診斷

1. 中醫診斷標準

（1）多以單個趾指關節，卒然紅腫疼痛，逐漸疼痛劇如虎咬，晝輕夜甚，反覆發作，可伴發燒、頭痛等症。

（2）多見於中老年男子，可有痛風家族史。常因勞累、暴飲暴食、吃高嘌呤食物、飲酒及外感風寒等而誘發。

（3）初起可單關節發病，以第一蹠趾關節多見，繼而足踝、跟、手指和其他小關節出現紅腫熱痛，甚至關節腔可有滲液。反覆發作後，可伴有關節周圍及耳廓、耳輪及趾、指骨間出現「塊瘰」（痛風石）。

（4）血尿酸、尿尿酸增高。發作期白血球總數可增高。

（5）必要時進行腎B超探測、尿常規、腎功能等檢查，以了解痛風後腎臟病變情況。X光攝片檢查結果顯示：軟骨緣鄰近關節的骨質有不整齊的穿鑿樣圓形缺損。

2. 西醫診斷標準

(1) 關節液中有特異性的尿酸鹽結晶體。

(2) 有痛風石，用化學方法或偏振光顯微鏡觀察證實含有尿酸鹽結晶。

(3) 具備下列臨床、實驗室和 X 光徵象 12 條中 6 條者：

① 1 次以上的急性關節炎發作。

② 炎症表現在 1 天內達到高峰。

③ 單關節炎發作。

④ 觀察到關節發紅。

⑤ 第一蹠趾關節疼痛或腫脹。

⑥ 單側發作累及第一蹠趾關節。

⑦ 單側發作累及跗骨關節。

⑧ 可疑的痛風石。

⑨ 高尿酸血症。

⑩ 關節內非對稱性腫脹 (X 光片)。

11 不伴骨質侵蝕的骨皮質下囊腫 (X 光片)。

12 關節炎症發作期間關節液微生物培養陰性。

上述 (1) (2) (3) 項中，具備任何一項即可確診。

二、症候診斷

1. 溼熱蘊結證

局部關節紅腫熱痛，發病急驟，病及一個或多個關節，多兼有發燒、惡風、口渴、煩悶不安或頭痛汗出，小便短黃，舌紅苔黃，或黃

膩，脈弦滑數。

2. 溼熱夾瘀證

局部關節紅腫熱痛，病及一個或多個關節，多兼有發燒、惡風、口乾、口渴、煩悶不安或頭痛汗出，小便短黃，舌紅苔黃，或黃膩，舌下有瘀，唇色暗，脈弦滑數或澀。

3. 脾虛溼阻證

無症狀期，或僅有輕微的關節症狀，或高尿酸血症，或見身睏倦怠，頭昏頭暈，腰膝痠痛，納食減少，脘腹脹悶，舌質淡胖或舌尖紅，苔白或黃厚膩，脈細或弦滑等。

4. 寒溼痹阻證

關節疼痛，腫脹不甚，局部不熱，痛有定處，屈伸不利，或見皮下結節或痛風石，肌膚麻木不仁，舌苔薄白或白膩，脈弦或濡緩。

5. 痰瘀痹阻證

關節疼痛反覆發作，日久不癒，時輕時重，或呈刺痛，固定不移，關節腫大，甚至強直畸形，屈伸不利，皮下結節，或皮色紫暗，脈弦或沉澀。

第三節　中醫特色治療

一、基礎治療

（1）急性發作期要臥床休息，抬高患肢，注意保護受累關節。

（2）低嘌呤飲食，禁酒限菸。

（3）飲用足夠的水，每日 2,000ml 以上。

二、辨證選擇口服中藥湯劑、中成藥

1. 溼熱蘊結證

治法：清熱利溼，通絡止痛。

推薦方藥：三妙散合當歸拈痛東加減。炒蒼朮，川黃柏，川牛膝，茵陳，羌活，獨活，全當歸，川芎，虎杖，防風，防己，土茯苓，萆薢，澤瀉。

溼熱痹泰顆粒加減。石膏 30g，薏仁 20g（2 袋），土茯苓、忍冬藤、絡石藤各 15g，炒蒼朮、川牛膝、秦艽、防己、醋鱉甲、炮山甲、地龍、知母各 10g，黃柏 6g，細辛 3g。

可在原方基礎上，加用火炭母、五指毛桃等清熱利溼藥，或加用山慈菇、金錢草、海金沙降尿酸。

中成藥：複方伸筋膠囊、珍寶丸、痛風定、新癀片膠囊等。

2. 溼熱夾瘀證

治法：清熱利溼，活血化瘀。

推薦方藥：三妙散合失笑散加減。炒蒼朮，川黃柏，川牛膝，薏仁，五靈脂，蒲黃，羌活，獨活，防己。

中成藥：複方伸筋膠囊、珍寶丸、痛風定膠囊等。

3. 脾虛溼阻證

治法：健脾利溼，益氣通絡。

推薦方藥：黃耆防己東加減。黃耆，防己，桂枝，細辛，當歸，獨活，羌活，白朮，防風，淫羊藿，薏仁，土茯苓，萆薢，甘草。

中成藥：健脾丸、補中益氣丸、珍寶丸、參苓白朮丸等。

4. 寒溼痹阻證

治法：溫經散寒，除溼通絡。

推薦方藥：烏頭東加減。川烏，生麻黃，生黃耆，生白芍，蒼朮，生白朮，羌活，片薑黃，當歸，土茯苓，萆薢，甘草。

中成藥：通絡開痹片、祖師麻片、盤龍七片等。

5. 痰瘀痹阻證

治法：活血化瘀，化痰散結。

推薦方藥：桃紅四物湯合當歸拈痛東加減。全當歸，川芎，赤芍，桃仁，茵陳，威靈仙，海風藤，豬苓，茯苓，金錢草，土茯苓，萆薢。

中成藥：通絡開痹片、盤龍七片、如意珍寶丸、複方伸筋膠囊等。

三、辨證選擇靜脈注射中藥注射液

燈盞花注射液、丹參注射液、丹參酮注射液、丹參多酚注射液、紅花注射液、丹參川芎嗪注射液等。

四、外治法

1. 中藥外敷

辨證選用中藥外敷法。溼熱蘊結證酌情選用清熱除溼、宣痹通絡之品，如仙柏散或仙柏散加新癀片粉劑；寒溼痹阻證酌情選用驅風散寒除溼、溫經通絡藥物，如寒痹散外敷，4～6h，每天1～2次。根據患者疼痛部位，選擇不同規格膏藥。

2. 中藥薰藥或薰洗

辨證選用中藥薰藥或薰洗治法。溼熱蘊結證酌情選用清熱利溼、通絡止痛藥物；脾虛溼阻證酌情選用健脾利溼、益氣通絡藥物；寒溼痹阻

證酌情選用溫經散寒、除溼通絡藥物；痰瘀痹阻證酌情選用活血化瘀、化痰散結藥物。

3. 溼敷法

痛風發作期，關節紅腫熱痛，適合此法。溼敷法是將無菌紗布用黃連液浸透，敷於局部，以達到疏通腠理、清熱解毒、消腫散結等目的的一種外治方法，可減輕患者局部疼痛、腫脹、搔癢等症狀。

五、針灸治療

1. 體針

（1）取穴

主穴：第 1 組　足三里、陽陵泉、三陰交；

第 2 組　曲池。

配穴：第 1 組　內踝側取太溪、太白、大敦；

外踝側取崑崙、丘墟、足臨泣。

第 2 組　合谷。

（2）操作方法

病變在下肢，主穴與配穴取第 1 組，病變在上肢，則取第 2 組。以 1～1.5 吋 30 號毫針灸入，得氣後採用提插捻轉補瀉手法，急性期發作用瀉法，緩解期用平補平瀉，均留針 30min，每隔 10min 行針一次，每日或隔日一次，10 次一療程，療程間隔 3～5 天。

2. 三稜針灸絡放血

有活血袪瘀、通絡止痛的功效，多在痛風急性發作時採用。取阿是穴，放血 1～2ml，每週 2～3 次。

還可選用火針療法、雷火灸、梅花針釦刺結合拔罐法等方法治療。

六、其他療法

(1) 拔罐：疼痛部位用 3～5 個火罐，每次留罐 5min。熱證者不宜。

(2) 中頻脈衝電治療：中藥離子導入，每日 1 次。熱證者不宜。

(3) 紅外線治療。

(4) 雷射療法。

第四節　中醫辨證調護

1. 飲食護理

保持理想體重，適當限制脂肪，限制食鹽攝取，禁酒限菸，低嘌呤飲食，透過健康教育使患者了解常見食物的酸鹼性及嘌呤含量，使之能夠合理安排日常飲食。

2. 飲水護理

要求患者多飲水，以增加尿量，促進尿酸排泄。適當飲水還可降低血液黏稠度。

(1) 飲水習慣：堅持每日飲一定量的水，不可平時不飲，臨時暴飲。

(2) 飲水時間：不宜飯前半小時內和飽餐後立即飲大量的水，飲水最佳時間是兩餐之間及晚間和清晨。

(3) 飲水與口渴：痛風患者應採取主動飲水的積極態度，不能等有口渴感時才飲水，因為口渴明顯時體內已處於缺水狀態，這時才飲水對促進尿酸排泄效果較差。

(4) 飲茶：痛風患者可用飲茶代替飲白開水，但茶含有鞣酸，易和食物中的鐵相結合，形成不溶性沉澱物影響鐵的吸收。另外，茶中鞣酸尚可與某些蛋白質結合，形成難以吸收的鞣酸蛋白，所以餐後立即飲茶會

影響營養物質的吸收和易造成缺鐵性貧血等，較好的方法是餐後 1h 開始飲茶，且以淡茶為宜。

3. 中醫辨證施護

對溼熱蘊結型痛風患者，應力戒菸酒，避免進食辛辣刺激食物，局部配合如意金黃散、芙黃膏等外敷；對寒溼痹阻型痛風患者，在季節變化時注意調節飲食起居，避免風寒溼邪外侵，發作時可局部熱敷或中藥薰蒸；急性發作期，須嚴格臥床休息，並適當抬高患肢，以利血液迴流，避免受累關節負重。直至疼痛緩解 72h 後開始適當輕微活動，促進新陳代謝和改善血液循環；間歇期，患者應注意鞋子的選擇，盡量穿柔軟舒適的鞋子，避免足部磨損造成感染。冬天避免受涼，室溫保持在 20～22°C，年老體弱者應注意保暖。

4. 心理護理

由於反覆發作關節炎，常導致患者情緒焦慮不安，護理人員要及時對患者進行心理安慰，解釋病情，幫助其了解痛風的病因及防治對策，增加配合治療的信心。

5. 健康教育

(1) 節制飲食，控制高嘌呤食物，不食或少食，多飲水，避免暴飲暴食，節制菸酒，不宜喝大量濃茶或咖啡。

(2) 積極減肥，減輕體重。避免飢餓療法，堅持適當的運動量。

(3) 生活有規律，按時起居。注意勞逸結合，避免過度勞累、緊張與激動，保持心情舒暢，情緒平和。注意保暖和避寒，鞋襪寬鬆。

(4) 在醫師指導下堅持服藥，以控制急性痛風及其反覆發作，維持血尿酸在正常範圍。不宜使用抑制尿酸排出的藥物，如雙氫克尿塞、速尿。

(5)定期檢測血尿酸值，1～3個月檢測1次，以便調整用藥和防治尿酸性腎結石。

(6)加強患者管理及醫患溝通，建立痛風愛心俱樂部群組，制定醫生值班回答問題制度，並邀請體質辨識科專家、營養科專家共同參與，為醫生及患者之間交流提供一個平臺，普及風溼病科相關知識，患者之間相互交流經驗，從生活飲食、防護等各方面發揮相互監督的作用，為減少疾病發作次數和及時診療提供保障；加強患者溝通交流，增強其信心，從心理上互相幫助，共同戰勝疾病。

第二十二章　痺病

第一節　概述

痺病是指正氣不足，風、寒、濕、熱等外邪侵襲人體，痺阻經絡，氣血運行不暢所導致的，以肌肉、筋骨、關節發生疼痛、麻木、重著、屈伸不利，甚至關節腫大灼熱為主要臨床表現的病症。痺病有廣義、狹義之分。痺者閉也，廣義的痺病，泛指機體正氣不足，衛外不固，邪氣乘虛而入，臟腑經絡氣血為之痺阻而引起的疾病統稱為痺病，包括《內經》所含肺痺、心痺等臟腑痺及肉痺、筋痺等肢體經絡痺。狹義的痺病，即指其中的肢體經絡痺。本節主要討論肢體經絡痺病。西醫學的風濕性關節炎、類風濕性關節炎、強直性脊柱炎、骨性關節炎、坐骨神經痛等疾病以肢體痺病為臨床特徵者，可參照本節辨證論治。

第二節　疾病診斷標準

一、西醫臨床表現

肌肉、筋骨、關節疼痛為本病的主要症候特徵。疼痛有痠痛、脹痛、隱痛、刺痛、冷痛、熱痛或重著疼痛等多種。疼痛的部位，或以上肢為主或以下肢為甚，可對稱發作，亦可非對稱發生，或累及單個關節或多關節同病，可遊走不定或固定不移。或局部紅腫灼熱，或單純腫脹疼痛，皮色不變。或喜熱熨，或樂冷敷。多為慢性久病，病勢纏綿，亦可急性起病，病程較短。病重者，關節屈伸不利，甚至關節僵硬、變形，生活困難。

二、西醫診斷

（1）發病特點：本病不分年齡、性別，但青壯年和體力勞動者、運動員以及體育愛好者易罹患本病。同時，發病的輕重與寒冷、潮溼、勞累以及天氣變化、節氣等有關。

（2）臨床表現：突然或緩慢地自覺肢體關節肌肉疼痛、屈伸不利為本病的症狀學特徵。或遊走不定，惡風寒；或痛劇，遇寒則甚，得熱則緩；或重著而痛，手足笨重，活動不靈，肌肉麻木不仁；或肢體關節疼痛，痛處焮紅灼熱，筋脈拘急；或關節劇痛，腫大變形，也有綿綿而痛，麻木尤甚，伴心悸、乏力者。

（3）實驗室檢查和 X 光等檢查常有助於痺病診斷。

三、中醫辨證分型

1. 行痺

症狀：肢體關節、肌肉痠痛，上下左右關節遊走不定，但以上肢為多見，以寒痛為多，亦可輕微熱痛，或見惡風寒，舌苔薄白或薄膩，脈多浮或浮緊。

治法：祛風通絡，散寒除溼。

方劑：宣痺達經湯。

2. 痛痺

症狀：肢體關節疼痛較劇，甚至關節不可屈伸，遇冷痛甚，得熱則減，痛處多固定，亦可遊走，皮色不紅，觸之不熱，苔薄白，脈弦緊。

治法：溫經散寒，祛風除溼。

方劑：烏頭湯。

3. 著痺

症狀：肢體關節疼痛重著、酸楚，或有腫脹，痛有定處，肌膚麻木，手足困重，活動不便，苔白膩，脈濡緩。

治法：除溼通絡，祛風散寒。

方劑：薏仁東加減。

4. 熱痺

症狀：肢體關節疼痛，痛處焮紅灼熱，腫脹疼痛劇烈，得冷則舒，筋脈拘急，日輕夜重，多兼有發燒、口渴、煩悶不安，舌質紅，苔黃膩或黃燥，脈滑數。

治法：清熱通絡，祛風除溼。

方劑：白虎加桂枝湯。

5. 尪痺

症狀：肢體關節疼痛，屈伸不利，關節腫大、僵硬、變形，甚則肌肉萎縮，筋脈拘急，肘膝不得伸，舌質暗紅，脈細澀。

治法：補腎祛寒，活血通絡。

方劑：補腎祛寒治尪湯。

6. 氣血虧虛證

症狀：四肢乏力，關節酸沉，綿綿而痛，麻木尤甚，汗出畏寒，時見心悸、納呆，顏面微青而白，形體虛弱，舌質淡紅欠潤滑，苔黃或薄白，脈多沉虛而緩。

治法：益氣養血，舒筋活絡。

方劑：氣血並補榮筋湯。

第三節　中醫特色治療

1. 針灸

局部取穴並根據部位循經選穴。主穴：肩部，取穴肩髃、肩髎、臑俞；肘部，取穴曲池、天井、尺澤、少海、小海；腕部，取穴陽池、外關、陽溪、腕骨；脊背，取穴大椎、身柱、腰陽關、夾脊；髀部，取穴環跳、居髎、秩邊；股部，取穴伏兔、殷門、承扶、風市、陽陵泉；膝部，取穴膝眼、梁丘、陽陵泉、膝陽關；踝部，取穴申脈、照海、崑崙、丘墟。行痹，加膈俞、血海；痛痹，加腎俞、關元；著痹，加陰陵泉、足三里；熱痹，加大椎、曲池。實證針用瀉法，虛證針用補法。行痹、痛痹、著痹可加灸。

2. 外敷風痛散

桂枝、細辛、白芷等藥按一定比例研細末，納入鐵砂，透膜包裹，外敷，1日1次。

3. 薰洗

①川烏15g，草烏15g，生附子（先煎）15g，半夏15g，洋金花3～6g，冰片6g。煎湯薰洗，1次30～60min，1日2次。或研末，用水或黃酒或醋調成薄餅，外敷腫痛關節處，1日1次。治療痹證寒溼偏勝者。

②半夏30g，天南星30g，丁香9g，乳香、沒藥各6g，肉桂10g，冰片6g。煎湯薰洗，1次30～40min，1日2次。或研末，用水或黃酒或醋調成薄餅，外敷腫痛關節處，1日1次。治療痹證痰瘀互結者。

4. 穴位注射

用木瓜注射液或紅花注射液或複方當歸注射液，在病痛部位選穴，每穴注入0.5～0.8ml，以舒經通絡止痛。注意勿注入關節腔內。每隔1～3日注射1次。

5. 直流電離子導入

多用中藥的浸出液，常用蒸餾水製成50%乙醇溶液或用50°的白酒浸泡中草藥。

6. 推拿法

採用推法、捏法、揉法按摩膝關節周圍、股四頭肌、內外膝眼等部位，使關節周圍組織放鬆後，用雙手的拇、食、中指同時點壓血海、梁丘、內側膝窩、外側膝窩、內膝眼、外膝眼六穴，然後施以旋轉屈伸手法，隔日施術1次，15次為1個療程。或遵循「輕—重—輕」的原則，先放鬆患膝關節周圍組織，然後以松髓法、提拿法、舒筋法、旋轉屈伸法等，每日1次，10次為1個療程，

7. 小針刀治療

主要治療機制是剝離黏連、疏通阻滯、流暢氣血、鬆解肌肉、鎮痙止痛。在膝關節內外側間隙、內側副韌帶止點處、脛骨前緣、髕骨上下緣等痛點，局部麻醉下將針刀刺入痛點，進行鬆解剝離，每週做1次，做1～3次。或結合X光片找出壓痛最明顯的點，局部麻醉下沿肌肉神經纖維平行方向進針，讓刀口線和骨刺豎軸垂直，在骨刺尖部做切開鬆解術和實施鏟磨手法，並注射潑尼松龍及維生素B12注射液，每週1次，3次為1個療程，配合彈推髕骨手法治療痹症。

第四節　中醫辨證調護

1. 傳統行為療法（導引、氣功、八段錦等）

比較適宜患者的運動項目有練功十八法、太極拳、八段錦、五禽戲、呼吸操、定量行走等，長久堅持可增強體質，改善生活品質。

2. 藥膳防護

(1) 薏仁燉豬腳。薏仁，豬腳，調味燉食，用於風溼痹痛。

(2) 鰻魚粥。用鰻魚、粳米，煮粥。用於腰腎風溼患者。

(3) 淮山薏米燉白鴿。白鴿肉，淮山藥，薏仁米，調味燉食，用於五十肩、風溼性關節炎。

(4) 櫻桃酒。櫻桃浸酒飲，用於風溼腰腿痛。

(5) 參蒸鱔段：黨參 10g，當歸 5g，鱔魚 500g，火腿片 150g，調料適量。將鱔魚剖去骨雜切段，將鱔段放入沸水鍋中燙一下撈出，整齊地排列在小盆裡，而後放火腿片、黨參、當歸、蔥、薑、黃酒、胡椒粉、食鹽及雞清湯，蓋嚴，棉紙浸溼，封口，上籠蒸約 1h 後取出，啟封，去蔥、當歸、生薑，調味即可。可補虛損、祛風溼。

(6) 瘦肉燉沙參：瘦豬肉 250g，沙參 30g，調料適量。將豬肉洗淨切絲，鍋中放素油適量，燒熱後，下豬肉煸炒，而後下沙參（布包）及食鹽、蔥花、味精、薑末、料酒等和清水適量，煮至肉熟後，去藥渣。可益氣養陰除溼。

(7) 龍鳳煲：老母雞 1 隻、烏梢蛇 1 條，淮山藥、枸杞子、沙參、紅棗各 10g，食鹽、味精、薑片等調味品各適量。將母雞宰殺後，去毛雜，洗淨，切塊；蛇宰殺後，去皮、膽、血、頭，切段；將諸藥與雞肉、蛇肉一同放入大砂鍋中，加入清水及調味品等，上火煲至熟即成。可祛風除溼。

(8) 西洋參燉蛇：西洋參 5g，烏梢蛇 1 條，豬腿肉 250g，調味品適量。先把西洋參切片；烏蛇去皮雜，洗淨；豬腿肉洗淨，剁塊，取大燉盅一個，把蛇盤放在盤裡，然後放豬腿肉、生薑和陳皮，加入黃酒、米醋、食鹽適量，納入參片及泡西洋參的水，再加入清水適量，蓋上盅

蓋，用一條溼水砂紙將盅蓋縫口密封，隔水燉 4h 即成。可益氣養陰、祛風除溼。

(9)西洋參煲豬腿：西洋參 15g，豬腿肉 500g，調味品適量。先把西洋參切片；豬腿肉洗淨，切塊；取砂鍋一個，把豬腿肉放入，注入清滾水適量，碗中的參片和水也同時放入，蓋上鍋蓋，文火煲 2～3h 即成。扶正以除邪痹。每週 2～3 劑。

(10)附片羊肉湯：附片 15g，當歸、生薑各 30g，羊肉 150g，食鹽適量。將生薑切片，當歸、附片布包，羊肉洗淨切塊，加清水適量同燉至肉湯無麻味時止，去藥包，食鹽調味服食。可散寒除溼、通絡止痛。

(11)西洋參牛肉燉雞腳：西洋參 15g，牛腿肉 250g，雞腳 6 對，調味品適量。西洋參切片；牛腿肉切塊；雞腳放在滾水中滾過，褪去外皮，斬去趾尖。用大燉盅一個，放入牛腿肉、雞腳、生薑、陳皮、紹酒、食鹽、參片和泡西洋參水及清湯適量，蓋上盅蓋，用一條溼水砂紙把盅蓋縫口封密，隔水燉 4h 即成。可益氣補腎，扶正以除痹邪。

3.日常防治

本病因正氣不足、感受外在的風寒溼熱之邪而成。因此，平時注意調攝，增強體質和加強病後調攝護理，便顯得格外重要。預防方面，鍛鍊身體，增強機體禦邪能力；改善陰冷潮溼等不良的工作、生活環境，避免外邪入侵；一旦受寒、淋雨等應及時治療，如服用薑湯、午時茶等祛邪措施有助於預防痹病的發生。病後調攝護理方面，更需做好防寒保暖；應保護病變肢體，提防跌撲等以免受傷；視病情適當對患處進行熱熨、冷敷等，可配合針灸、推拿等進行治療；鼓勵和幫助患者對病變肢體進行功能鍛鍊，有助痹病康復。

第二十三章　腰痛

第一節　概述

腰痛是指腰部感受外邪，或因勞傷，或由腎虛而引起氣血運行失調，脈絡絀急，腰府失養所致的以腰部一側或兩側疼痛為主要症狀的一類病症。西醫學中的風溼性腰痛、腰肌勞損、脊柱病變之腰痛等，可參照本節辨證論治。

第二節　疾病診斷標準

一、西醫臨床表現

腰部一側或兩側疼痛為本病的基本臨床特徵。因病理性質的不同，而有各種表現。多緩慢發病，病程較久，或急性起病，病程較短。疼痛性質有隱痛、脹痛、痠痛、濡痛、綿綿作痛、刺痛、腰痛如折；腰痛喜按，腰痛拒按；冷痛，得熱則解，熱痛，遇熱更甚。腰痛與氣候變化有關，腰痛與氣候變化無關。腰痛勞累加重，休息緩解。腰痛影響功能活動，腰「轉搖不能」，「不可以俯仰」。腰痛固定，腰痛放射其他部位，引起腰脊強、腰背痛、腰股痛、腰尻痛、腰痛引少腹等。

二、西醫診斷

(1)自覺一側或兩側腰痛為主症，或痛勢綿綿，時作時止，遇勞則劇，得逸則緩，按之則減；或痛處固定，脹痛不適；或如錐刺，按之痛甚。

(2)有腰部感受外邪、外傷、勞損等病史。

(3)有關實驗室檢查或腰部 X 光片，提示西醫學風溼性腰痛、腰肌勞損、強直性脊柱炎、腰椎骨質增生等診斷者，有助於本病的診斷。

三、中醫辨證分型

1. 寒溼腰痛

症狀：腰部冷痛重著，轉側不利，逐漸加重，每遇陰雨天或腰部感寒後加劇，痛處喜溫，得熱則減，苔白膩而潤，脈沉緊或沉遲。

治法：散寒除溼，溫經通絡。

方劑：滲溼湯。

2. 溼熱腰痛

症狀：腰髖弛痛，牽掣拘急，痛處伴有熱感，每於夏季或腰部著熱後痛劇，遇冷痛減，口渴不欲飲，尿色黃赤，或午後身熱，微汗出，舌紅苔黃膩，脈濡數或弦數。

治法：清熱利溼，舒筋活絡。

方劑：加味二妙散。

3. 瘀血腰痛

症狀：痛處固定，或脹痛不適，或痛如錐刺，日輕夜重，或持續不解，活動不利，甚則不能轉側，痛處拒按，面晦唇暗，舌質隱青或有瘀斑，脈多弦澀或細數。病程遷延，常有外傷、勞損史。

治法：活血化瘀，理氣止痛。

方劑：身痛逐瘀湯。

4. 腎虛腰痛

症狀：腰痛以痠軟為主，喜按喜揉，腿膝無力，遇勞則甚，臥則減輕，常反覆發作。偏陽虛者，則少腹拘急，面色㿠白，手足不溫，少氣

乏力，舌淡脈沉細；偏陰虛者，則心煩失眠，口燥咽乾，面色潮紅，手足心熱，舌紅少苔，脈弦細數。

治法：偏陽虛者，宜溫補腎陽；偏陰虛者，宜滋補腎陰。

方劑：偏陽虛者以右歸丸為主方溫養命門之火。偏陰虛者以左歸丸為主方以滋補腎陰。如腰痛日久不癒，無明顯的陰陽偏虛者，可服用青娥丸補腎以治腰痛。

第三節　中醫特色治療

1. 牽引療法

患者仰臥於三維牽引床上，固定胸部和骨盆，根據突出節段調整牽引床，牽引負重一般為患者體重的 40%～50%，根據患者耐受能力進行調整，1 天 1 次，1 次 20min，1 個療程為 10 天。

2. 針灸

患者取俯臥位，充分暴露施術部位，常規消毒皮膚，取腎俞、夾脊穴、委中、阿是穴等穴位，留針 30min，1 天 1 次，1 個療程為 10 天。針灸大腸俞、腎俞、秩邊、環跳、腎俞、陽陵泉、委中等穴，疏通經脈，以達到化瘀、行氣、止痛的目的；運用電針夾脊穴法進行治療，深刺夾脊穴，在通電後形成電流場，透過病變的硬膜和神經根作用於病患處，達到治療作用。

3. 中頻藥物導入

取木瓜 10g，蘇木、急性子各 15g，紅花 20g、透骨草 30g，浸泡 1h 後再煎煮 1h，將藥液濾出備用。患者取仰臥位，暴露腰部施術部位，將浸有藥液的棉布放在腹部皮膚上，連線中頻藥物導入儀的正負極吸水電極，電流強度以患者自覺腰部有電流感且能耐受即可，1 天 1 次，1 次 30min，一個療程為 12 天。

4. 推拿

患者取俯臥位，術者用揉法、拿法按摩患者腰臀部，以腰部為重點，施術 3～5min 後，雙手疊掌，從 L1 按壓脊柱至骶尾骨，重複 3～10 遍，以患者體表有發燒感且肌肉放鬆為宜，1 天 1 次，一個療程為10 天。

5. 拔火罐治療

遵循人體穴位的作用原理、穴位的整體作用和局部作用相互配合原則、哪裡痛就拔哪裡的治療原則，透過火罐溫熱的機械負壓刺激作用，引起局部和全身反應，從而調節機體的整體功能，消除病理因素，達到治病的目的。中醫認為五臟六腑的背俞穴都在背上。如果體內有毒，可以在背上用平衡火罐法排出毒素，從而疏理五臟六腑的精氣。

第四節　中醫辨證調護

1. 傳統行為療法（導引、氣功、八段錦等）

比較適宜患者的運動項目有練功十八法、太極拳、八段錦、五禽戲、呼吸操、定量行走等，長久堅持可增強體質，改善生活品質。

2. 藥膳防護

(1) 三七豬腳筋湯：豬腳筋 200g、精瘦肉 50g 過沸水，撈入砂鍋，加三七 15g（打碎），大棗 4 個，水煎沸後改小火煮 1～2h。飲湯吃肉，1 天 1 劑。

功能：活血定痛，強筋壯骨。

主治：氣滯血瘀，腎氣虧虛型腰椎間盤突出症。

(2) 三七地黃瘦肉湯：準備食材，將三七 12g 打碎，然後和生地 30g、大棗 4 個、瘦豬肉 300g 一起放到砂鍋裡，加入適量的清水，用大

火煮沸，然後改為小火煮 1h，至瘦肉熟爛，再放入調味料。飲湯吃肉，隔日 1 劑。

功能：活血化瘀、止痛。

主治：氣滯血瘀型急性腰椎間盤突出症。

(3) 三七燉田雞：肥田雞 2 隻（約 200g）去皮、頭、內臟，三七 15g 打碎，大棗 4 個去核，一同放入燉盅，加適量水，大火煮沸後改小火燉 1～2h。飲湯吃肉，1 天 1 劑。

功能：益氣活血，消腫止痛。

主治：氣虛血瘀，脾胃虛弱型腰椎間盤突出症。

(4) 刀豆豬腰湯：刀豆 6～8 粒，豬腰一個。豬腰切塊洗淨，剔除白色筋膜，以祛除異味，加刀豆、水適量，煮湯。加食鹽調味，飲湯吃豬腰。

功能：祛痛，溫中。適用於腎虛腰痛，也治療遺精。

(5) 杜仲豬肚湯：川杜仲 20g，豬肚 250g。將豬肚洗淨切成小塊，水適量，與其他配料一起熬湯，調味服食。

功能：補腎健脾，益精血，強筋骨。

主治：腰肌勞損、遺精、夜多小便。

(6) 當歸牛尾湯：當歸 30g，牛尾巴一條。將牛尾去毛切成數段，水適量，煮湯。加食鹽調味，飲湯吃牛尾巴。

功能：補血，益腎，強筋骨。

主治：陽痿、腎虛腰痛、下肢痿軟乏力等。

(7) 肉蓯蓉紅燒雞塊：雞 1 隻，肉蓯蓉 15g，銀杏 30 粒（去殼心），栗子 1～5 個（去殼），薏仁 20g，薑、蔥各少許。雞洗淨切成塊，同蔥、

薑一起炒到變色為止；加適量清水，燒滾後除去泡沫及浮油，加入切成塊狀的肉蓯蓉，依次再加入栗子、銀杏和泡軟的薏仁，待水快收乾時，經常用鍋鏟攪動，收汁後即可食用。適用於腎虛腰痛、尿頻患者。

3. 日常防治

(1)避免寒溼、溼熱侵襲。改善陰冷潮溼的生活、工作環境，勿坐臥溼地，勿冒雨涉水，勞作汗出後及時擦拭身體，更換衣服，或飲薑湯水驅散風寒。

(2)注重勞動衛生，腰部用力應適當，不可強力舉重，不可負重久行，坐、臥、行走保持正確姿勢，若需腰部用力或彎曲工作時，定時做鬆弛腰部肌肉的體操。

(3)注意避免跌、撲、閃、挫。

(4)勞逸適度，節制房事，勿使腎精虧損，腎陽虛敗。

(5)體虛者，可適當吃具有補腎作用的食品和藥物。

(6)已患腰痛的患者，除繼續注意上述事項外，腰部用力更應小心，必要時休息或戴腰托，以減輕腰部的受力負荷。根據腰痛的寒熱情況，可局部進行熱熨、冷敷等，慢性腰痛宜配合按摩、理療以促進其康復。溼熱腰痛慎食辛辣醇酒，寒溼腰痛慎食生冷寒涼食品。

第一篇　內科

第二篇　婦科

第二十四章　月經不調

第一節　概述

中醫常見的月經病有月經先期、月經後期、月經前後不定期、月經過多、月經過少、經期延長、經間期出血、崩漏等，都可歸於西醫的月經不調範疇，相當於西醫學排卵型功能失調性子宮出血病的月經不規則。

一、疾病定義

月經週期提前 7～10 天或錯後 7～14 天，經期正常，連續 3 個週期以上者，稱為「月經先後無定期」，亦稱「經水先後無定期」、「月經衍期」、「經亂」。

本病如伴有月經澀少，則可形成閉經；若伴有月經過多，經期延長，則易發展成崩漏之症。月經先後無定期若伴有經量增多及經期紊亂，常可發展為崩漏。

青春期初潮後 1 年內及更年期月經先後無定期者，如無其他症候，可不予治療。

二、流行病學

某國家統計，每 10 位女性中，就有 3 位存在痛經問題，46%的女性經期存在不規律問題，30%以上女性經期存在流量異常問題。

第二節　疾病診斷標準

一、臨床表現

有多種月經紊亂形式：

（1）無排卵型異常子宮出血。青春期及絕經過渡期常見，但無全身和生殖器的器質性疾病。臨床表現為出血失去規律性（週期性），間隔時長時短，出血量不能預計，一般出血時間長，不易自止。

（2）有排卵型異常子宮出血。有週期性排卵，臨床上仍有可辨認的月經週期。常表現為：1）月經過多，指月經週期規則、經期正常，但月經量＞ 80ml。2）月經週期間出血，又可分為：①黃體功能異常，分黃體萎縮不全及黃體功能不全兩類。前者表現為經期延長，常在點滴出血後才有正式月經來潮，以後又常淋漓數日；後者表現為週期縮短，月經量可稍增多。黃體功能異常者常合併不孕或者流產。②圍排卵期出血，出血期≤ 7 天，出血停止數天後又出血，量少，多數持續 1～3 天，時有時無；檢查有無貧血、甲狀腺功能減低、甲狀腺功能亢進、多囊卵巢症候群及出血性疾病的陽性體徵。婦科檢查應排除陰道、宮頸及宮體病變。

二、輔助檢查

1. 血常規檢查

透過血常規檢查結果可確定有無貧血及血小板減少。

2. 凝血功能檢查

凝血酶原時間、活化部分凝血酶時間、血小板計數、出凝血時間等，排除凝血功能障礙性疾病。

3. 尿妊娠試驗或血人絨毛膜促性腺激素（β— hCG）檢測

排除妊娠。

4. 盆腔超音波檢查

了解子宮內膜厚度及回聲，以明確有無宮腔占位性病變及其他生殖道器質性病變等。

5. 基礎體溫（basal body temperature，BBT）測定

不僅有助於判斷有無排卵（呈單相型，提示無排卵），還可提示黃體功能不全（體溫升高天數≤11天）、黃體萎縮不全（高相期體溫下降緩慢伴經前期出血）。當BBT曲線呈雙相，月經間期出現不規則出血時，可鑑別出血是發生在卵泡期、排卵期還是黃體期。

6. 激素水平測定

適時測定雌二醇值，它可反映雌激素水平，透過孕酮水平可確定有無排卵及黃體功能，透過測定甲狀腺素水平可迅速排除甲狀腺功能異常，測定催乳素及其他內分泌激素水平有利於鑑別診斷。

7. 診斷性刮宮或宮腔鏡下刮宮

當子宮異常出血病程超過半年，或超音波檢查發現子宮內膜厚度＞12mm，或患者年齡＞40歲時，首次就診可考慮採用診斷性刮宮或宮腔鏡下刮宮，以了解子宮內膜情況。

8. 宮頸黏液結晶檢查及陰道脫落細胞學檢查

宮頸黏液結晶檢查月經期前呈羊齒狀結晶，提示無排卵。陰道脫落細胞學檢查結果可反映雌激素的影響。

三、西醫診斷

根據患者發病的情況和患者的症狀、體徵、實驗室檢查結果及婦科檢查的結果可以診斷相應的疾病。

四、中醫診斷

(1) 病史。有七情內傷或勞累過度等病史。

(2) 症狀。月經提前 7～10 天或錯後 7～14 天，但經期正常，連續 3 個週期以上，有診斷意義。

第三節　中醫辨證分型

1. 腎虛型

(1) 腎陽虛證

主證：經來無期，經量或多或少，色淡質清，畏寒肢冷，面色晦黯，腰腿痠軟，小便清長；舌質淡，苔薄白，脈沉細。

治法：溫腎固衝，止血調經。

方劑：右歸丸加味。

(2) 腎陰虛證

主證：經亂無期，出血量少，或淋漓不淨，色鮮紅，質黏稠，伴頭暈耳鳴，腰膝痠軟或心煩；舌質紅，苔少，脈細數。

治法：滋腎養陰，調經止血。

方劑：左歸丸合二至丸加減。

2. 脾虛證

主證：經血非時暴下，繼而淋漓不止，色淡，質稀，倦懶言，面色晄白，或肢體面目浮腫；舌淡胖，邊有齒痕，苔薄白，脈緩無力。

治法：補氣攝血，固衝調經。

方劑：固本止崩湯合舉元煎加味。

3. 血瘀證

主證：經血驟然而下或淋漓不斷，或經閉數日又忽然暴下，色黯質稠，夾有血塊，小腹脹痛，塊下則減；舌紫黯或有瘀斑，苔薄白，脈澀。

治法：活血化瘀，止血調經。

方劑：四物湯合失笑散。

4. 血熱證

(1) 虛熱證

主證：經血非時突然而下，量多勢急，或淋瀝少許，血色鮮紅而質稠，心煩潮熱，或小便黃少，或大便乾結；舌紅少苔，脈細數。

治法：滋陰清熱，止血調經。

方劑：保陰煎合生脈散加味。

(2) 實熱證

主證：經血非時而下或忽然暴下，或淋漓日久不斷，色深紅，質稠；口渴煩熱，小便黃，大便乾結；舌紅，苔黃，脈滑數。

治法：清熱涼血，止血調經。

方劑：清熱固經東加減。

第四節　中醫特色治療

一、單驗方

1. 暖宮湯

胡蘆巴 10g，紫石英 10g，仙鶴草 10g，用於宮寒崩漏。每日一劑，早晚分服，10 天為一療程，連服 2～3 個療程。

2. 複方四炭湯

棕櫚炭 10g，貫眾炭 10g，艾葉炭 10g，蒲黃炭 10g，當歸 10g，白芍 10g，生地黃 10g，阿膠（烊化）10g，加水 2,000ml，煎至 600ml，每日 3 次，每次 200ml，口服。治療各型崩漏。10 天為一療程，連服 2 ～ 3 個療程。

3. 地榆苦酒煎

生地榆 250g，苦酒（即米醋）1,000ml，浸漬 7 天，去渣留液待用，每日 3 ～ 4 次，每次 30ml，口服。治療久漏不止患者。

二、其他療法

1. 針灸（電針）

取穴：關元、三陰交、隱白、氣海。辨證選穴：血熱加血海、行間；血瘀加地機、氣衝、衝門；脾虛加脾俞、足三里；陰虛加腎俞、太溪。取斷紅穴，在示指（食指）和中指間進針，先針後灸．留針 20min。

操作方法：血熱、血瘀者針用瀉法，脾虛、陰虛者針用補法，可針灸並用，或用溫針灸。

2. 灸法

取穴：關元、三陰交、脾俞、腎俞、交信。

操作方法：用艾柱灸或艾條溫和灸，每日或隔日 1 次，每次 20 ～ 30min。

3. 耳針

取穴：子宮、卵巢、內分泌、肝、腎、神門、皮質下。

操作方法：每次選 3 ～ 5 穴，留針 10 ～ 30min，間歇運針；或用耳穴壓豆法。

4. 穴位注射

取穴：關元、氣海、三陰交、血海。

操作方法：用當歸注射液或胎盤組織液穴位注射，每次 2～4 穴，每穴 1～2ml，每日 1 次。

5. 皮膚針

取穴：華佗夾脊穴（腰椎至尾骨）、膈俞、肝俞、脾俞、腎俞、八髎、足三里、三陰交。

操作方法：中等刺激，每日 1 次。

第五節　中醫辨證調護

1. 傳統行為療法

氣功療法，結合呼吸調整，以放鬆身心，意守丹田，每日早、晚各一次，每次 25～50min，可調整整個機體狀態至平和，有一定的輔助治療效果。

2. 藥膳食補法

1) 益母草汁

功效：滋陰養血、調經除煩。

配料：鮮益母草汁 10g，鮮生地汁、鮮藕汁各 40g，生薑汁、蜂蜜適量，稻米 100g。

製作：稻米煮粥，待米熟時，加入上述諸藥汁及蜂蜜，煮成稀粥即可。

用法：每日 2 次，溫服。病癒即停，不宜久服。

宜忌：宜用砂鍋，不宜用鐵鍋。脾虛腹瀉者忌用。吃粥期間忌食韭菜、蔥等。

2）紅花糯米粥

功效：養血活血調經，適用於月經不調血虛、血瘀者。

配料：紅花、當歸各 10g，丹蔘 15g，糯米 100g。

製作：先煮諸藥，去渣取汁，後入米煮作粥。

用法：每日 2 次，空腹食。

宜忌：出血多者忌食。

3. 日常防治

（1）避免強烈的精神刺激，保持心情舒暢，以利氣血暢達和肝之疏洩功能正常。

（2）避免勞累，節制房事，以利腎之封藏施洩功能正常。

（3）盡量規律生活，避免熬夜、勞累等。

第二十五章　不孕症

第一節　概述

一、疾病定義

不孕症分為兩種：女子婚後有正常性生活 1 年以上，未避孕而不受孕者，稱為原發性不孕症，古稱「全不產」；或曾孕育過，未避孕又 1 年以上未再受孕者，稱為繼發性不孕症，古稱「斷緒」。

二、流行病學

不孕症是一種常見病，大約影響至少 10%～15% 的育齡夫婦。男女雙方均有可能影響受孕，應對男女雙方同時進行相關檢查，以便有針對性地治療，提高療效。

第二節　疾病診斷標準

女性不孕的病因診斷依次為排卵障礙、輸卵管異常、不明原因的不孕、子宮內膜異位症和免疫學不孕。宮頸因素也可能影響懷孕，超過 5% 的宮頸因素為宮頸狹窄。由於近年來流產手術、飲食、環境改變等因素的影響，女性不孕主要以排卵障礙、輸卵管因素為常見。

西醫學中因排卵功能障礙、生殖器官炎症、子宮內膜異位症、免疫因素及部分良性腫瘤等引起的不孕症可與中醫學中的不孕症相參照。

診斷

一、病史

應詳細詢問有無月經失調、帶下病、異常胎產史、婚育史、既往史（結核、內分泌疾病如甲亢、代謝性疾病如糖尿病等）和情誌異常等。

二、症狀

夫婦有正常性生活1年以上，未採取避孕措施而不孕。

三、檢查

（1）體格檢查注意第二性徵發育情況，有無乳房泌乳等。

（2）婦科檢查注意內外生殖器的發育，生殖器有無畸形、炎症及腫瘤等。

（3）特殊檢查

四、卵巢功能檢查

B超監測卵泡發育、基礎體溫測定、陰道脫落細胞塗片檢查、宮頸黏液結晶檢查、子宮內膜活組織檢查、女性激素測定等，了解卵巢排卵情況及黃體功能狀態。

五、其他檢查

輸卵管通暢試驗；宮頸黏液、精液相合試驗；抗精子抗體、抗透明帶抗體等免疫學檢查；宮腔鏡、腹腔鏡檢查；顱腦CT、MRI檢查排除垂體病變；染色體檢查等。

第三節　中醫辨證分型

1. 腎虛證

(1) 腎陰虛證

主證：婚久不孕，月經常提前，月經量少或月經停閉，經色較鮮紅。或行經時間延長甚則崩中或漏下不止；形體消瘦，頭暈耳鳴，腰痠腿軟，五心煩熱，失眠多夢，眼花心悸，肌膚涅潤，陰中乾澀；舌質稍紅略乾，苔少，脈細或細數。

治法：滋腎養血，調補衝任。

方劑：養精種玉湯。

(2) 腎氣虛證

主證：婚久不孕，月經不調或停經，經量或多或少，色黯；頭暈耳鳴，腰痠腿軟，精神疲倦，小便清長；舌淡、苔薄，脈沉細，兩尺脈弱。

治法：補腎益氣，溫陽衝任。

方劑：毓麟珠，又名調經毓麟珠。

(3) 腎陽虛證

主證：婚久不孕，月經遲發，或月經後推，或停閉不行，經色淡暗，性慾淡漠，小腹冷，帶下量多，清稀如水。或子宮發育不良；頭暈耳鳴，腰痠膝軟，夜尿多；眼眶黯，面部黯斑，或環唇黯；舌質淡黯，苔白，脈沉細尺弱。

治法：溫腎暖宮，調不衝任。

方劑：溫胞飲。

2. 瘀滯胞宮證

主證：婚久不孕，月經多推後或週期正常，經來腹痛，甚或呈進行

性加劇，經量多少不一，經色紫黯，有血塊，塊下痛減。有時經行不暢、淋漓難淨，或經間出血。或肛門墜脹不適，性交痛；舌質紫黯或舌邊有瘀點，苔薄白，脈弦或弦細澀。

治法：逐瘀蕩胞，調經助孕。

方劑：少腹逐瘀東加減。

3. 肝氣鬱結證

主證：婚久不孕，月經或先或後，經量多少不一，或經來腹痛；或經前煩躁易怒，胸脅乳房脹痛，精神憂鬱，善太息；舌黯紅或舌邊有瘀斑，脈弦細。

治法：疏肝解鬱，理血調經。

方劑：開鬱種玉湯。

4. 痰溼內阻證

主證：婚久不孕，多自青春期始形體肥胖，月經常推後、稀發，甚則停閉不行；帶下量多，色白質黏無臭；頭暈心悸，胸悶泛惡，面目虛浮或㿠白；舌淡胖，苔白膩，脈滑。

治法：燥溼化痰，行滯調經。

方劑：蒼附導痰湯。

第四節　中醫特色治療

1. 外治法

(1)灌腸法：紅藤、敗醬草、蒲公英、鴨跖草各30g，三稜、莪朮、桃仁、香附、延胡索各10g，濃煎至100～200ml，保留灌腸，隔日1次，經期停服，用於盆腔炎所致之不孕症。

(2)敷臍法：五靈脂、白芷、青鹽各15g，麝香0.3g，共研細末，填於臍中，用麵粉和水製成條卷，圍於臍周，以艾柱灸之，治宮寒不孕。

(3)外敷法：女貞子15g，菟絲子20g，五味子25g，五倍子15g，萊菔子15g，研細末，調拌麻油，外敷關元、臍中，膠布封蓋固定，3天換1次，補腎助孕。

2. 針灸

(1)取關元、大赫、子宮、三陰交穴，或腎俞、肝俞、十七椎穴、太溪穴，中強刺激，得氣後留針20min，隔日1次，兩組交替，經期停用，補益肝腎，調攝衝任。

(2)主穴取中極，三陰交，配穴取大赫，月經來潮第12日起，連續針灸3日，每日1次。

(3)取關元、三陰交、腎俞穴，隔薑灸或隔附子餅灸，每穴5～9壯；或艾條懸灸，每穴10～20min。

(4)取腎俞、三陰交、子宮穴，腎虛配太溪、氣海穴，血虛配膈俞、脾俞，胞寒配氣海、四滿，瘀阻配血海、豐隆。

3. 灸法

取穴：內關、三陰交。

操作方法：用艾條雀啄灸15～30min，隔日1次，10次為1療程。

4. 電針

取穴：同體針。

操作方法：每次選1～2組腧穴，交替選用，每日或隔日1次，每次15min。

5. 耳針

取穴：內分泌、腎、肝、子宮、卵巢、皮質下。

操作方法：每次選 2～3 穴，中等刺激，每日 1 次，10 次為 1 療程。也可用耳穴壓豆法。

第五節　中醫辨證調護

1. 傳統行為療法

氣功療法，結合呼吸調整，放鬆身心，意守丹田，每天早、晚各一次，每次 25～50min，可調整機體狀態至平和，有一定的輔助治療效果。

2. 藥膳食補法

(1) 川芎煮雞蛋

功效：活血行氣調經。

配料：川芎 8g，雞蛋 2 個，紅糖適量。

製作：將川芎和雞蛋加冷水同煮，雞蛋熟後去殼再煮片刻，除去藥渣，取藥汁和雞蛋加入紅糖調味即可。

宜忌：每日分 2 次食蛋飲湯。吃粥期間忌食韭菜、蔥等。

(2) 月季花代飲

功效：活血化瘀，行氣調經，適用於氣滯血瘀者。

配料：月季花 5 朵，代代花 10g，枳實 3g，黃酒 10ml，冰糖適量。

製作：月季花和代代花、枳實加水 150ml，文火煎之，取汁 100ml 加黃酒、冰糖適量即可。

用法：每日 1 次，加熱飲用。

宜忌：血虛者慎用。

3. 日常防治

(1)放鬆心情，保持心情舒暢，以利氣血暢達和肝之疏洩功能正常。

(2)盡量規律生活，避免熬夜、勞累等；注意鍛鍊身體。

(3)保持情緒穩定，避免情緒激動和緊張。

第二十六章　盆腔炎

第一節　概述

1. 定義

盆腔炎指女性上生殖道及其周圍組織的炎症，主要包括子宮內膜炎、輸卵管炎、輸卵管卵巢膿腫、盆腔腹膜炎。炎症可局限於一個部位，也可同時累及幾個部位，最常見的是輸卵管炎、輸卵管卵巢炎等。臨床可分為急性和慢性兩種，主要表現為高燒、下腹及腰骶疼痛、白帶增多。

二、流行病學

好發人群為 30～50 歲的中年女性，尤其是一些上班族的女性長時間坐，缺乏活動。初潮前、絕經後或未婚者很少發生盆腔炎。中醫治療盆腔炎性疾病有較好療效。

第二節　疾病診斷標準

盆腔炎性疾病的病原體有外源性和內源性兩個來源，兩種病原體可單獨存在，但通常為混合感染。

一、病史

常有產後、流產後或盆腔手術感染史或慢性盆腔炎史，原發或繼發不孕史。

二、臨床表現

1. 腹痛

因病變範圍及程度而異，輕症可無腹痛。重症有瀰漫性全腹痛。

2. 發燒

輕症有發燒，重症有畏寒、寒顫、高燒。後者常見於盆腔腹膜炎及併發的菌血症或敗血症。

3. 其他症狀

常有頭痛、食慾不振、下腹疼痛、白帶增多等症狀，有時在排尿、排便時有疼痛不適等刺激症狀。當炎症刺激直腸可發生腹瀉。嚴重時可出現心率快，腹脹，下腹部腹膜刺激徵，肌緊張，壓痛、反跳痛。

4. 腹部檢查

盆腔腹膜炎病例有下腹壓痛、肌緊張及反跳痛。

5. 婦科檢查

陰道內有膿性分泌物，宮頸有舉痛。子宮略大有壓痛。兩側附件增厚，壓痛明顯，捫及塊物，一般為雙側性。主韌帶有不同程度之增厚，呈扇形向側後方擴展。

三、輔助檢查

(1) 白血球及嗜中性球升高，血沉增快。

(2) 考慮性接觸傳染病來源者做尿道口分泌物及頸管分泌物淋菌塗片及培養，衣原體、支原體培養，細菌培養及藥物敏感試驗等。

(3) 後穹窿穿刺有助於盆腔炎診斷。正常情況白血球 $\leq 1\times 10^9$/L，盆腔炎常 $\geq 3\times 10^9$/L，盆腔積膿時吸出物均為膿液。可送細菌培養（包括厭氧菌）及藥物敏感試驗。

（4）做宮腔培養及藥物敏感試驗，血培養及藥物敏感試驗。

（5）B 超對輸卵管卵巢膿腫、盆腔積膿的診斷有價值。

（6）必要時可進行腹腔鏡檢查。可見到炎症部位充血、水腫，有膿性滲出物。

四、西醫診斷

根據病史、症狀、體徵及實驗室檢查結果可作出初步判斷。但由於盆腔炎性疾病的臨床表現差異較大，臨床正確診斷盆腔炎性疾病比較困難，而延誤診斷又導致盆腔炎性疾病後遺症的產生。2006 年美國疾病預防控制中心推薦的盆腔炎性疾病的診斷標準如表 26-1 所示。

表 26-1　盆腔炎性疾病的診斷標準

標準類型	診斷標準
最低標準	宮頸舉痛或子宮壓痛或附件區壓痛
附加標準	宮頸或陰道異常黏液膿性分泌物 陰道分泌物 0.9%氯化鈉溶液塗片見到大量白血球 紅血球沉降率升高 血 C—反應蛋白升高 實驗證實宮頸淋病奈瑟菌或衣原體陽性
特異標準	子宮內膜組織學活檢證實子宮內膜炎 陰道超音波或核磁共振檢查顯示輸卵管增粗、輸卵管積液，伴或不伴有盆腔積液、輸卵管卵巢腫塊，以及腹腔鏡檢查發現盆腔炎性疾病徵象

在作出盆腔炎性疾病的診斷後，需進一步明確病原體。宮頸分泌物及後穹窿穿刺液的塗片、培養及核酸擴增檢測病原體，雖非病灶膿液直

接培養，對臨床也有一定的參考價值。根據塗片、培養結果或細菌形態選用抗生素，培養陽性率高，並可做藥敏試驗。

五、中醫診斷

慢性盆腔炎屬於中醫「症瘕」、「帶下」、「痛經」、「婦人腹痛」、「月經不調」、「不孕」等病症範疇。經行產後，胞門未閉，風寒溼熱之邪，或蟲毒乘虛內侵，與衝任氣血相搏，蘊結於胞宮，反覆進退，耗傷氣血，虛實錯雜，纏綿難癒；或久病不癒，瘀血內結，日久耗傷，正氣虧乏，致氣虛血瘀。治療原則以通調衝任氣血為主。

第三節　中醫辨證分型

一、急性盆腔炎

1. 邪熱壅盛證

主證：發燒惡寒，下腹持續性疼痛，甚至波及全腹，腰痠墜脹，白帶多，色黃呈膿性，臭穢，煩躁口渴，尿黃便結，舌質紅，苔黃膩或黃燥，脈滑數或洪數。

治法：清熱瀉火，解毒除溼。

方劑：銀翹紅藤解毒東加減。

2. 瘀熱互結證

主證：下腹持續性疼痛拒按，伴高燒，腰痠墜脹，帶下量多色黃，煩躁口渴，尿黃便結，婦科檢查觸及附件包塊壓痛，舌質紅，苔黃膩，脈滑數。

治法：清熱解毒，活血排膿。

方劑：大黃牡丹東加減。

二、慢性盆腔炎

1. 腎陽虛衰

主證：小腹冷痛下墜，喜溫喜按，腰膝痠軟，頭暈耳鳴，畏寒肢冷，小便頻數，夜尿量多，大便不實，舌淡，苔白滑，脈沉弱。

治法：溫腎助陽，暖宮止痛。

方劑：溫胞飲。

2. 血虛失榮

主證：小腹隱痛，喜按，頭暈眼花，心悸少寐，大便燥結，面色萎黃，舌淡，苔少，脈細無力。

治法：補血養營，和中止痛。

方劑：當歸建中湯。

3. 氣滯血瘀

主證：小腹或少腹脹痛，拒按，胸脅乳房脹痛，脘腹脹滿，食慾欠佳，煩躁易怒，時欲太息，舌紫黯或有紫點，脈弦澀。

治法：行氣活血，化瘀止痛。

方劑：血府逐瘀湯。

4. 溼熱瘀結

主證：少腹隱痛，或疼痛拒按，痛連腰骶，低燒起伏，經行或勞累加重，帶下量多，色黃、質稠，胸悶納呆，口乾不欲飲，大便溏或祕結，小便黃澀，舌黯紅，苔黃膩，脈弦數或滑數。

治法：清熱除溼，化瘀止痛。

方劑：清熱調血東加減。

5. 寒溼凝滯

主證：小腹冷痛，痛處不移，得溫痛減，帶下量多，色白質稀，形寒肢冷，面色青白，舌淡，苔白膩，脈沉緊。

治法：散寒除溼，化瘀止痛。

方劑：少腹逐瘀湯。

第四節　中醫特色治療

(一)急性期治療

1. 外治法

紅藤湯保留灌腸：紅藤 30g，敗醬草 30g，蒲公英 30g，紫花地丁 30g，鴨跖草 30g，濃煎成 200ml，保留灌腸，每日 1 劑，14 劑為 1 療程。本方清熱解毒，治溼毒證。

2. 針灸療法

(1)針灸

取穴：實熱取大椎、曲池、帶脈、氣海、中極、維胞、陰陵泉；血瘀者取膈俞、脾俞、肝俞、血海、氣海、中極。操作方法：進針得氣後行提插捻轉瀉法。

(2)耳針

取穴：子宮、卵巢、腎上腺、內分泌。操作方法：每次選 2～3 穴，留針 15～20min，間歇運針，每日 1 次，兩耳交替使用。也可用耳穴壓豆法。

(3)穴位注射

取穴：與針灸穴位相同。操作方法：每次選 2～4 穴，用當歸注射液、丹蔘注射液、胎盤組織液穴位注射，每穴 0.5～1ml，隔日 1 次。

(4) 皮膚針

部位：脊柱兩側、腰部、腹部兩側、胃脘及少腹部。操作方法：重點叩刺腰骶夾脊，點刺腰、骶、腹部兩側，每日 1 次，10 次為 1 療程。

(二) 慢性期治療

1. 中藥熱敷

烏頭、艾葉、雞血藤、防風、五加皮、紅花、白芷、川椒、羌活、獨活、皂角刺、透骨草、千年健。上藥研細末，布包隔水蒸，熱敷少腹，每日 1～2 次。

2. 中藥保留灌腸

紫花地丁 10g、野菊花 10g、鴨跖草 10g、魚腥草 10g、蒲公英 10g，濃煎至 200ml，保留灌腸，每日 1 次，14 日為 1 療程。

3. 貼敷

下腹部疼痛為主，取歸來、水道；腰痛為主，取命門、腎俞、氣海俞、腰陽關；腰骶墜痛為主，取關元俞、膀胱俞、上髎、次髎；炎性包塊，貼阿是穴。以消化膏（乾薑 30g，紅花 24g，肉桂 15g，白芥子 18g，麻黃 21g，膽南星 18g，生半夏、生附子各 21g，紅娘子、紅芽大戟各 3g 制膏，加入麝香 4g、藤黃 30g）貼敷上穴，冬季 2 天換藥 1 次，夏季 12h，12 次為一療程。逢經期停用。

4. 針灸治療

1) 針灸

血瘀處方：三陰交、中極、次髎、氣海。白帶增多加帶脈、隱白。

操作方法：進針得氣後，施提插捻轉補瀉手法，中、強刺激。

療程：月經過後 4～5 天開始治療，每天 1 次，至經前 2～3 天停止。

溼熱處方：陰陵泉、行間、中極、維胞。

操作方法：進針得氣後，施提插捻轉補瀉法。

2) 穴位注射

取中極、歸來、關元、維胞、次髎、三陰交、足三里。當歸注射液、胎盤注射液或丹參注射液，每穴3～5ml，每日1次，3次為一療程。

3) 耳針

取子宮、卵巢、內分泌、腎上腺，中等刺激，留針20min，每日1次，或耳穴埋針。

4) 灸法

取穴：實熱取大椎、曲池、帶脈、氣海、中極、維胞、陰陵泉；血瘀者取膈俞、脾俞、肝俞、血海、氣海、中極。

操作方法：針上加灸，或用艾條溫和灸。

第五節　中醫辨證調護

1. 傳統行為療法

氣功療法，結合呼吸調整，放鬆身心，意守丹田，每日早、晚各一次，每次25～50min，可調整機體狀態至平和，有一定的輔助治療作用。

2. 藥膳食補法

(1) 土茯苓豬肉湯

功效：健脾補腎，解毒祛溼。適用於慢性盆腔炎、陰道炎、宮頸炎。

組成：土茯苓50g，芡實30g，金櫻子15g，石菖蒲12g，豬瘦肉100g。

用法：清水適量，慢火煲湯，加食鹽調味，飲湯食肉。

(2)苦菜萊菔湯

功效：清熱解毒。適用於溼熱瘀毒型盆腔炎。

組成：苦菜 100g，金銀花 20g，蒲公英 25g，青蘿蔔 200g（切片）。

用法：上四味共煎煮，去藥後吃蘿蔔喝湯。每次一次。

3. 日常防治

(1)禁食生冷之物，如冷飲、瓜果等。

(2)忌食辛辣溫熱、刺激性食物，如辣椒、羊肉、公雞等。

(3)不宜食肥膩、寒涼黏滯食物，如肥肉、螃蟹、田螺、醃醋製品等。

(4)禁菸酒。

第二十七章　陰道炎

第一節　概述

一、疾病定義

外陰及陰道炎症是婦科最常見的疾病，常表現為外陰陰道皮膚黏膜搔癢、疼痛、灼熱、性交疼痛，分泌物增多等。中醫則統稱為帶下病，指帶下量明顯增多或減少，色、質、氣味發生異常，或伴全身、局部症狀。

二、流行病學

外陰陰道與尿道、肛門毗鄰，局部潮溼，易受汙染；生育年齡婦女性生活較頻繁，且外陰陰道是分娩、宮腔操作的必經之道，容易受到損傷及外界病原體的感染；絕經後婦女及嬰幼兒雌激素水平低，局部抵抗力下降，也容易發生感染。

第二節　疾病診斷標準

一、常見症狀

1. 病史

經期、產後餘血未淨之際，忽視衛生，不淨房事，或婦科手術後感染邪毒病史。

2. 症狀

外陰部搔癢、疼痛及灼熱感，活動、性交、排尿及排便時更甚，帶下量明顯增多，色白或淡黃，或赤白相兼，或黃綠如膿，或渾濁如米泔；

質或清稀如水，或黏稠如膿，或如豆渣凝乳，或如泡沫狀；氣味無臭，或有臭氣，或臭穢難聞；可伴有外陰、陰道灼熱搔癢，墜脹或疼痛等。

二、常見的外陰陰道炎

1. 非特異性外陰炎

外陰皮膚黏膜搔癢、疼痛、燒灼感，在活動、性交、排尿及排便時加重。檢查見外陰充血、腫脹、糜爛，常有抓痕，嚴重者形成潰瘍或溼疹。

2. 滴蟲性陰道炎

主要症狀是陰道分泌物增多及外陰搔癢，間或有灼熱、疼痛、性交痛等。分泌物呈稀薄膿性、黃綠色、泡沫狀，有臭味。陰道分泌物中找到滴蟲即可診斷。

3. 外陰陰道假絲酵母菌病（念珠菌性陰道炎）

主要表現為外陰搔癢、灼痛、性交痛以及尿痛。分泌物呈白色稠厚呈凝乳或豆腐渣樣，婦檢可見外陰紅斑、水腫，常伴有抓痕。陰道分泌物中找到假絲酵母菌的芽生孢子或菌絲即可確診。

4. 細菌性陰道炎

主要表現為陰道分泌物增多，有魚腥臭味，可伴有輕度外陰搔癢或燒灼感。分泌物呈灰白色，均勻一致，稀薄，常黏附於陰道壁。線索細胞陽性及胺臭味試驗陽性可確診。

5. 萎縮性陰道炎

常見於自然絕經及卵巢去勢後婦女。主要症狀為外陰灼熱不適、搔癢及陰道分泌物增多。陰道分泌物稀薄，呈淡黃色。檢查見陰道呈萎縮性改變，上皮皺襞消失，菲薄，陰道黏膜充血，有散在小出血點或點狀出血斑。

三、輔助檢查

(1)陰道分泌物做滴蟲和真菌檢查，排除特異性陰道炎引起的外陰炎。

(2)外陰部潰瘍必要時應做活體組織病理檢查。

(3)檢查尿糖、血糖。

(4)肛周蟯蟲檢查。

(5)婦科檢查：急性炎症時外陰皮膚、黏膜腫脹，充血，有抓痕，嚴重時可見膿皰形成、溼疹或淺小潰瘍；慢性炎症時外陰皮膚增厚、粗糙，有時出現皸裂。

四、中醫診斷

非特異性外陰炎屬中醫「陰癢」範疇，中醫學認為發病機製為溼毒之邪內侵，下注或浸漬外陰；肝腎虧虛，精血不足，外陰失養，血燥生風作癢。治療以清熱解毒利溼為主或調補肝腎，養血祛風止癢，同時配合外治法以增加療效。

第三節　中醫辨證分型

1. 溼熱下注

主證：外陰腫痛，灼熱或搔癢，充血或有糜爛，潰瘍，帶下增多，色黃質稠，氣味穢臭，伴煩躁易怒，口乾口苦，尿黃便祕；舌苔黃膩，脈弦數。

治法：清熱利溼。

方劑：龍膽瀉肝湯。

2. 溼毒浸漬

主證：外陰疼痛，腫脹，充血，潰瘍，滲流膿水，帶下增多，色黃穢臭；舌紅，苔黃糙，脈數。

治法：清熱解毒除溼。

方劑：五味消毒飲加味。

3. 肝腎陰虛

主證：陰部灼熱疼痛，搔癢難忍，乾澀，帶下量少或赤白相兼，頭暈耳鳴，五心煩熱，腰痠腿軟，皮膚乾燥，舌紅少苔，脈細數。

治法：調補肝腎，滋陰降火。

方劑：知柏地黃丸。

第四節　中醫特色治療

1. 局部用藥

(1)塌癢湯：鶴蝨草10g，苦參10g，威靈仙10g，當歸尾10g，蛇床子10g，水煎薰洗，每日1～2次，7～10天為1療程。適用於帶多陰癢。

(2)蛇床子散：蛇床子10g，花椒10g，明礬10g，苦參10g，百部10g。煎湯趁熱先燻後坐浴，每日1次，10天為1療程。

(3)苦參、蛇床子、白鮮皮、土茯苓、黃柏各25g，川椒6g，水煎，薰洗外陰部，每日1～2次。

(4)陰道灌洗：可選擇黃柏洗液、苦參洗液等洗液按藥品說明書與水配比後，置陰道沖洗器內進行沖洗。

(5)陰道納藥法：蛇床子散、保婦康栓、複方沙棘子油栓放置在陰道後穹窿處，每日1次，連續7天。

2. 針灸

(1)針灸

取穴：會陰、中極、三陰交、然谷、蠡溝。隨證選穴：帶下量多色黃腥臭加下髎、帶脈、足三里；帶下量少或紅加氣海、期門、太溪；心煩失眠加間使；奇癢難忍加曲骨、大敦。操作方法：進針得氣後施提插捻轉補瀉法。中極向下斜刺，使針感向會陰傳導。蠡溝向上斜刺1.5～2吋，使針感向股陰傳導。

(2)耳針

取穴：神門、肝、腎、外生殖器。操作方法：每次選2～3穴，留針15～30min，強刺激，每日1次。或用耳穴埋針。

(3)穴位注射

取穴：關元、三陰交。操作方法：用1%利多卡因每穴注入0.5ml，每日1次，7天為1療程。

第五節　中醫辨證調護

1. 傳統行為療法

導引、氣功、八段錦。

2. 藥膳防護

(1)赤小豆粥：取同等重量赤小豆、糯米，煮粥，一天喝1～2次，可以止帶、祛溼。

(2)扁豆山藥湯：白扁豆30g加山藥30g，再加入適量白糖，放入500ml水，煮熟後喝湯，一天2次，健脾利水化溼。

3. 日常防治

節制房事，作息規律，減少熬夜等不良習慣，注意經期及產褥期的衛生，保持外陰清潔。

第二十八章　子宮肌瘤

第一節　概述

一、疾病定義

子宮肌瘤是女性生殖器最常見的良性腫瘤，由平滑肌及結締組織組成。中醫學把婦女下腹有結塊，或脹，或滿，或痛者，稱為癥瘕。

二、流行病學

常見於 30～50 歲婦女，20 歲以下少見，其發生可能與女性性激素相關。按肌瘤與子宮肌壁的關係分為肌壁間肌瘤、漿膜下肌瘤、黏膜下肌瘤。

第二節　疾病診斷標準

一、西醫診斷標準

（一）臨床表現

（1）多數患者無症狀，僅於婦科檢查或 B 超檢查時偶被發現。

（2）陰道流血：多數病例表現為月經量增多，經期延長或週期縮短，少數病例表現為不規則陰道流血，主要取決於肌瘤生長部位。

（3）腹部包塊：下腹捫及實質性腫塊，不規則，特別是在膀胱充盈時包塊更為明顯。

（4）白帶增多：肌壁間肌瘤可有白帶增多，黏膜下肌瘤更為明顯，當其感染壞死時，可產生多量膿血性排出液，伴有臭味。

(5)壓迫症狀：肌瘤增大時常可壓迫周圍鄰近器官而產生壓迫症狀，尤多見於子宮體下段及宮頸部肌瘤。壓迫膀胱則產生尿頻、尿急，甚至尿瀦留；壓迫直腸產生排便困難；少數情況下闊韌帶肌瘤壓迫輸尿管引起腎盂積水。

(6)腰痠、下腹墜脹、腹痛：一般患者無腹痛，常訴有下腹墜脹、腰背痠痛。漿膜下肌瘤蒂扭轉時可出現急腹痛。肌瘤紅色變性時，腹痛劇烈且伴發燒。

(7)其他症狀：患者可伴不孕、流產、繼發性貧血，極少數可產生紅血球增多症、低血糖等。

(二)檢查

(1)腹部檢查：肌瘤較大者（一般大於3個月妊娠子宮者）下腹可捫及質硬腫塊，表面不規則，無壓痛。

(2)婦科檢查：子宮不規則增大，質硬、表面呈多個球形或結節狀隆起，若有變性則質地較軟。若為黏膜下肌瘤，有時可見宮頸口或頸管內有球形實性塊狀物突出，表面暗紅色，有時有潰瘍、壞死。

(三)輔助檢查

(1)影像學表現：腹部CT、超音波及經陰道超音波均可見肌瘤，邊界清楚。

(2)診斷性刮宮：探測宮腔大小、宮腔形態及不規則突起，並將刮取的少量子宮內膜送病理檢查，以排除並存的子宮內膜病變。

(3)宮腔鏡檢查：直接窺視宮腔形態，可見宮腔內突出的肌瘤，明確診斷並指導治療方案。

(4)腹腔鏡檢查：腹腔鏡直視下觀察子宮大小、形態、肌瘤部位，並將子宮肌瘤與卵巢腫瘤或其他盆腔腫塊作鑑別。

(5)子宮輸卵管碘油造影：造影片顯示宮腔充盈缺損有助於診斷黏膜下子宮肌瘤。

(6)磁共振檢查：一般無需檢查，有助於鑑別子宮肌瘤和子宮肉瘤。

(四)診斷

(1)病史：大多數患者無明顯症狀，僅在婦科檢查或其他婦科手術時偶然發現。子宮肌瘤的臨床表現常與肌瘤的生長部位、大小、生長速度等有關。

(2)主要症狀：①月經失調；②壓迫症狀：大的子宮肌瘤壓迫膀胱、輸尿管、直腸，可引起尿頻、排尿不暢、尿瀦留、便祕、裏急後重等；③疼痛：肌瘤本身不引起疼痛，當漿膜下肌瘤發生扭轉或肌瘤紅色變性時可引起腹痛，伴發燒等；④白帶多，可出現黃帶或赤帶；⑤不孕：約有25%～30%的子宮肌瘤患者伴不孕；⑥貧血：多由月經過多所致。

(3)婦科檢查可捫及增大而不規則的子宮肌瘤，附件無異常。

(4)盆腔彩超或CT可檢測子宮肌瘤大小、部位、形狀。

二、中醫診斷標準

(1)病史：經期、產後感受外邪；長期情志不舒。

(2)臨床表現：漸進性下腹包塊增大，或脹，或滿，或痛，行經量多，赤白帶下。

(3)婦科檢查：子宮不規則增大，活動欠佳。

第三節　中醫辨證分型

一、氣滯血瘀

主證：胞中有積塊，較硬，月經量多，經期延長，經色紫黯，有塊，小腹脹痛，血塊下後痛減，經前乳房脹痛，胸脅脹悶，舌質紫黯或有瘀斑、瘀點，苔薄白，脈弦或弦澀。

治法：行氣活血，化瘀消症。

方劑：膈下逐瘀東加減。

二、寒凝血瘀

主證：胞中積塊堅硬，固定不移，小腹冷痛拒按，得溫痛減，經期延後，或經期延長，畏寒，四肢不溫，舌紫黯或邊有瘀點，苔白，脈沉緊。

治法：溫經散寒，化瘀消症。

方劑：桂枝茯苓丸加味。

三、氣虛血瘀

主證：下腹部胞中有結塊，經期、經後小腹疼痛拒按，月經量或多或少，神疲乏力，氣短懶言，食少便溏，舌淡黯或有瘀斑、瘀點，苔薄白，脈細澀。

治法：益氣活血，袪瘀消症。

方劑：益氣消症湯。

四、痰瘀互結

主證：胞宮有結塊，多年不孕，形體肥胖，月經後期或量少，帶下量多、色白、質黏、不臭，頭暈心悸，胸悶泛惡，倦怠乏力，舌黯，苔

白膩，脈沉滑。

治法：理氣化痰，化瘀散結。

方劑：開鬱二陳東加減。

五、瘀血內停，鬱而化熱

主證：下腹部包塊堅硬固定，小腹疼痛拒按，經血量多，經色紫黯夾塊或塊大而多；或見月經週期紊亂，經期延長或久漏不止，面色晦黯，口乾不欲飲，大便乾結，舌紫黯有瘀斑、瘀點，或舌下靜脈瘀紫，苔厚而乾，脈沉澀或沉弦。

治法：活血化瘀，涼血消症散結。

方劑：大黃蟅蟲丸。

第四節　中醫特色治療

一、針灸

取穴：子宮、氣海、膈俞、太衝、觸及包塊處。操作方法：諸穴均用瀉法。包塊處按五虎擒羊刺法進行圍刺，針尖皆針至腫物中心，反覆運針，搖大針孔出針。隔日1次，10天為1療程。

二、耳針

取穴：皮質下、膈點、子宮為主穴，肝、腎、內分泌為配穴。操作方法：每次主穴均取，配穴取2～3穴，平補平瀉，留針20min。再在另一耳用耳穴壓豆法，兩耳交替應用，每週2次，10次為1療程。

三、火針

取穴：取阿是穴（子宮肌瘤患處中央部）為主穴，中樞、胞門、關元、子戶、氣海為配穴。操作方法：針具燒紅後，直刺阿是穴，迅速拔出，每週1次。餘穴用常規針灸方法，隔日1次。

四、驗方療法

(1)將阿魏消瘤膏敷於下腹部，用於子宮肌瘤貼近腹壁者，有消瘤作用。

(2)將香桂活血膏加七厘散敷於下腹部關元穴，有止痛消瘤作用。

(3)灌腸治療方：桃仁、川芎、三稜、莪朮、穿山甲、路路通、陳皮各10g。諸藥共煎成150～200ml，待溫，保留灌腸。適用於子宮肌瘤靠近直腸者，15次為一療程。

第五節　中醫辨證調護

一、傳統行為療法

導引、氣功、八段錦。

二、藥膳防護

飲食上要多吃新鮮果蔬、高蛋白的食物，忌食辣椒、酒類飲料等刺激性食物，桂圓、阿膠等熱性食物及蜂王漿等含激素成分的食物也要少吃。

(1)桃紅鱔魚湯：桃仁12g，紅花6g，鱔魚切絲250g。桃仁、紅花加水煎湯後去渣，鱔魚絲加油爆炒後加湯藥同煮，加生薑片、料酒、蔥、少許鹽調味後喝湯吃鱔魚絲。功效：活血養血消瘤。

(2)山楂木耳紅糖煎：山楂 100g，黑木耳 50g，紅糖 30g。山楂加水煎約 500ml 後去渣，加入泡發的黑木耳，文火煨爛，加入紅糖即可，一天 2～3 次，5 天服完。功效：活血祛瘀、健脾補血。

三、日常防治

(1)定期參加婦科普查，以便早期發現，早期治療。

(2)中藥治療子宮肌瘤時要定期進行婦科檢查和 B 超檢查，了解子宮肌瘤變化情況，如發現以下情況，應進行手術治療：

① 有明顯症狀，特別是月經過多或腹痛，治療無效者；

② 子宮肌瘤迅速增大，或大於 3 個月妊娠子宮者；

③ 子宮肌瘤伴變性者；

④ 子宮肌瘤位於子宮頸部或突出於陰道者。

(3)子宮肌瘤合併妊娠的處理：

① 妊娠期應在嚴密觀察下，注意預防流產或早產的發生，如肌瘤過大，猜想難以繼續妊娠者，應及早手術；

② 分娩時要注意避免胎位異常、滯產和胎盤滯留的發生，如肌瘤阻塞產道則必須進行剖宮產手術；

③ 產後要注意預防出血及感染。

第二十九章　更年期症候群

第一節　概述

一、疾病定義

更年期症候群是指婦女絕經前後出現性激素波動或減少所致的一系列軀體及精神心理症狀。中醫也稱為絕經前後諸證，婦女在絕經前後，出現烘熱，面赤汗出，煩躁易怒，失眠健忘，精神倦怠，頭暈目眩，耳鳴心悸，腰背痠痛，手足心熱，或伴有月經紊亂等與絕經有關的症狀。

二、流行病學

絕經分為自然絕經和人工絕經。自然絕經指卵巢內卵泡生理性耗竭所致的絕經；人工絕經指兩側卵巢經手術切除或受放射治療所致的絕經。發病年齡多在 45～55 歲，若在 40 歲以前發病者，應考慮為「卵巢早衰」。

第二節　疾病診斷標準

一、西醫診斷更年期症候群

1. 病史

婦女年齡在 40 歲及以上。有手術或放射線破壞卵巢的病史。

2. 臨床表現

（1）月經改變：大多數婦女先出現月經週期紊亂，月經期縮短或淋漓不止；小部分婦女出現不規則出血，量多，然後逐漸停止。僅少數婦女月經突然停止。

(2)心血管症狀：潮紅、烘熱、心悸與血壓波動。

(3)神經精神症狀：憂慮、憂鬱、煩躁、易激動與失眠。

(4)新陳代謝障礙：肥胖、關節痛與骨質疏鬆。

3. 婦科檢查

陰道、子宮不同程度的萎縮，宮頸及陰道分泌物減少。

4. 實驗室檢查

血清 FSH ＞ 10U/L，提示卵巢儲備功能下降；

FSH ＞ 40U/L 且 E2 ＜ 10～20pg/ml，提示卵巢功能衰竭。

二、中醫診斷更年期症候群

在中醫古籍中無此病名記載，但有類似症狀的描述，散見於「年老血崩」、「老年經斷復行」、「臟躁」、「百合病」等病症中。近代中醫稱之為「絕經期前後諸證」或「經斷前後諸證」。

1. 病因

婦女七七之年，腎氣由盛漸衰，天癸漸竭。若素性憂鬱，宿有痼疾，或家庭、社會等環境變化，易導致陰陽平衡失調而發病。

2. 主要症狀

月經紊亂、潮熱、汗出，煩躁易怒，或無故悲傷啼哭，不能自我控制，或伴有頭暈頭痛，失眠心悸，腰痠背痛，陰道乾澀灼熱等。

第三節　中醫辨證分型

1. 腎陰虛損證

主證：絕經前後出現烘熱汗出，煩躁不寧，面赤升火，腰膝痠痛，五心煩熱，口乾便結，月經先期，或崩或漏，色紅或紫，舌紅少苔，脈

沉細或細數。

治法：滋腎育陰潛陽。

方劑：大補陰丸加減。

2. 腎陽虛損證

主證：絕經前後，腰背冷痛，形寒肢冷，精神萎靡，小便清長，夜尿頻數，帶下量多，經行量多或淋瀝不淨，經色黯淡，舌淡苔薄，脈沉細弱。

治法：溫腎扶陽。

方劑：右歸丸加減。

3. 腎陰陽兩虛證

主證：絕經前後，頭暈耳鳴，健忘，乍寒乍熱，汗出惡風，腰背冷痛，舌淡苔薄，脈沉細。

治法：滋腎扶陽。

方劑：二仙湯合二至丸加減。

4. 肝火旺證

主證：絕經期前後月經紊亂，潮熱汗出，心煩易怒，頭痛頭脹，口苦口乾，尿赤便結，苔黃糙，脈弦滑。

治法：養陰寧心，平肝降火。

方劑：龍膽瀉肝東加減。

第四節　中醫特色治療

1. 外治法

泉浴療法：選用溫泉或礦泉進行泉浴療法。

2. 針灸療法

(1)體針：①取合谷(雙)、太衝(雙)、三陰交(雙)穴，補瀉兼施，每日1次，10次為1療程。②取神門、內關、三陰交或大陵、關元、足三里穴，交替使用，補瀉兼施，隔日1次，10次為1療程。

(2)耳針：取內分泌、神門、交感、皮質下、心、肝、脾、腎穴。每次選3～4個穴。隔日針灸1次，或耳穴埋針。

(3)耳穴貼壓法：取內分泌、子宮、卵巢、心、肝、脾、腎、三焦穴。每次選3～4穴，用王不留行籽1粒放在黃豆粒大小膠布中，貼到上述3～4個耳穴上。每穴按壓1～2min，每日3～4次，3天換藥籽1次。

(4)拔罐：取大椎、心俞、肝俞以及身柱、脾俞穴，每日或隔日1次，每次1組，均用刺絡留罐法。

3. 推拿療法

(1)患者取俯臥位、仰臥位和坐位，先後在背部、腹部和頭部相關穴位進行推拿，每次治療20～30min。

(2)刮痧：刮風池、心俞、脾俞、腎俞、次髎、合谷、足三里、三陰交、太溪、太衝穴；點揉中脘、氣海、關元穴。

第五節　中醫辨證調護

1. 傳統行為療法

導引、氣功、八段錦。

2. 藥膳防護

注意補充蛋白質、鐵質、維生素A、維生素C與葉酸，多吃動物肝臟、瘦肉及新鮮蔬菜、水果。尤其多吃豆製品，其中除了含有豐富的蛋白質外，也含有「大豆異黃酮」，它的分子結構與雌激素非常相似，具有

雌激素的活性。

① 蓮子百合粥：蓮子、百合、粳米各 30g 同煮粥，每日早晚各服 1 次，適用於絕經前後心悸不寐、體虛乏力。

② 甘麥飲：小麥 30g，紅棗 10 枚，甘草 10g，水煎，每日早晚各服 1 次，適用於絕經前後潮熱汗出、煩躁易怒者。

③ 補腎黑芝麻豆漿：水發黑豆 65g，花生米 40g，黑芝麻 15g，泡好後加水倒入豆漿機中煮成豆漿，加入適量白糖後隨時飲用。有潤燥生津、補益肝腎的功效。

3. 日常防治

加強精神疏導與情緒調節，保持樂觀豁達心態，加強體育鍛鍊，增強體質。

第三篇　兒科

第三十章　小兒咳嗽

第一節　概述

一、疾病定義

凡因感受外邪或臟腑功能失調，影響肺的正常宣肅功能，造成肺氣上逆作咳，咯吐痰涎的，即稱「咳嗽」。本證相當於西醫學所稱的氣管炎、支氣管炎。

二、流行病學

目前咳嗽在臨床上發生率較高，冬春季節及寒溫不調之時尤為多見，多發生於幼兒。

第二節　疾病診斷標準

一、西醫診斷依據

1. 症狀與體徵

(1) 發病可急可慢，多先有上呼吸道感染症狀，逐漸出現明顯的咳嗽。輕者無明顯病容，重者可有發燒、頭痛、乏力、納差、精神萎靡等，也可伴有腹痛、嘔吐、腹瀉等消化道症狀。咳嗽一般持續 7～10 天。如不及時治療感染，可向下蔓延導致肺炎。

(2) 胸部聽診有或多或少不固定的乾性囉音及大、中溼囉音，咳嗽或體位變化後可減少或消失。

2. 輔助檢查

血象白血球數正常或偏低，繼發細菌感染者可升高。胸部 X 光檢查多陰性或僅見雙肺紋理增粗、紊亂。

二、中醫診斷依據

1. 咳嗽為主要症狀，多繼發於感冒之後，常因氣候變化而發生。
2. 好發於冬春季節。

第三節　中醫辨證分型

一、外感咳嗽

1. 風寒咳嗽

主證：咳嗽頻作，咽癢聲重，痰白清稀，鼻塞流鼻涕，惡寒少汗，或有發燒頭痛，全身痠痛，舌苔薄白，脈浮緊，指紋浮紅。

治法：散寒宣肺。

方劑：金沸草散加減。

2. 風熱犯肺

主證：咳嗽不爽，痰黃黏稠，不易咯出，口渴咽痛，鼻流濁涕，伴有發燒頭痛，惡風，微汗出，舌質紅，苔薄黃，脈浮數，指紋紅紫。

治法：疏風肅肺。

方劑：桑菊飲。

二、內傷咳嗽

1. 痰熱咳嗽

主證：咳嗽痰黃，稠黏難咯，面赤唇紅，口苦作渴，或有發燒、煩躁不寧，尿少色黃，舌紅苔黃膩，脈滑數，指紋色紫。

治法：清肺化痰。

方劑：清寧散加減。

2. 痰溼咳嗽

症候：咳嗽重濁，痰多壅盛，色白而稀，胸悶納呆，苔白膩，脈濡。

治法：化痰燥溼。

方劑：二陳湯合三子養親湯。

3. 陰虛咳嗽

主證：乾咳無痰，或痰少而黏，不易咯出，口渴咽乾，喉癢聲嘶，手足心熱，或咳嗽帶血，午後潮熱，舌紅少苔，脈細數。

治法：滋陰潤肺，兼清餘熱。

方劑：沙參麥冬東加減。

4. 氣虛咳嗽

主證：咳而無力，痰白清稀，面色蒼白，氣短懶言，語聲低微，喜溫畏寒，體虛多汗，舌質淡嫩，脈細少力。

治法：健脾補肺，益氣化溼。

方劑：六君子東加味。

第四節　中醫特色治療

(一)中成藥劑

(1)蛇膽川貝液：每服 10ml，1 日 2～3 次。用於風熱咳嗽、痰熱咳嗽。

(2)急支糖漿：每服 5～10ml，1 日 2～3 次。用於風熱咳嗽。

(3)橘紅痰咳液：每服 10ml，1 日 2～3 次。用於痰溼咳嗽。

(4)半夏露：每服 5～10ml，1 日 2～3 次。用於痰溼咳嗽。

(二)單方驗方

(1)紫蘇、陳皮各 10g，白蘿蔔汁 12g。加水 120ml，煎成 60ml，加紅糖 10g，趁熱溫服。用於風寒咳嗽。

(2)枇杷葉、桑白皮各 10g，桔梗、白前各 6g，水煎服。用於痰熱咳嗽。

(3)魚腥草 60g，杏仁 10g，桔梗 12g，水煎服。用於痰熱咳嗽。

(4)川貝母 6g，雪梨 1 個，冰糖 15g，蒸服。用於陰虛咳嗽。

(三)藥物外治

丁香、肉桂各 3g，共研為末。溫水調敷肺俞穴，固定。每日換 1 次。用於氣虛咳嗽。

(四)針灸療法

體針取穴：①天突、曲池、內關、豐隆；②肺俞、尺澤、太白、太衝。每日取 1 組，兩組交替使用，每日 1 次，10～15 次為 1 療程，中等刺激，或針後加灸。用於氣虛咳嗽。

第五節　中醫辨證調護

1. 預防

加強鍛鍊，增強抗病能力。注意氣候變化，防止受涼，特別是秋冬季節，注意胸、背、腹部保暖，以防外感。

2. 護理

注意保持室內空氣流通，避免煤氣、煙塵等刺激。咳嗽期間，適當休息，多飲水，飲食宜清淡，避免腥、辣、油膩之品。

第三十一章　小兒哮喘

第一節　概述

1. 疾病的定義

　　哮喘是小兒時期的常見肺系疾病，以發作性喉間哮鳴氣促，呼氣延長為特徵，嚴重者不能平臥。哮指聲響，喘指氣息，臨床上哮常兼喘。本病包括了西醫學所稱喘息性支氣管炎、支氣管哮喘。

二、流行病學

　　本病發作有明顯的季節性，以冬季及氣溫多變季節發作為主，年齡以1～6歲多見。95%的發病誘因為呼吸道感染，發病有明顯的遺傳傾向，起病越早，遺傳傾向越明顯。

第二節　疾病診斷標準

一、西醫診斷依據

1. 典型兒童支氣管哮喘

　　(1)反覆發作喘息、氣急、胸悶或咳嗽，多與接觸過敏原、冷空氣、物理、化學性刺激以及病毒性上呼吸道感染、運動等有關。

　　(2)發作時在雙肺可聞及散在或瀰漫性的以呼氣相為主的哮鳴音，並伴有呼氣相延長。

　　(3)上述症狀和體徵經治療可緩解或自行緩解。

　　(4)排除其他疾病所引起的喘息、氣急、胸悶和咳嗽。

(5)臨床表現不典型者（如無明顯喘息或體徵），至少具備以下一項試驗陽性：①支氣管激發試驗或運動激發試驗陽性；②支氣管舒張試驗陽性［1秒鐘用力呼氣容積（FEV1）增加≥12％，且FEV1增加絕對值≥200ml］；③最大呼氣流量（PEF）日內變異率≥20％。

符合（1）～（4）條或（4）、（5）條者，可以診斷為支氣管哮喘。

2.咳嗽變異性哮喘

它是兒童慢性咳嗽最常見原因之一，以咳嗽為唯一或主要表現，不伴有明顯喘息。診斷依據：

(1)咳嗽持續＞4週，常在夜間和（或）清晨發作或加重，以乾咳為主；

(2)臨床上無感染徵象，或經較長時間抗生素治療無效；

(3)抗哮喘藥物診斷性治療有效；

(4)排除其他原因引起的慢性咳嗽；

(5)支氣管激發試驗陽性和（或）PEF每日變異率（連續監測1～2週）≥20％；

(6)個人或一、二級親屬有特應性疾病史，或過敏原檢測陽性。

以上1～4項為診斷基本條件。

3.喘息

在學齡前兒童中，喘息是非常常見的臨床表現，非哮喘的學齡前兒童也會發生反覆喘息。

(1) 5歲以下兒童喘息可分成3種臨床表型。

①早期一過性喘息：多見於早產和父母吸菸者，喘息主要是由於環境因素導致肺的發育延遲所致，年齡的成長使肺的發育逐漸成熟，大多數患兒在出生後3歲之內喘息逐漸消失。

②早期起病的持續性喘息（指3歲前起病）：患兒主要表現為與急性呼吸道病毒感染相關的反覆喘息，本人無特應症表現，也無家族過敏性疾病史。

③遲發性喘息／哮喘：這些兒童有典型的特應症背景，往往伴有溼疹，哮喘症狀常遷延持續至成人期，氣管有典型的哮喘病理特徵。

但是應該注意，第1、2種類型的兒童喘息只能透過回顧性分析才能做出鑑別。兒童喘息的早期干涉有利於疾病的控制，因此不宜在對患者進行初始治療時即進行如此分類。

(2)哮喘預測指數能有效預測3歲內喘息兒童發展為持續性哮喘的危險性。哮喘預測指數：過去1年喘息≥4次，具有1項主要危險因素或2項次要危險因素。主要危險因素包括：①父母有哮喘病史；②經醫生診斷為特應性皮炎；③有吸入過敏原致敏的依據。次要危險因素包括：①有食物過敏原致敏的依據；②外周血嗜酸性粒細胞≥4%；③與感冒無關的喘息。如哮喘預測指數陽性，建議按哮喘規範治療。

二、中醫診斷依據

(1)常突然發病，發作之前，多有噴嚏、咳嗽等先兆症狀。發作時不能平臥，煩躁不安，氣急，氣喘。

(2)有誘發因素，如氣候轉變、受涼、受熱或接觸某些過敏物質。

(3)可有嬰兒期溼疹史或家族哮喘史。

第三節　中醫辨證分型

一、發作期

1. 寒性哮喘

症候：咳嗽氣喘，喉間有痰鳴音，痰多白沫，形寒肢冷，鼻流清涕，面色淡白，惡寒無汗，舌淡紅，苔白滑，脈浮滑。

治法：溫肺散寒，化痰定喘。

方劑：小青龍湯合三子養親東加減。

2. 熱性哮喘

症候：咳嗽哮喘，聲高息湧，咯痰稠黃，喉間哮吼痰鳴，胸膈滿悶，身熱，面赤，口乾，咽紅，尿黃便祕，舌質紅，苔黃膩，脈滑數。

治法：清肺化痰，止咳平喘。

方劑：麻杏石甘東加味。

3. 外寒內熱

症候：惡寒發燒，鼻塞，打噴嚏，流清涕，咯痰黏稠色黃，口渴引飲，大便乾結，舌紅，苔薄白，脈滑數。

治法：解表清裡，定喘止咳。

方劑：大青龍東加減。

4. 肺實腎虛

症候：病程較長，哮喘持續不已，動則喘甚，面色欠華，小便清長，常伴咳嗽、喉中痰鳴，舌淡苔薄膩，脈細弱。

治法：瀉肺補腎，標本兼顧。

方劑：射干麻黃湯合都氣丸加減。

二、緩解期

1. 肺脾氣虛

症候：氣短多汗，咳嗽無力，常見感冒，神疲乏力，形瘦納差，面色蒼白，便溏，舌淡，苔薄白，脈細軟。

治法：健脾益氣，補肺固表。

方劑：人參五味子湯合玉屏風散加減。

2. 脾腎陽虛

症候：面色晃白，形寒肢冷，腳軟無力，動則氣短心悸，腹脹納差，大便溏瀉，舌淡苔薄白，脈細弱。

治法：健脾溫腎，固攝納氣。

方劑：金匱腎氣丸加減。

3. 肺腎陰虛

症候：面色潮紅，咳嗽時作，甚而咯血，夜間盜汗，消瘦氣短，手足心熱，夜尿多，舌紅苔花剝，脈細數。

治法：養陰清熱，補益肺腎。

方劑：麥味地黃丸加減。

第四節　中醫特色治療

一、中成藥劑

1. 小青龍湯口服液

每次1支，1日2次。用於寒性哮喘。

2. 哮喘沖劑

每次1袋，1日2次。開水沖服。用於熱性哮喘。

二、經驗方

(1)乾地龍粉，每次 3g，1 日 2 次，裝膠囊內開水吞服。用於熱性哮喘。

(2)麻黃、五味子、甘草各 30g，研細末，分成 15 包，每次 1 包，1 日 2 次，開水沖服。用於熱性哮喘。

(3)生晒參 60g（黨參加 1 倍），蛤蚧（去頭足）2 對，麻黃、杏仁 10g，炙甘草 50g，生薑 60g，紅棗 10g，銀杏肉 10g，濃煎 3 次，濾清汁加冰糖 500g，收膏。每日早晚各 1 湯匙，開水沖服。用於哮喘緩解期以氣短為主者。

三、外治療法

白芥子、延胡索各 21g，甘遂、細辛各 12g，共研細末，分成 3 份，每隔 10 天使用 1 份。用時取藥末 1 份，加生薑汁調稠如 1 分錢幣大，分別貼在肺俞、心俞、膈俞、膻中穴，貼 2～4h 後揭去。若貼後皮膚發紅，局部出現小皰疹，可提前揭去。貼藥時間為每年夏天的初伏、中伏、末伏，共 3 次，連用 3 年。

四、針灸療法

發作期，取定喘、天突、內關。咳嗽痰多者，加膻中、豐隆。緩解期，取大椎、肺俞、足三里、腎俞、關元、脾俞。每次取 3～4 穴，輕刺加灸，隔日 1 次。在好發季節前做預防性治療。

第五節　中醫辨證調護

一、預防

(1)重視預防，避免各種誘發因素，適當進行體育鍛鍊，增強體質。

(2)注意氣候影響，做好防寒保暖工作，冬季外出應帶口罩。尤其氣候轉變或換季時，要預防感冒誘發哮喘。有外感病症要及時治療。

(3)發病季節，防止活動過度和情緒激動，以免誘發哮喘。

二、護理

(1)居室宜空氣流通，陽光充足。冬季要暖和，夏季要涼爽通風。避免接觸特殊氣味。

(2)飲食宜清淡而富有營養，忌食生冷油膩、辛辣酸甜以及海鮮魚蝦等可能引起過敏的食物，以免誘發哮喘。

(3)注意心率、脈象變化，防止哮喘大發作產生。

第三十二章　小兒腹瀉

第一節　概述

1. 疾病的定義

小兒腹瀉是以大便次數增多，糞質稀薄或如水樣為特徵的一種小兒常見病。西醫稱洩瀉為腹瀉，發於嬰幼兒者稱嬰幼兒腹瀉。

二、流行病學

本病一年四季均可發生，夏秋季節發生率較高，不同季節發生的洩瀉，症候表現有所不同。2歲以下小兒發生率最高。

第二節　疾病診斷標準

一、西醫診斷依據

1）根據大便性狀和次數判斷。根據家長和看護者對患兒大便性狀改變（呈稀水便、糊狀便、黏液膿血便）和大便次數比平時增多的主訴可作出腹瀉診斷。

2）根據病程分類。急性腹瀉病：病程≤2週；遷延性腹瀉病：病程為2週～2個月；慢性腹瀉病：病程＞2個月。

3）對腹瀉患兒進行有無脫水和電解質紊亂的評估。

（1）脫水程度的評估參見表32-1。

表 32-1　脫水程度

項目	輕度脫水	中度脫水	重度脫水
丟失體液	占體重 5%	占體重 5%～10%	占體重 10%以上
精神狀態	稍差	萎靡或不安	極度萎靡，重症病容
皮膚彈性	尚可	差	消失（捏起皮膚回覆 ≥ 2 秒）
唇舌黏膜	稍乾燥	乾燥	乾燥
前囟眼窩	稍有凹陷	凹陷	明顯凹陷
尿量	稍少	明顯減少	極少甚至無尿
四肢	暖	稍涼	厥冷
脈搏	正常	快	快而弱
血壓	正常	正常或下降	降低、休克

(2)盡可能對中、重度脫水患兒行血電解質檢查和血氣分析。

4)根據患兒糞便性狀、糞便的肉眼觀察結果和鏡檢所見、發病季節、發病年齡及流行情況初步猜想病因。急性水樣便腹瀉患者（約占 70%）多為病毒或產腸毒素性細菌感染，黏液膿性、膿血便患者（約占 30%）多為侵襲性細菌感染。有條件盡量進行大便細菌培養以及病毒、寄生蟲檢測。

5)對慢性腹瀉病還要評估消化吸收功能、營養狀況、生長發育等。

治療原則是預防和糾正脫水、飲食調整、對症治療和合理用藥。

二、中醫診斷依據

(1)大便次數增多，每日超過 3～5 次，多者達 10 次以上，呈淡黃色，如蛋花湯樣，或黃綠稀溏，或色褐而臭，可有少量黏液，或伴有噁心、嘔吐、腹痛、發燒、口渴等症。

(2) 有乳食不節、飲食不潔或感受時邪病史。

(3) 重症腹瀉及嘔吐嚴重者，可見小便短少，體溫升高，煩渴神疲，皮膚乾癟，囟門凹陷，目眶下陷，啼哭無淚等脫水徵及口唇櫻紅、呼吸深長、腹脹等表現。

第三節　中醫辨證分型

一、常證

1. 傷食瀉

症候：大便稀溏，夾有乳凝塊或食物殘渣，氣味酸臭，或如敗卵，脘腹脹滿，便前腹痛，瀉後痛減，腹痛拒按，噯氣酸餿，或有嘔吐，不思乳食，夜臥不安，舌苔厚膩，或微黃。

治法：消食導滯。

方劑：保和丸加減。

2. 風寒瀉

症候：大便清稀，中多泡沫，臭氣不甚，腸鳴腹痛，或伴惡寒發燒，鼻流清涕，咳嗽，舌淡，苔薄白。

治法：疏風散寒，化溼和中。

方劑：藿香正氣散加減。

3. 溼熱瀉

症候：大便水樣，或如蛋花湯樣，瀉下急迫，量多次頻，氣味穢臭，或見少許黏液，腹痛時作，食慾不振，或伴嘔惡，神疲乏力，或發燒煩惱，口渴，小便短黃，舌紅，苔黃膩，脈滑數。

治法：清熱利溼。

方劑：葛根黃芩黃連東加減。

4. 脾虛瀉

症候：大便稀溏，色淡不臭，多於食後作瀉，時輕時重，面色萎黃，形體消瘦，神疲倦怠，舌淡苔白，脈緩弱。

治法：健脾益氣，助運止瀉。

方劑：參苓白朮散加減。

5. 脾腎陽虛瀉

症候：久瀉不止，大便清稀，完穀不化，或見脫肛，形寒肢冷，面色晄白，精神萎靡，睡時露睛，舌淡苔白，脈細弱。

治法：補脾溫腎，固澀止瀉。

方劑：附子理中湯合四神丸加減。

二、變證

1. 氣陰兩傷

症候：瀉下無度，質稀如水，精神萎靡或心煩不安，目眶及前囟凹陷，皮膚乾燥或枯瘦，啼哭無淚，口渴引飲，小便短少，甚至無尿，唇紅而乾，舌紅少津，苔少或無苔，脈細數。

治法：益氣養陰，酸甘斂陰。

方劑：人參烏梅東加減。

2. 陰竭陽脫

症候：瀉下不止，次頻量多，精神萎靡，表情淡漠，面色青灰或蒼白，哭聲微弱，啼哭無淚，尿少或無，四肢厥冷，舌淡無津，脈沉細欲絕。

治法：挽陰回陽，救逆固脫。

方劑：生脈散合參附龍牡救逆東加減。

第四節　中醫特色治療

一、中成藥治療

(1)藿香正氣膠囊：每服 2～3 粒，1 日 3～4 次。用於風寒瀉。

(2)純陽正氣丸：每服 2～3g，1 日 3～4 次。用於中寒瀉瀉、腹冷嘔吐者。

(3)甘露消毒丹：每服 2～3g，1 日 3～4 次。用於暑溼洩瀉。

(4)葛根芩連丸：每服 1～2g，1 日 3～4 次。用於溼熱瀉。

(5)附子理中丸：每服 2～3g，1 日 3～4 次。用於脾腎陽虛瀉。

二、驗方

(1)蒼朮、山楂各等份，炒炭存性，研末。每次 1～2g，1 日 3～4 次，開水調服。有運脾止瀉之功，用於溼濁瀉、傷食瀉。久瀉脾陽傷者加等份炮薑炭粉，用於脾虛瀉。

(2)杏仁滑石湯：杏仁、滑石、半夏各 10g，黃芩、厚朴、鬱金各 6g，橘紅 4g，黃連、甘草各 3g。水煎服，每日 1 劑。宣暢氣機，清利溼熱，用於溼熱瀉。

三、藥物外治

(1)丁香 2g，吳茱萸 30g，胡椒 30 粒，共研細末。每次 1～3g，醋調成糊狀，敷貼臍部，每日 1 次。用於風寒瀉、脾虛瀉。

(2)鬼針草 30g，加水適量。煎沸後倒入盆內，先燻後浸泡雙足，每日 3～5 次，連用 3～5 日。用於小兒各種洩瀉。

四、針灸療法

(1)針灸法取足三里、中脘、天樞、脾俞。發燒加曲池，嘔吐加內關、上脘，腹脹加下脘，傷食加刺四縫，水樣便多加水分穴。實證用瀉法，虛證用補法，每日 1～2 次。

(2)灸法取足三里、中脘、神闕。隔薑灸或艾條溫和灸，每日 1～2 次。用於脾虛瀉、脾腎陽虛瀉。

五、推拿療法

運脾土、推大腸、清小腸各 100 次，摩腹 3min，揉天樞、揉龜尾、推七節骨各 100 次，捏脊 3～5 遍。發燒加退六腑、清天河水，偏寒濕加揉外勞宮 100 次，偏濕熱加清大腸 100 次，偏傷食加推板門 100 次，偏脾虛加揉足三里。

六、飲食療法

(1)炒山藥、薏仁、芡實，可單用一種，也可一起用，與稻米同煮成粥，每日食用。用於脾虛瀉。

(2)健脾八珍糕，每次 2 塊，開水調成糊狀吃，每日 1～3 次。用於脾虛瀉。

第五節　中醫辨證調護

(一)預防

(1)注意飲食衛生，食品應新鮮、清潔，不吃變質食品，不暴飲暴食。飯前、便後要洗手，餐具要衛生。

(2)提倡母乳餵養，不宜在夏季及小兒有病時斷奶，遵守新增輔食的原則，注意科學餵養。

(3)加強戶外活動，注意氣候變化，及時增減衣服，防止腹部受涼。

(二)護理

(1)適當控制飲食，減輕胃腸負擔，吐瀉嚴重及傷食洩瀉患兒可暫時禁食 6～8h，以後隨著病情好轉，逐漸增加飲食量。忌食油膩、生冷及不易消化的食物。

(2)保持皮膚清潔乾燥，勤換尿布。每次大便後，宜用溫水清洗臀部，並撒爽身粉，防止發生紅臀。

(3)密切觀察病情變化，防止發生洩瀉變證。

第三十三章　五遲五軟

第一節　概述

一、疾病病名

五遲是指立遲、行遲、語遲、髮遲、齒遲；五軟是指頭項軟、口軟、手軟、足軟、肌肉軟，均屬於小兒生長發育障礙病症。小兒生長發育較正常兒遲緩，超過 12 個月頭髮稀細黃枯，不能穩穩站立，16 個月不見牙齒生出，18 個月不能行走，不能說爸媽以外的詞，可診斷為五遲。現代醫學上的生長發育遲緩、智力低下、腦性癱瘓、維生素 D 缺乏性佝僂病等疾病，均可見五遲、五軟症候。五遲以發育遲緩為特徵，五軟以痿軟無力為主症，二者既可單獨出現，也常互為並見。

二、流行病學

多發於少兒，多數患兒由先天稟賦不足所致，證情較重，預後不良；少數由後天因素引起者，若症狀較輕，治療及時，也可康復。

第二節　疾病診斷標準

一、西醫診斷要點

(1)小兒 2～3 歲還不能站立、行走為立遲、行遲；初生無髮或少髮，隨年齡成長頭髮仍稀疏難長為髮遲；牙齒屆時未出或出之甚少為齒遲；1～2 歲還不會說話為語遲。

(2)小兒週歲前後頭項軟弱下垂為頭項軟；咀嚼無力，時流清涎為口軟；手臂不能握舉為手軟；2～3 歲還不能站立、行走為足軟；皮寬肌

肉鬆軟無力為肌肉軟。

(3) 五遲、五軟之症不一定悉具，但見一二症者可分別做出診斷。還應根據小兒生長發育規律早期發現生長發育遲緩的變化。

(4) 有母親孕期患病用藥不當史，產傷、窒息、早產史，養育不當史，或家族史，父母為近親結婚者。

二、中醫診斷

五遲五軟的病因主要有先天稟賦不足，亦有後天失於調養者。導致立遲、行遲、語遲、髮遲、齒遲，頭項軟、口軟、手軟、足軟、肌肉軟，均屬於小兒生長發育障礙病症。其病位在肝腎，整體病機為五臟不足，氣血虛弱，精髓不充，或瘀血阻絡，導致生長發育障礙。

第三節　中醫辨證分型

1. 肝腎虧損

症候：筋骨萎弱，發育遲緩，坐起、站立、行走、生齒等明顯遲於正常同齡小兒，頭項萎軟，天柱骨倒，方顱、目呆、囟門寬大，容易驚惕、夜臥不安，舌淡，苔少，脈沉細無力。

治法：補腎填髓，養肝強筋。

方劑：加味六味地黃丸加減。

2. 心脾兩虛

症候：語言遲鈍，精神呆滯，智力低下，頭髮生長遲緩，髮稀萎黃，四肢萎軟，肌肉鬆弛，口角流涎，咀嚼吮吸無力，或見弄舌，納食欠佳，大便多秘結，舌淡苔少，脈細。

治法：健脾養心，補益氣血。

方劑：調元散加減。語遲失聰加遠志、鬱金化痰解鬱開竅；髮遲難長加何首烏、肉蓯蓉養血益腎生髮；四肢萎軟加桂枝溫通經絡；口角流涎加益智仁溫脾益腎固攝。

3. 痰瘀阻滯

症候：智力低下，反應遲鈍，意識不清，口角流涎，喉間痰鳴，或關節強硬，肌肉軟，或有驚厥發作，舌胖有瘀點、瘀斑，苔膩，脈沉澀或滑，指紋暗滯。

治法：滌痰開竅，活血通絡。

方劑：通竅活血湯合滌痰東加減。

第四節　中醫特色治療

一、針灸特色療法

1. 毫針炙法

(1) 主穴取身柱、風府、四神聰、懸鐘、陽陵泉，若肝腎不足加肝俞、腎俞、太溪、三陰交，脾胃虛弱加中脘、脾俞、足三里，上下肢癱瘓分別加曲池、手三里、合谷、外關、伏兔、環跳、風市、委中、承山、豐隆等疏通經氣，其中風府朝鼻尖以下方向針炙 1 吋左右，四神聰從不同方向刺向百會穴，背俞穴宜淺刺、斜刺，其餘腧穴常規針炙，用補法，背俞穴可加溫針炙，用於肝腎虧損、心脾兩虛證。

(2) 主穴取八脈交會穴，耳穴取腦點、合谷或足三里，若語言障礙加廉泉，口角流涎加地倉，智力障礙、癲癇加神門、通里，頸軟加大椎、風池，腰軟加腎俞，足外翻加太溪，足內翻加崑崙等，每日或隔日 1 次，手法以補為主，留針半小時以上，連續針炙 50 次為 1 個療程，每個療程結束後休息 1 週，用於肝腎虧損、心脾兩虛證。

(3)對症取穴：上肢取肩髃、曲池、合谷、抬肩、後溪等，下肢取環跳、伏兔、梁丘、足三里、陽陵泉、崑崙、解溪等，項軟取天柱、項夾脊、腎俞，足內翻取足內翻穴、懸鐘、崑崙，足外翻取足外翻穴、三陰交、照海、太溪，剪刀步取風市、解剪，語言障礙取通里、人迎、廉泉、金津、玉液；辨證取穴：益氣取氣海、脾俞、肺俞、章門，補血取膈俞、血海、脾俞，行氣取太衝、陽陵泉、足三里，活血取血海、肝俞、膈俞，滋補肝腎取肝俞、腎俞、命門；針法：根據病情施以補瀉，每次取穴 6～10 個，10 次為 1 個療程，休息 3 天。

2. 天灸療法

① 取頭項部腧穴四神聰、風池、聽宮、頭維、翳風等，每次取穴 4 個，將斑蝥、雄黃麝香等適量研磨極細，用蜂蜜調膏裝瓶備用，取火柴頭大小藥物放於 1 公分 ×1 公分大小醫用脫敏膠布中間，貼於腧穴上，24h 後取下，挑破水泡，敷以無菌紗布，1 週後自行脫落癒合，用於各型腦癱。

② 取穴脾俞、天樞、足三里、氣海、關元、腎虛、膈俞、命門、陽陵泉、解溪等，每次取穴 6～8 個，於三伏天、三九天灸時，予以藥物敷貼，以皮膚潮紅為度，不要求起泡，用於心脾兩虛、肝腎虧損。

3. 水針療法

取風池、大椎、腎俞、曲池、手三里、足三里、陽陵泉、承山等穴，每次選 2～3 穴，用胎盤組織液注射液、燈盞花注射液、維生素 B1、維生素 B12 注射液，每穴注入 0.5～1ml，每日 1 次，用於各型腦癱。

4. 拔罐療法

血海、膈俞、足三里、豐隆，刺絡拔罐法，隔日 1 次，用於痰瘀阻滯證；藥用調元散，取神闕穴、脾俞、心俞等，用藥物灌法，每日 1 次，用於心脾兩虛證。

5. 腧穴敷貼療法

肉桂、當歸、吳茱萸、青皮，研磨後用蜂蜜調糊狀，取適量外敷雙膝眼、陽陵泉、陰陵泉等以激發經氣，每日 1 次，用於下肢運動障礙，證屬虛寒的腦癱者。

6. 耳針療法

耳穴取皮質下、交感、神門、腦幹、腎上腺、心、肝、腎、小腸；上肢癱瘓加肩、肘、腕，下肢癱瘓者加髖、膝、踝，每次選用 4～6 穴，針灸或用王不留行籽貼壓，每日按壓刺激 2～3 次，2 天更換，左右交替，用於各型腦癱。

7. 艾灸療法

1) 取華佗夾脊穴，用溫針灸法，每日 1 次，用於各型腦癱。

2) 用灸法灸足踝各 3 壯，每日 1 次。用於肝腎虧損證。

3) 灸心俞、脾俞，各 3 壯，每日 1 次。用於心脾兩虛證。

8. 頭針療法

① 取頂顳前斜線、頂旁 1 線、頂旁 2 線、顳前線、枕下旁線穴位，用毫針炙激，留針 1～4h，每日 1 次。

② 四神針、顳三針、腦三針，用毫針炙激，留針 1h，每日 1 次。

③ 對運動區、感覺區、足運感區、舞蹈區、視區、平衡區等，每次取 3～4 穴，10 次為 1 個療程。用於各型腦癱的治療。

9. 紅外線照射

取雙側足三里、三陰交、內關、曲池穴，晨起照射 1 次，每次 3min，適用於痙攣性腦癱。

二、推拿特色療法

(1) 運用補脾經、腎經手法推拿各 300 次，揉中脘 50 次，摩腹 5min，揉足三里 50 次，以健脾和胃、補氣血、補腎。

(2) 揉氣海 50 次、關元 50 次，以培腎固本。

(3) 揉脊 10 遍、揉百會 50 次，以安神益智。

(4) 擦督脈，捏脊，疏通經脈、調理氣血、培補元氣。

(5) 上肢部按揉肩髃、曲池、合谷各 1min，推拿上肢 3 遍。

(6) 下肢部揉環跳、承扶、委中、陽陵泉各 1min，彈撥腹股溝及足太陽膀胱經穴位，搖髖關節 1min，踝關節被動屈曲及背伸 10 遍，推拿跟腱 3 遍。患兒每天治療 1 次，30 次為 1 個療程，6 個療程後觀察療效。

三、藥物特色療法

1. 中藥灌腸療法

黃耆、太子參、白朮、炙甘草、法半夏、陳皮、紅花、赤芍、丹參、地龍、當歸尾各 10g，以水濃煎至 40ml，分 2 次灌腸，用於腦癱脾虛證、瘀血證。

2. 中藥足浴療法

黃耆、當歸、川芎、雞血藤、紅花、伸筋草、白朮、牛膝、地龍、僵蠶、白附子、皂角各 10g，以水煎藥液為 1.5L，每日 1 次，每次 30～45min，並配合足部按摩，用於痰瘀阻滯。

3. 中藥熱奄包療法

黃耆、當歸、川芎、紅花、伸筋草、僵蠶、白附子、天南星、陳皮、佛手、艾葉，用蒸汽加熱至溫度 40～45℃，外敷於活動不利大關節處，每日 1 次，用於腦癱偏於寒瘀證。

4. 中藥薰蒸療法

黃耆 30g、當歸 15g、川芎 15g、雞血藤 15g、牛膝 15g、紅花 15g、赤芍 15g、伸筋草 15g、透骨草 15g、絡石藤 15g、木瓜 15g，或伸筋草 30g、透骨草 30g、杜仲 20g、牛膝 30g、丹蔘 30g、當歸 20g、桑寄生 30g、續斷 30g、桃仁 30g、紅花 30g、葛根 30g、白芍 30g、木瓜 30g、雞血藤 30g、全蟲 6g、地龍 15g，按步驟操作醫用智慧汽療儀，調節溫度為 38～40℃，對全身進行薰蒸，每次 30min，每日 1 次，連續 30 天為一個療程，用於各型腦癱。

第五節　中醫辨證調護

1. 預防

(1) 大力宣傳優生優育知識，禁止近親結婚。婚前進行健康檢查，以避免發生遺傳性疾病。

(2) 孕婦注意養胎、護胎，加強營養，按期檢查，不濫服藥物。

(3) 嬰兒應合理餵養，注意防治各種急、慢性疾病。

2. 護理

(1) 重視功能鍛鍊，加強智力訓練教育。

(2) 加強營養，科學餵養。

營養合理：提倡母乳餵養，尤其是早產兒、小於胎齡兒。母乳不足，採用合理的混合餵養或人工餵養。幼兒補充各種輔食，包括各種維生素及礦物質和蛋白質。飲食宜每餐定時、定量、易消化富於營養。

(3) 用推拿法按摩萎軟肢體，防止肌肉萎縮。

3. 健康指導

(1)衛生宣教：指導家屬注意對患兒保暖，衣服應柔軟舒適。餐具和奶具定期煮沸消毒。大小便後清洗會陰部，防止溼疹，適當進行戶外活動。

(2)家屬在醫生指導下，要防止患兒的異常姿勢，要教患兒練習應該完成然而沒有完成的動作。例如爬行，翻身，用手持物，單膝跪立等。對患兒不過分保護，不憐憫，不放棄，不與其他孩子進行比較，小兒腦癱護理要多鼓勵患兒參加遊戲和活動。

(3)保持正確姿勢。當患兒有了較好的軀幹控制能力與進食能力時，可以開始語言訓練了，交談時要與患兒眼睛的高度保持一致，如果位置過高，會使患兒全身過度伸展，不利於發音。

(4)要幫助孩子進行一系列科學性的鍛鍊。每天堅持陪孩子進行肢體上的鍛鍊，以免日後形成肢體畸形，不要著急，鼓勵患兒說話，幫助患兒樹立說話的信心，當患兒發聲時，要立即回應，多啟發他表達想說的話，千萬不要批評和指責患兒，要多表揚患兒。

(5)情志調護：本類疾病病程長，見效慢，患者家屬很容易出現焦慮及憂愁，甚至有想放棄治療的心理，患者家屬要有心理準備，要有耐心。積極有效的心理疏導會使患兒增強治療疾病信心，透過物理治療、康復治療、手術治療、藥物治療等適當的措施有望達到康複目的。

4. 常備食療

(1)甘草小麥大棗湯：用冷水浸泡甘草、大棗、小麥後，用小火煎煮，半小時為1煎，共兩煎，合併煎液，每日2次，早晚溫服，喝湯食棗。可降低大腦興奮性，健脾益氣，平燥緩急。

(2)百合熟地龍齒湯：龍齒先煎40min，再加入百合、熟地黃，一同煎煮，取汁飲用，每日1次。適用肝陽偏旺型小兒過動症患者。

第四篇　骨傷科

第三十四章　科利斯骨折

第一節　概述

一、疾病定義

科利斯骨折（Colles fracture）指橈骨下端 2～3cm 範圍內的骨鬆質部位的骨折。

二、流行病學

科利斯骨折是最常見的骨折之一，約占所有骨折的 6.7%，好發於老年人，女性較多，有「老年性骨折」之稱。

第二節　疾病診斷標準

一、診斷

根據患者的受傷史、臨床表現、X 光表現，一般可做出診斷。

1. 病史

多有明確外傷史，常見於跌倒，肘部伸展，前臂旋前，腕關節背伸，手掌著地致傷。

2. 症狀

疼痛、腫脹、典型畸形，即正面看「槍刺樣」畸形，側面看「餐叉樣」畸形。壓痛明顯，腕關節活動障礙。檢查局部壓痛明顯，腕關節因疼痛而活動受限。

3. 檢查

橈骨在距關節面 3.0cm 左右處橫斷。正位片上，骨折遠段向橈側移位，可與骨折近段有嵌插，下尺橈關節距離增大（分離）。橈骨下端關節面向尺側傾斜度減少，正常為 20°～25°，骨折後可減小到 5°～15°甚至消失；側位片上，橈骨遠端向背側移位，關節面掌側傾斜角度減少或消失，正常為 10°～15°。老年人骨折遠段可呈粉碎性骨折。

二、鑑別診斷

無移位橈骨遠端骨折或不完全骨折，腫脹不明顯，僅覺得局部輕度疼痛，可有環形壓痛和縱軸叩擊痛，腕和指運動不便，握力減弱，需注意與腕部軟組織損傷相鑑別。骨折多可捫及骨擦感或骨擦音，縱軸叩擊痛陽性，腕部軟組織損傷縱軸叩擊痛，且無骨擦感及骨擦音，根據 X 光檢查結果可明確有無骨折。

第三節　中醫特色治療

無移位的科利斯骨折，中立位石膏托固定 4 週；有移位者，絕大多數均採用閉合復位及外固定治療。

一、復位手法

1. 牽抖復位法

患者取坐位，老年患者可取平臥位，患肢外展，肘部屈曲 90°，前臂中立位。助手握住患肢前臂上段，術者兩手緊握手掌，兩拇指並列置於骨折遠端背側，其餘四指置於其腕掌部，緊扣大小魚際肌，先順勢拔伸 2～3min，待重疊移位完全矯正後，將前臂遠段旋前，並利用牽引力，

順縱軸方向驟然猛抖，同時迅速尺偏掌屈，使之復位。此法適用於骨折線未進入關節內、骨折端完整者。

2. 提按復位法

患者取坐位或平臥位，肘關節屈曲90°，前臂中立位，一助手持握患手拇指及其餘四指，另一助手緊握患肢前臂上段，兩助手行拔伸牽引，持續2～3min，使骨折端的嵌入或重疊移位得以矯正，旋轉移位亦應注意矯正。術者立於患肢外側，一手握住前臂下段將骨折近端向橈側推擠，另一手握掌腕部將骨折遠端向尺側推擠，握手部的助手同時將患腕向尺側屈曲，以矯正骨折遠端的橈側移位。然後術者兩手食、中、環三指重疊，置於近端的掌側，向上端提，兩拇指並列頂住遠端的背側，向掌側擠按，握手部的助手同時將患腕掌屈，以矯正掌、背側移位。待骨折移位完全矯正，腕部外形恢復正常後，術者一手托住手腕，另一隻手拇指沿伸、屈肌腱由近端向遠端推按，理順肌腱，使之恢復正常位置。亦可先整復掌、背側移位，再整復橈側移位。此法適用於老年患者以及骨折線已進入關節的骨折粉碎者。

二、固定方法

在維持牽引下，局部外敷藥物後，用四塊夾板超腕關節固定。在骨折遠端背側和近端掌側分別放一平墊。在骨折遠端的背橈側尚可先放一橫檔紙墊，一般長約6～7cm，寬約1.5～2cm，厚約0.3cm，以能包繞前臂遠段的背、橈兩側面為度。如放橫檔，則在背側不用再放平墊。壓墊放置妥當後，再放上夾板。夾板上端達前臂中、上1/3，背側夾板和橈側夾板的下端應超過腕關節，限制手腕的橈偏和背伸活動。掌側夾板和尺側夾板則不超過腕關節。

三、藥物治療

初期瘀腫較甚，治宜活血祛瘀、消腫止痛，內服可選用桃紅四物湯，瘀腫較甚者可加三七或雲南白藥，外敷消腫止痛膏或雙柏散。中期宜和營生新、接骨續筋，可選用駁骨丹，外敷駁骨散或接骨續筋膏。後期宜養氣血、壯筋骨、補肝腎，內服補中益氣湯。

第四節　中醫辨證調護

一、傳統行為療法

骨折經復位固定，即應鼓勵患者積極進行指間關節、掌指關節屈伸鍛鍊及肩肘關節活動。粉碎性骨折由於關節面遭受破壞，癒合後常易導致創傷性關節炎，應早期進行腕關節的功能鍛鍊，以改善關節功能、預防後遺創傷性關節炎。解除外固定後，做腕關節屈伸、旋轉和前臂旋轉鍛鍊。

二、藥膳食補法

(1) 早期（1～2週）

受傷部位瘀血腫脹，經絡不通，氣血阻滯，此期治療以活血化瘀、行氣消散為主。中醫認為「瘀不去則骨不能生」、「瘀去新骨生」。可見消腫散瘀為骨折癒合之首要。飲食配合原則上以清淡為主，如蔬菜、蛋類、豆製品、水果、魚湯、瘦肉等，忌食酸辣、燥熱、油膩，尤不可過早施以肥膩滋補之品，如骨頭湯、肥雞、燉水魚等，否則瘀血積滯，難以消散，必致病程拖延，使骨痂生長遲緩，影響日後關節功能的恢復。在此階段，食療可用三七 10g，當歸 10g，肉鴿 1 隻，共燉熟爛，湯肉並進，每日 1 次，連續 7～10 天。

(2) 中期（2～4 週）

瘀腫大部分被吸收，此期治療以和營止痛、祛瘀生新、接骨續筋為主。飲食上宜清淡，以滿足骨痂生長的需求，可在初期的食譜上加骨頭湯、田七煲雞、動物肝臟之類，以補給更多的維生素 A、維生素 D、鈣及蛋白質。食療可用當歸 10g，骨碎補 15g，續斷 10g，新鮮豬排或牛排骨 250g，燉煮 1h 以上，湯肉共進，連用 2 週。

(3) 後期（5 週以上）

受傷 5 週以後，骨折部瘀腫基本吸收，已經開始有骨痂生長，此為骨折後期。治療宜補，透過補益肝腎、氣血促進更牢固的骨痂生成及舒筋活絡，使骨折部的鄰近關節能自由靈活運動，恢復往日的功能。飲食上可以解除禁忌，食譜可再配以老母雞湯、豬骨湯、羊骨湯、鹿筋湯、燉水魚等，能飲酒者可選用杜仲骨碎補酒、雞血藤酒、虎骨木瓜酒等。食療可用枸杞子 10g，骨碎補 15g，續斷 10g，薏仁 50g。將骨碎補與續斷先煎去渣，再入餘 2 味煮粥進食。每日 1 次，7 天為 1 療程。每 1 療程間隔 3～5 天，可用 3～4 個療程。

三、日常防治

(1) 要養成良好的生活習慣：有長期吸菸、過量飲酒、少動多坐及低鈣飲食等不良生活習慣的人，老年容易發生骨質疏鬆，所以不要抽菸，少喝酒，不喝濃茶，不食用過多的高蛋白食品。

(2) 鼓勵多活動：適度的運動一方面可以強化骨骼強度，另一方面也可以保持肌力和良好的平衡感，減少跌倒發生的機會。這也是骨折的預防方法之一。

(3) 居家安全：75%的跌倒發生在自己的家中，尤其是浴室、廚房等地方。安全的居家環境對降低骨折發生率非常重要。

第三十五章 關節脫位

第一節 概述

一、疾病定義

關節脫位是指構成關節的骨端關節面脫離正常位置，引起關節功能障礙。

二、流行病學

關節脫位與年齡、性別、職業、體質、解剖特點及關節的活動範圍、活動頻率有密切關係。如小兒因關節韌帶發育尚不健全，常發生橈骨小頭半脫位；年老體衰、體質虛弱、筋肉鬆弛者易發生脫位，性別及職業特點與脫位的發生率相關，成年人脫位多於兒童，體力勞動者多於腦力勞動者，關節本身的病變可引起維持關節穩定性的結構破壞，導致病理性脫位；活動範圍大、活動頻繁的關節，其關節的解剖特點是關節的穩定性程度低，人體關節脫位的發生率從高到低依次為肩關節、肘關節、髖關節、膝關節。

第二節 疾病診斷標準

一、診斷依據

1. 有明顯的受傷史

暴力的大小、方向、性質和作用形式及受傷狀態等決定脫位的發生、部位及類型。

2. 臨床表現

疼痛：脫位後局部脈絡受損，氣血瘀滯，阻塞經絡，不通則痛，活動時疼痛加重，關節周圍可廣泛壓痛。

腫脹：脫位後局部脈絡受損，血離經脈，瘀滯於皮膚腠理；脫位後氣機不暢，津液敷布不利，泛溢於肌膚；脫位後骨端的位置改變，均可造成局部的腫脹。

功能障礙：脫位後構成關節的骨端脫離了正常的位置，發生關節功能障礙。

畸形：脫位後關節的形狀發生變化，出現關節畸形，關節被限定在特定的位置，造成體位的畸形。

關節盂空虛：構成關節的骨端脫離了正常的吻合關係，在關節周圍可觸控到骨端。

彈性固定：脫位後關節周圍的軟組織處於緊張狀態，把脫位的骨端固定在特殊的位置上，在被動活動時關節雖可稍微活動，但有彈性阻力，去除外力後關節又恢復到特定的位置上，這種情況被稱為彈性固定。

3. 輔助檢查

X光檢查可明確脫位的診斷，並了解脫位的方向、程度及是否合併骨折，對於某些特殊部位的脫位加行CT，可以明確診斷。

第三節　中醫特色治療

一、治療原則

傷後儘早手法復位，適當固定，以利軟組織修復；及時活動以恢復關節功能。

二、治療步驟

(1)復位：以手法復位為主。

(2)固定：復位後將關節固定在穩定的位置上，固定時間為2～3週。

(3)功能鍛鍊：固定期間應經常進行關節周圍肌肉的舒縮活動和患肢其他關節的主動運動，以促進血液循環、消除腫脹；避免肌肉萎縮和關節僵硬。

三、幾種常見的關節脫位治療方法

一旦發生關節脫位，應讓患者受傷的關節安靜地固定在患者感到最舒適的位置。盡可能在進行妥善固定後迅速就醫。注意：在為患者脫衣服時，應先脫正常一側的，再脫受傷一側的，穿衣服時則反之。

1. 肩關節脫位

一般均需麻醉後或肌鬆弛下進行復位，常用復位手法有：①希氏法。傷員仰臥位，術者立於傷側，將靠近患肢術者一側的足跟置於患肢腋窩部，以胸壁和肱骨頭之間作支點，握患肢前臂及腕部順其縱軸牽引。達到一定牽引力後，輕輕搖動或內、外旋其上肢並漸向軀幹靠攏復位。②牽引上提法。坐位，助手握患肢腕部順應其患肢體位向下牽引，用固定帶或另一助手將患者上胸抱住固定。牽引後，術者用雙手中指或輔以示指在腋下提移位之肱骨頭向上外復位。復位後X光攝片檢查完全復位後，用膠布或繃帶作對肩位固定3週。習慣性脫位時，可作修補術。

2. 肘關節脫位

平臥位，助手固定患肢上臂作對抗牽引，術者握其前臂向遠側順上肢軸線方向牽引。復位後上肢石膏托固定於功能位3週。

3. 橈骨頭半脫位

術者一手握患肢肘部，拇指觸及橈骨小頭，另一手輕握其腕部作輕柔的牽引及將其前臂旋前，當肘關節屈曲，同時前臂旋後時即感到橈骨頭清脆聲或彈動而復位。繃帶懸吊前臂，適當保護患肢1週。

4. 髖關節脫位

①若已有休克時，應取平臥位，保持呼吸道通暢，注意保暖並急送醫院進行搶救。②急送醫院，在麻醉下進行手法復位。③復位後可用皮膚牽引或髖人字形石膏固定6～8週。④解除外固定後應繼續鍛鍊髖部肌力，並逐步增加髖關節活動範圍。

5. 開放性關節脫位的處理

爭取在6～8h內進行清創術，在徹底清創後，將脫位整復，縫合關節囊，修復軟組織，縫合皮膚，橡皮條引流48h，外用石膏固定於功能位3～4週，並選用適當抗生素以防感染。

四、藥物治療

(1)內服：中成藥（丸劑、酒劑、膠囊、蜜丸、顆粒劑）和中草藥，並根據每個患者的個人狀況配以食療。

(2)外用：貼劑、藥物薰洗、藥物薰蒸、藥物透敷、針灸、艾灸、藥熨、火療、藥物噴射。

五、理療

雷射針刀、四肢疾病治療儀、全身康復治療儀、智慧型極超短波治療儀、三維智慧干涉波治療儀、全科治療儀、藥物離子導入儀、電腦骨創傷治療儀、遠紅外線理療艙、經皮給藥治療儀、微波治療儀、偏振遠紅外光電腦疼痛治療儀、磁療儀、經絡導平儀。

第四節　中醫辨證調護

一、傳統行為療法

（1）叩齒集神法：叩齒集神三十六次，兩手抱崑崙，雙手擊天鼓二十四次。先須閉目冥心，盤坐握固，靜思。然後叩齒集神，次叉兩手向項後，數九息，勿令耳聞。乃移手掩兩耳，以第二指壓中指，彈擊腦後，左右各二十四次；

（2）撼天柱法：左右手搖天柱，各二十四次。先須握固，乃搖頭左右顧，肩膊隨動，二十四次；

（3）舌攪漱咽法：左右舌攪上顎三十六次，嗽三十六次，分作三口，如硬物咽之。然後方得行火。以舌攪口齒並左右頰，待津液生方漱之，至滿口方咽之；

（4）摩腎堂法：兩手摩腎堂三十六次，以數多更妙。閉氣搓手令熱，摩後腎堂如數，畢，收手握固，再閉氣，思用心火下燒丹田，覺極熱，即止；

（5）單關轆轤法：左右單關轆轤各三十六次。須俯首，擺撼左肩三十六次，右肩亦三十六次；

（6）雙關轆轤法：雙關轆轤三十六次。兩肩並擺撼至三十六數。想自丹田透雙關，入腦戶，鼻引清氣，後伸兩腳；

（7）托天按頂法：兩手相搓，呵五次，呵後叉手，托天按頂各九次。叉手相交向上，托空三次或九次；

（8）鉤攀法：以兩手向前如鉤，攀雙腳心十二次，再收足端坐。以兩手向前，攀腳心十二次，乃收足端坐。候口中津液生，再漱吞，一如前數。擺肩並身二十四，乃再轉轆轤二十四次。想丹田火自下而上，遍燒身體。想時，口鼻皆閉氣少頃。

二、藥膳防護

關節脫位術後，應增進營養，多食富含蛋白質的食物，如魚類、雞蛋、豆製品等，適當增加鈣質。

1. 黃酒燉河蟹

【原料】小河蟹 5 隻，黃酒 150g。

【製法】小河蟹洗乾淨搗爛，沖熱黃酒，隔水燉燜，去渣取其汁，適量溫飲，其渣可塗患處。

【功效】消腫止痛，祛瘀消斑。適用於脫位復位早期腫脹、皮膚青紫明顯者。

【服法】1 天 2 次，連續 1 週。

2. 炒油莧菜

【原料】油莧菜 250g。

【製法】油莧菜洗乾淨，切成小段，菜油起油鍋，將油莧菜炒熟，加少許精鹽、味精，分次食用。

【功效】活血祛瘀通絡。適用於脫位復位後早期腫脹明顯不退者。

【服法】1 天 2 次，連續 1 週。

3. 赤小豆竹筍湯

【原料】赤小豆、綠豆各 100g，竹筍 30g。

【製法】將赤小豆、綠豆、嫩竹筍分別洗乾淨，放入鍋中，加清水 500ml，急火煮開 3min，文火煮 20min 即成。

【功效】消腫活血，逐血利溼。適用於脫位復位後早期局部腫脹明顯、瘀塊不退者。

【服法】分次食用，連服 1 週。

4. 薤白鯽魚湯

【原料】鯽魚 1 條，薤白 25g。

【製法】鯽魚活殺，去鰓、內臟等，洗乾淨，油鍋煎至魚背微黃，加清水 500ml；薤白洗乾淨，紗布包紮，同置鍋中，急火煮開 3min，加黃酒、薑、蔥、精鹽等。改文火煮 20min，去薤白，食魚及湯。

【功效】消腫行氣活血，利水溼。適用於脫位復位後早期關節部脹痛明顯、關節活動受限者。

【服法】1 天 3 次，連續 1 週。

5. 韭菜炒佛手

【原料】韭菜 250g，佛手 200g。

【製法】韭菜洗乾淨，切成小段；佛手洗乾淨，切成小片。油鍋燒熱，將韭菜、佛手同入鍋內炒熟。

【功效】行氣止痛，溫經通絡。適用於脫位復位中期關節仍腫脹、活動不利者。

【服法】分次食用，連續 10 日。

6. 蔥油拌萵筍

【原料】萵筍 300g。

【製法】將萵筍洗乾淨，去皮切成絲，熱油加蔥末，與萵筍絲拌勻。

【功效】通經絡，養筋骨。適用於脫位復位後中期關節僵直不能動者。

【服法】分次食用，連續 10 日。

7. 百合桃仁湯

【原料】鮮百合 250g，桃仁 20g。

【製法】鮮百合洗乾淨，桃仁洗乾淨，同置鍋中，加清水 500ml，急火煮開 3min，文火煮 20min。

【功效】活血止痛，和營通絡。適用於脫位復位後中期關節活動不利者。

【服法】分次食用，連續 10～15 日。

8. 木瓜粥

【原料】木瓜 250g，粳米 50g。

【製法】木瓜洗乾淨，切成小片，置鍋中，加清水 500ml，放入粳米，急火煮開 3min，改文火煮 30min，熬成粥。

【功效】接筋續損，和營通絡。適用於脫位復位後中期關節活動不利者。

【服法】趁熱食用，連服 10～15 日。

9. 大棗甘草米粥

【原料】大棗 10 枚，炙甘草 5g，粳米 50g。

【製法】大棗、炙甘草洗乾淨，置鍋中，加清水 1,000ml，放入粳米，急火煮開 3min，改文火煮 20min，成粥。

【功效】調衛調營，緩急止痛。適用於脫位復位後中期關節隱痛不癒者。

【服法】趁熱分次食用，連續 15 日。

10. 豬腳黃豆湯

【原料】豬腳 2 隻，黃豆 100g。

【製法】豬腳洗乾淨，剁碎，置鍋中。放入黃豆，加清水 1,000ml，急火煮開 3min，加黃酒、薑、蔥、精鹽少許，改文火煮 60min。

【功效】滋養筋骨，滑利關節。

【服法】分次食用，連服 10 日左右。

11. 豬肝炒首烏

【原料】豬肝 250g，鮮何首烏（首烏）10g。

【製法】豬肝洗乾淨，切成小片；鮮何首烏洗乾淨，切成片。起油鍋，將豬肝片與鮮何首烏片同炒熟，加少許黃酒、精鹽等。

【功效】補血養陰止眩。適用於脫位復位後期伴關節痠軟、目視昏花者。

【服法】分次食用，連服 15 日。

12. 龜肉胡桃湯

【原料】龜肉 50g，核桃仁（胡桃仁）20g。

【製法】龜肉洗乾淨，切成塊，核桃仁洗乾淨，剁成小塊，一同用豬油熱炒後，再加清水 1,000ml，急火煮開 3min，改文火煮 30min。

【功效】大補陰血。適用於習慣性脫位伴陰血不足、五心煩熱、口乾乏力的中老年患者。

【服法】分次食用，連服 15 日。

13. 牛蹄筋白芷湯

【原料】牛蹄筋 100g，白芷 20g。

【製法】牛蹄筋洗乾淨，切成小塊；白芷洗乾淨，紗布包紮。牛蹄筋、白芷同置鍋中，加清水 1,000ml，急火煮開 3min，去浮沫，加黃酒、薑、蔥、精鹽等，文火煮 30min。

【功效】強筋骨，利關節。適用於復位晚期關節仍僵硬不能伸屈、腰膝痠軟乏力者。

【服法】分次食用，連服 10～20 日。

14. 豬腳筋杞桂湯

【原料】乾豬腳筋 100g，大棗 15 枚，枸杞子 10g，龍眼肉 15g。

【製法】乾豬腳筋水發後洗乾淨，切成小段，置鍋中，加清水 1,000ml，加大棗、枸杞子、龍眼肉，急火煮開 5min，改文火煮 30min。

【功效】養氣補血，滑利關節。適用於脫位復位後期氣血虛損、肝腎不足或有習慣性脫位者。

【服法】分次食用，連服 15 日。

15. 龍眼大棗粥

【原料】龍眼肉 50g，大棗 10 枚，粳米 50g。

【製法】龍眼肉、大棗分別洗乾淨，置鍋中，加清水 1,000ml，加入粳米，急火煮開 3min，改文火煮 30min，熬成粥。

【功效】壯陽益氣，溫補中陽。適用於脫位復位後期腎陽虛損、怕冷、手足不溫者。

【服法】趁熱食用，連服 10～20 日。

16. 蓮肉米粥

【原料】蓮子 30g，粳米 50g。

【製法】蓮子洗乾淨，暨鍋中，加清水 1,000ml，放入粳米，急火煮開 5min，改文火煮 30min，成粥。

【功效】補益脾腎。適用於脫位復位後期脾腎兩虛、腹瀉便溏、心煩失眠者。

【服法】分次食用，連服 15 日。

三、日常防治

（1）加強鍛鍊，增強身體素質。經常參加體育鍛鍊，如練氣功、打太極拳、做體操、散步等，大有好處。凡堅持體育鍛鍊的人身體就強壯，抗病能力就強，很少患病，其抗禦風寒溼邪侵襲的能力比一般沒經過體育鍛鍊者強得多。

（2）避免風寒溼邪侵襲。春季正是萬物萌發之際，也是類風溼性關節炎的好發季節，所以，要防止受寒、淋雨和受潮，關節處要注意保暖，不穿溼衣、溼鞋、溼襪等。夏季暑熱，不要貪涼受露，暴飲冷飲等。秋季氣候乾燥，但秋風送爽，天氣轉涼，要防止受風寒侵襲。冬季寒風刺骨，注意保暖。

（3）注意勞逸結合。飲食有節、起居有常，勞逸結合是強身保健的主要措施。臨床上有些患者的病情雖然基本得到控制，處於疾病恢復期，往往由於勞累而重新加重或復發，所以要勞逸結合，活動與休息要適度。

（4）保持正常的心理狀態。這對維持機體的正常免疫功能很重要。

第三十六章　胸腰椎骨折

第一節　概述

一、疾病定義

胸腰椎骨折是指由於外力造成胸腰椎骨質連續性的破壞。這是最常見的脊柱損傷。在青壯年患者中，高能量損傷是其主要致傷因素，如車禍、高處墜落傷等。老年患者由於本身存在骨質疏鬆，致傷因素多為低暴力損傷，如滑倒、跌倒等。

二、流行病學

其發生率占骨折的 5%～6%。

第二節　疾病診斷標準

一、診斷

根據受傷史、臨床表現、X 光表現，一般可做出診斷。

1. 病史

患者有明顯的外傷史，如車禍、高處墜落，軀幹部擠壓等。

2. 症狀

脊柱可有畸形，脊柱棘突骨折可見皮下淤血。傷處局部疼痛，如頸痛、胸背痛、腰痛或下肢痛。棘突有明顯淺壓痛，脊背部肌肉痙攣，骨折部有壓痛和叩擊痛。胸椎骨折軀幹活動受限，合併肋骨骨折時可出現呼吸受限。腰椎骨折時腰部有明顯壓痛，屈伸下肢感腰痛。常合併脊髓

損傷，可有不全或完全癱瘓的表現，如感覺、運動功能喪失、大小便障礙等。

3. 檢查

(1) X 光攝片

X 光攝片是首選的檢查方法，老年人感覺遲鈍，胸腰段脊柱骨折往往主訴為下腰痛，單純腰椎攝片會遺漏下胸椎骨折，因此必須註明攝片部位包括下胸椎在內，通常要拍攝正側位兩張片子，必要時加拍斜位片，在斜位片上則可以看到有無椎弓峽部骨折。

(2) CT 檢查

CT 檢查有其局限性，它不能顯示椎管內受壓情況，凡有脊柱損傷或有精神官能症狀者均須進行 CT 檢查。CT 檢查可以顯示椎體的骨折情況，還可顯示有無碎骨片突出於椎管內，並可計算椎管的前後徑與橫徑損失量。

(3) MRI

CT 片不能顯示脊髓損傷情況，必要時應進行 MRI 檢查，在 MRI 片上可以看到椎體骨折出血所致的訊號改變和前方的血腫，還可看到脊髓損傷所表現出的異常高訊號。

二、鑑別診斷

胸腰椎骨折應與青年性椎體骨骺炎相鑑別。青年性椎體骨骺炎好發於 T7~11 之間，無外傷史，是椎體骨骺發育中生理紊亂所致。在 X 光片上，可見胸椎體相對面的形態不規則，髓核變性，引起椎間面的凹陷，並在鄰近骨上有保護性骨沉積和椎間隙變窄，多個椎體發生楔形改變。臨床上應注意，經常負重勞動的搬運工人，其下胸椎和上腰椎也常有輕度的楔形改變。這是經常負重，椎體代償性變形所致，不應誤診為椎體壓縮骨折。

第三節　中醫特色治療

　　胸腰椎體壓縮骨折較穩定，治療方法較多。對老年體弱、骨質疏鬆的患者，一般不主張手法復位，僅臥床休息 3 個月左右或適當的練功活動即可。如為年輕患者，功能要求高，恢復後要從事體力勞動，應及時復位，良好的固定及積極的功能鍛鍊可獲得滿意的療效。

一、復位手法

　　1. 牽引過伸按壓法

　　患者俯臥硬板床上，兩手抓住床頭，助手立於患者頭側，兩手把持腋窩處，一助手立於足側，雙手握雙踝，兩助手同時用力，逐漸進行牽引，至一定程度後，下助手在牽引的基礎上，逐漸將雙下肢提起，使肢體懸離床面，使脊柱呈現過伸位，得到充分牽引和後伸，使肌肉鬆弛，椎間隙及前縱韌帶被拉開後，術者雙手重疊，壓於骨折後突部位，用力下壓，藉助前縱韌帶的伸張力，將壓縮的椎體拉開，同時後突畸形得以復平。

　　2. 二桌復位法

　　用高低不等的二桌，高低差約為 25～30cm，平排在一起，將患者置於二桌上，患者頭部朝高桌，然後將高桌邊逐漸移至上臂中段近頦下處，將低桌漸移至大腿中段處，藉助患者體重，使胸腰部懸空。此時術者可用手掌托住患者的腹部，慢慢下沉，以減輕疼痛，達到脊柱過伸的目的，約 2～5min 後，脊柱的胸腰部明顯過伸，此時前縱韌帶被拉緊，被壓縮的椎體得以復位後，立即上一石膏背心或金屬胸腰過伸支架固定。石膏背心要求上至胸骨上緣，下至恥骨聯合。骨突處放一襯墊以防壓傷，注意三點的固定和塑形。

3. 兩踝懸吊復位法

患者俯臥於復位床上，將兩踝懸空吊起。如沒有復位床，亦可在屋梁上裝一滑輪，將雙足向上吊起，徐徐懸空，使胸腰段脊柱過伸，其原理與二桌復位法相同。復位後同樣用支架固定脊柱於過伸位。

4. 腎托法

讓患者仰臥於手術檯上，胸腰段置於腎托上，然後逐漸搖起腎托，將患者的胸腰段挺起呈拱橋形，使脊柱後伸。復位後，可在腰部置軟枕，仰臥位休息。

5. 自身復位功能療法

本法簡便安全，效果可靠，患者恢復快，合併症少。同時能發揮患者在復位和治療中的主動作用。以背伸肌為動力。增加前縱韌帶及椎間盤前部纖維環的張力，使壓縮的椎體逐漸張開，使骨折畸形逐漸得到矯正。背伸肌力的增強，即形成一個有力的肌肉夾板，對脊柱的穩定發揮重要作用。此法可以免除長期石膏固定的痛苦，避免了骨質疏鬆。由於堅持背伸肌鍛鍊，骨折後遺症也明顯減少，同時也可改善全身血液循環。儘早消除全身症狀，增加飲食，增加體力，有利於患者的康復。其具體方法如下：患者仰臥於硬板床上，骨折處墊一軟枕，如疼痛者可服中藥或給止痛劑，待疼痛緩解後即可進行腰背肌鍛鍊。

(1)仰臥位鍛鍊法。①五點支撐法：患者用頭部、雙肘及雙足作為支重點，使背部、腰部、臀部及下肢呈弓形撐起。一般在傷後一週內要達到這種練功要求。②用頭頂及雙足支重，全身呈弓形撐起，腰背盡力後伸。一般要求傷後 2～3 週內達到這種要求。③四點支撐法：用雙手及雙足支重，全身後伸騰空如拱橋式。此種練功法難度較大，青壯年患者經過努力，在傷後 5～6 週可以達到練功要求。

(2)俯臥位鍛鍊法。第一步：患者俯臥，兩肢上置於體側，抬頭挺胸，兩臂後伸。使頭、胸及兩上肢離開床面。第二步：在雙膝關節伸直的同時，後伸下肢，並使其盡量向上翹起，而後再一同後伸。第三步：頭、頸、胸及兩下肢同時抬高，兩臂後伸，僅使腹部著床，整個身體呈反弓形，如飛燕點水姿勢。

二、固定方法

對輕度胸腰椎壓縮骨折的患者，不需特別固定，患者仰臥於硬板床上，骨折處墊一薄枕即可。對較嚴重的骨折，已經復位，可用脊柱過伸固定，常用的有石膏背心，胸腰過伸支架或腰背「工」形板固定。

三、藥物治療

早期：主要在於調理內傷，如腸胃氣滯、腹脹、噯氣、嘔吐者，治宜行氣活血導滯，可內服順氣活血束加減。如氣滯血瘀，腑氣不通，大便祕結，治宜行氣導滯、通腑祛瘀，可選用大承氣湯。若大便乾結難下，可潤腸通便，可用芒硝 9g、蜂蜜 30g 沖服，或用番瀉葉 10g 焗服。

中期：全身症狀消除，胃腸功能恢復，治宜續筋接骨，內服接骨丹。

後期：腰背筋脈不舒，局部板硬疼痛。內服伸筋片，可舒筋活絡。證屬肝腎虧虛、氣血不足者，應培補肝腎、補氣養血，可內服十全大補湯。外貼伸筋膏、虎骨膏。

第四節　中醫辨證調護

一、傳統行為療法

骨折透過整復和固定後，應鼓勵患者早期進行四肢及腰肌鍛鍊，這是治療中的一個關鍵。行石膏及支架固定者，早期可進行伸背和伸髖活

動。嚴重患者也不可絕對臥床，為了防止褥瘡，應在 2～3h 內幫助患者翻身，同時進行按摩。一旦病情穩定，患者有力，即可開始練功活動，輕者 8～12 週可下地活動，但應避免彎腰動作，12 週後即可進行脊柱的全面鍛鍊；彎腰負重則應在半年後進行。

二、藥膳食補法

1. 早期（1～2 週）

三七 10g、當歸 10g、肉鴿 1 隻。共燉熟爛，湯肉並進，每日 1 次，連續 10 天。

2. 中期（2～4 週）

當歸 10g、骨碎補 15g、續斷 10g、新鮮豬排或牛排骨 250g。燉煮 1h 以上，湯肉共進，連用 2 週。

3. 後期（5 週以上）

枸杞子 10g、骨碎補 15g、續斷 10g、薏仁 50g。將骨碎補與續斷先煎去渣，再加入另 2 味同煮粥進食。每次，7 天為 1 個療程，每 1 個療程後間隔 3 天，共用 3～4 個療程。

三、日常防治

(1) 戒菸，控制飲酒量，少吃刺激性油膩食品，多吃富含維生素粗纖維的食品。

(2) 禁止久坐、久站、長期彎腰、負重過大，避免外傷，避免日常劇烈運動。

(3) 補充充分維生素 D，要多吃富含維生素 D 的食物（比如魚、肝臟、蛋黃等），並盡可能多晒太陽，促進維生素 D 的吸收。

第三十七章　肩周炎

第一節　概述

一、疾病定義

　　五十肩全稱肩關節周圍炎，臨床上可有多種病名，如因睡眠時肩部受涼引起，稱「漏肩風」或「露肩風」，因肩部活動明顯受限，形同凍結而稱「凍結肩」。該病多發於50歲左右患者，故又常稱「五十肩」，是一種多因素病變。

二、流行病學

　　五十肩患病率約為15％，以40～60歲人多見，女多男少，左肩多於右肩，也有少數病例是雙側同時發病，但同一關節很少反覆發病。發病特點：起病緩慢，多無明顯外傷史，有著涼史；整個病程較長，常可數月至數年。但少數病例不經治療即可自癒；多數病例即使經過治療也會留下一定程度的疼痛與不同程度的功能減退。

第二節　疾病診斷標準

一、症狀

　　無外傷史，初期肩周微有疼痛，常不引起注意，1～2週後疼痛逐漸加重，肩關節外展、外旋功能開始受限。

二、體徵

　　檢查肩部無腫脹，肩關節前、後、外側均有壓痛，外展功能受限，被動繼續外展時，肩部隨之高聳。此時一手觸控肩胛骨下角，一手將患肩繼續外展時，可感到肩胛骨隨之向外上轉動，說明肩關節已有黏連。

　　重型患者肩臂肌肉萎縮，尤其以三角肌明顯，疼痛較重，夜間尤甚，外展及內旋、外旋均嚴重受限。病程一般在1年以內，長者可達1～2年。

第三節　中醫特色治療

一、理筋手法

　　患者正坐，術者用右手的拇、食、中三指對握患者三角肌束，作垂直於肌纖維走行方向的撥動5～6次，再撥動痛點附近的岡上肌、胸肌各5～6次，然後按摩肩前、肩後及肩外側。繼之，術者左手扶住肩部，右手握患手，做牽拉、抖動和旋轉活動。最後幫助患者做外展、內收、前屈等動作。以上治療隔日1次，10次為一個療程。

二、中藥治療

　　治法宜補氣血、益肝腎、溫經絡、祛風溼，可內服獨活寄生湯或三痹湯。體弱血虧較重者，可用當歸雞血藤束加減。急性期疼痛加重，肩關節觸痛敏感，肩關節活動障礙者，可外敷消炎散、開關散。

三、針灸治療

　　取肩髃、肩髎、肩外俞、巨骨、曲池及阿是穴，針用瀉法，結合艾灸，每日或隔日一次。

四、練功治療

鼓勵患者做肩外展、前屈、後伸、旋後等動作。由於鍛鍊時會引起患處疼痛，因此需消除患者顧慮，說明練功治療的重要性，早晚加強鍛鍊。主要的練功動作有「手拉滑車」、「蠍子爬牆」等，每日循序漸進，可獲良效。

第四節　中醫辨證調護

1. 熱敷

可用溼熱毛巾覆蓋肩周疼痛區域熱敷，溫度舒適為宜，每晚 20～30min，以促進局部血液循環，緩解肌肉痙攣，減輕疼痛。

2. 減重

在發作期應減輕持重，避免提抬重物，減少肩部活動，做到勞逸結合，量力而行。

3. 要加強營養

可適當多吃富含鈣、磷，具有補益肝腎、滋養筋脈的食物，飲食調養以補肝腎、養筋脈為根本，做到合理搭配，對症進食，飲食有度，防止偏食。

4. 保持情緒樂觀

情緒與五十肩的發生、發展有著密切的關係，對治療信心不足，緊張、焦慮，情緒常不穩定，直接影響五十肩的順利康復，因此要保持良好樂觀的情緒。

5. 注意正確的姿勢

（1）站立：挺拔胸背，沉降肩臂，下顎內收，後方觀看，軀幹左右對稱；

(2)坐姿：挺拔胸背，下顎內收。椅背 7～10°後傾，膝關節的位置比股關節水平稍高一些，舒適自然為宜；

(3)臥姿：高低適中的枕頭，符合頸部的生理曲線，通常仰臥、側臥等各個姿勢均可，但俯臥姿勢盡量避免。側臥時尤其要注意避免下位肩膀的過度受壓。可選擇厚薄相宜的軟枕墊在耳側，維持頸肩部的相對位置。

6.避免長時間的伏案工作

伏案工作者常低首聳肩，長時間保持這一姿勢將使頸部及肩部肌肉的負擔增大，導致肩周肌肉群的勞損。近來，隨著電腦的普及和網路的發達，越來越多的人坐在螢幕前敲打鍵盤，使腕源性五十肩的發生大大增加。這類人首先應選擇高矮適中的椅子和電腦檯，另外在工作 30～45min 後，最好起立，舒展腰肢，轉動頭頸，舒鬆肩關節。

7.避免肩部受涼

夏天，居於安裝冷氣的房間，要著長袖衣服。冬天外出時注意肩部保暖，因為房間內外大的溫差，將影響肩部的血流。有條件者，可在暖房裡裸露肩膀，患部貼敷溫溼毛巾，加速局部血液循環，鬆弛緊張僵硬的肩周肌群。

8.堅持做一些保健運動

每日堅持體育運動，如保健體操、散步、慢跑等，使肌肉中的血流通暢，保持良好的關節柔韌性和良好的功能狀態。

9.藥膳療法

本病多由肝腎不足、氣血虛弱、血不榮筋或感受風寒溼邪所致。治宜補益氣血、滋養肝腎。現介紹幾款行之有效的藥膳方。

(1)當參羊肉湯：當歸、黨參、川芎、白芍各 10g，桑枝、羌活各 15g，甘草 5g，羊肉 50g，調料適量。將羊肉洗淨切塊，諸藥布包，加水同燉至羊肉熟後，去藥包，再加食鹽、味精、蔥、薑、辣椒等調味，煮沸服食。

(2)當歸血藤雞蛋湯：當歸、雞血藤各 15g，木香、陳皮、赤芍各 10g，桑枝 20g，雞蛋 1 個。將雞蛋與諸藥（布包）同煮，待蛋熟後去殼再煮 10min，棄藥包，吃蛋喝湯，每日 3 次，每次 1 個。

(3)附桂豬腳湯：附片、桂枝各 10g，桑枝 30g，羌活 15g，豬腳 1 對，調料適量。將豬腳去毛雜洗淨剁開，諸藥布包，加水同燉至豬腳熟後，去藥包，加食鹽、味精等調味，煮沸服食。

(4)當歸二枝粥：當歸、桂枝各 10g，桑枝 30g，稻米 100g。諸藥水煎取汁，用此汁液與稻米共煮粥，佐中、晚餐食。

(5)桑枝大棗粥：桑枝 30g，大棗 10 枚，稻米 50g。桑枝水煎取汁，加稻米、大棗煮粥，每日 2 次，佐中、晚餐食。

(6)葛根桂枝薏仁粥：葛根 30g，桂枝 15g，薏仁 30g，粳米 60g，鹽適量。先將葛根、桂枝加適量水煮沸 30min，去渣取汁，再將薏仁、粳米放入藥汁中。煮沸後用文火慢熬，至米爛粥熟時加鹽調味，每日 1 劑，分 2 次溫服。

(7)芪歸燉雞湯：黃耆 30g，當歸 20g，童子雞 1 隻，生薑、鹽適量。先將童子雞宰殺去毛及內臟後洗淨，再將黃耆、當歸、生薑洗淨放入雞腹中，入沙鍋內加適量水及鹽，用小火慢燉 2h，吃雞肉喝湯，3 天吃 1 次。

第三十八章　膝骨關節炎

第一節　概述

一、疾病定義

膝骨關節炎是指由於膝關節軟骨變性、骨質增生而引起的一種慢性骨關節病，又稱為膝增生性關節炎、退行性關節炎、骨性關節病、增生性關節病、肥大性關節病等。病變初發於髕股或脛股關節，然後波及全關節。主要病理變化是關節軟骨受損、破壞，從軟骨片剝脫，形成游離體。滑膜、關節囊和髕下脂肪墊可充血、增生、肥厚和纖維化。中醫稱之為「膝痹病」，病機多屬於肝腎虧損、筋骨失榮，夾雜風寒溼痹著著。

二、流行病學

本病是臨床常見病、多發病，是一種慢性、進展性、退行性病變關節疾病，多發生於中老年人，也可發生於青年人；可單側發病，也可雙側發病。據有關文獻報導，膝骨關節炎約占全身各骨性關節炎的31%。從年齡來看，50歲者約有80%、60歲者90%、70歲以上者100%都有X光影像學的病理表現，但出現臨床症狀者僅占18%左右。該病發生率女高於男。

第二節　疾病診斷標準

一、疾病診斷

1. 中醫診斷

中醫學無明確的骨關節炎病名，根據其臨床症狀多將此病歸屬於「痹證」、「痰證」、「骨痹」、「筋痹」、「腰腿痛」的範疇。多數醫家認為此

病因肢體筋脈、關節、肌肉、經脈氣血痺阻不通,「不通則痛」而發病,最後加重骨及軟骨的退變,出現疼痛、畸形和功能障礙。「骨痺」的診斷依據為:「由於年老體衰,骨失滋養,氣血失調,導致膝骨關節退化改變。臨床表現以膝關節疼痛,膝關節活動不利為主症,運作牽強,舌質偏暗,舌苔薄,脈滑或弦為次症。」

2. 西醫診斷

參照中華醫學會骨科學分會《骨關節診治指南》(2007年版),其診斷依據如下所述。

(1)臨床表現:膝關節的疼痛及壓痛、關節僵硬、關節腫大、骨摩擦音(感)、關節無力、活動障礙。

(2)影像學檢查

X光檢查:骨關節炎的X光特點表現為非對稱性關節間隙變窄,軟骨下骨硬化和囊性變,關節邊緣骨質增生和骨贅形成;關節內有游離體,關節變形及半脫位。

(3)實驗室檢查:血常規、蛋白電泳、免疫複合物及血清補體等指徵一般在正常範圍。伴有滑膜炎者可見C反應蛋白(C — reactive protein,CRP)及血沉(erythrocyte sedimentation rate,ESR)輕度升高,類風溼因子及抗核抗體陰性。

(4)具體診斷標準

① 近1個月內反覆膝關節疼痛;

② X光片(站立或負重位)示關節間隙變窄、軟骨下骨硬化和(或)囊性變、關節緣骨贅形成;

③ 關節液(至少2次)清亮、黏稠,白血球(white blood cell,WBC)＜2,000個/ml;

④ 中老年患者（≥ 40 歲）；

⑤ 晨僵≤ 3min；

⑥ 活動時有骨擦音（感）。

綜合臨床、實驗室及 X 光檢查結果，符合①＋②條或①＋③＋⑤＋⑥條或①＋④＋⑤＋⑥條，可診斷膝關節骨性關節炎。

(5) 骨關節炎的 X 分級

根據 Kellgren 和 Lawrence 的放射學診斷標準，骨關節炎分為五級：

0 級 ：正常；

Ⅰ級：關節間隙可疑變窄，可能有骨贅；

Ⅱ級：有明顯的骨贅，關節間隙輕度變窄；

Ⅲ級：中等量骨贅，關節間隙變窄較明確，軟骨下骨質輕度硬化改變，範圍較小；

Ⅳ級：大量骨贅形成，可波及軟骨面，關節間隙明顯變窄，硬化改變極為明顯，關節肥大及明顯畸形。

二、疾病分期

根據臨床與放射學相關理論，該病可分為以下三期。

1. 早期

症狀與體徵表現為膝關節疼痛，多見於內側，上下樓或站起時尤其重，無明顯畸形，關節間隙及周圍壓痛，髕骨研磨試驗（＋），關節活動可。X 光表現 0 ～Ⅰ級。

2. 中期

疼痛較重，可合併腫脹，內翻畸形，有屈膝畸形及活動受限，壓痛，髕骨研磨試驗（＋），關節不穩。X 光表現Ⅱ～Ⅲ級。

3. 晚期

疼痛嚴重，行走需支具或不能行走，內翻及屈膝畸形明顯，壓痛，髕骨研磨試驗（＋），關節活動度明顯縮小，嚴重不穩。X光表現Ⅳ級。

三、症候診斷

膝痹病（膝關節骨性關節炎）臨床常見症候：

1. 風寒溼痹證

肢體關節酸楚疼痛、痛處固定，有如刀割或有明顯重著感或患處表現腫脹感，皮色不紅，觸之不熱，關節活動欠靈活，畏風寒，每遇陰雨天或感寒後加劇，得熱則舒。舌質淡，苔白膩，脈弦緊或濡。

2. 風溼熱痹證

起病較急，病變關節紅腫、灼熱、腫脹、疼痛，甚至痛不可觸，得冷則舒為特徵，筋脈拘急，多兼有發燒，口渴，煩悶不安，或皮膚紅斑、硬結。舌質紅，苔黃膩或黃燥，脈滑數。

3. 瘀血閉阻證

膝關節疼痛，拒按，或脹痛不適，或痛如錐刺，日輕夜重，或持續不解，活動不利，甚則不能轉側，面晦唇暗，舌質隱青或有瘀斑，苔白而乾澀，脈多弦澀或細數。病程遷延，常有外傷、勞損史。

4. 肝腎虧虛證

膝關節隱隱作痛，膝腿痠軟無力，酸困疼痛，喜按喜揉，遇勞更甚，臥則減輕，舌質紅、少苔，脈沉細或沉弱無力。

第三節　中西醫特色治療

一、辨證選擇口服中藥湯劑

1. 風寒溼痹證

治法：祛風散寒，除溼止痛。

方劑：防己黃耆湯合防風東加減。

2. 風溼熱痹證

治法：清熱疏風，除溼止痛。

方劑：大秦艽東加減。

3. 瘀血閉阻證

治法：活血化瘀，舒筋止痛。

方劑：身痛逐瘀東加減。

4. 肝腎虧虛證

治法：滋補肝腎，強壯筋骨。

方劑：獨活寄生東加減。

二、辨證選擇中成藥口服

瘀血閉阻多選擇大活絡膠囊；肝腎虧虛多選擇仙靈骨葆，風寒溼痹多選用虎力散，風溼熱痹多選用通滯蘇潤江膠囊等。

三、中藥注射藥

對各證型膝痹病可選擇紅花注射液等通絡止痛類注射劑，靜脈注射。

四、辨證選擇中藥外治

肝腎虧虛和風寒溼痺多選擇開關散，溼熱蘊結多選擇複方黃連液或消炎散，瘀血閉阻多選擇消炎散。

五、其他中醫外治法

敷貼、薰蒸、薰洗、塗擦、膏摩、刮痧、拔罐、中藥離子導入、水針療法、中醫定向透藥等。

六、物理治療

紅外線照射、低頻脈衝電、蠟療、超音波藥物透入、電磁療法等。

七、手法和針灸治療

根據病情需要選擇。手法推拿治療，包括整體放鬆和局部點按。針灸治療包括局部取穴和遠端取穴，雷火灸、電針、穴位注射等特色針灸療法亦可選擇使用。

八、針刀治療

根據病情需要選擇，根據不同分期選用不同的部位進行針刀鬆解。

九、關節腔內治療

根據病情需要選擇。

1. 關節腔沖洗

在膝關節髕骨內上、外下或外上、內下穿刺，總量1,500～2,500ml，沖洗配方選用中藥製劑（如丹紅注射液或燈盞細辛注射液或紅花注射液）30～100ml，在嚴格無菌條件下配製操作。

2. 關節腔內藥物注射

適應證：風寒溼痹或風溼熱痹，膝關節腫脹明顯，關節腔積液，浮髕試驗陽性者。關節腔內注射玻璃酸鈉，每次 2～2.5ml，每週一次。

十、其他療法

在急性期根據疼痛程度，選擇性使用脫水、止痛等藥物對症治療。根據病情需要選擇牽引、矯形鞋墊等，或口服關節軟骨保護劑，如氨基葡萄糖片等。

十一、運動療法

包括肌力訓練和關節活動度訓練。

第四節　中醫辨證調護

一、傳統行為療法

傳統行為療法種類多樣，有八段錦、導引、氣功等。適宜的行為療法可使氣血充和，經絡通暢，一定程度上可以促進康復，可以防止因膝關節炎所致的肌肉廢用性萎縮，改善局部血液循環，減輕關節疼痛，增強肌力，有助於關節軟骨、關節囊組織形態和韌帶抗張強度的恢復，同時運動療法還能促進運動條件反射的恢復，使肌肉收縮力逐步增強，關節穩定性加強。延緩膝關節退變可行八段錦練習，如第七式「怒目攢拳增氣力」及第八式「背後七顛百病消」，其他招式亦有益處，對於膝關節的幫助，主要來自大腿、小腿的肌肉鍛鍊。練習時，必須遵守馬步的注意事項，包括膝蓋勿超出腳尖，膝蓋與腳同方向等。練習前需適當熱身。其次是導引、氣功等，要因人而異，循序漸進，避免過勞。

二、藥膳防護

膝關節骨性關節炎調理藥膳可嘗試以下幾種，須在藥膳師或醫師的指導下進行，以免達不到預期效果，甚至適得其反。

溼熱痹阻型常用藥膳方：老桑枝 60g，老鴨 1 隻；將鴨去內臟洗淨，加入老桑枝，用文火熬湯，調味後飲湯食肉。或用絲瓜 50g，粳米 100g，先將粳米煮粥，將熟時加入絲瓜小段，煮熟粥時，稍涼食用，每日 2 次。

寒溼痹阻型常用藥膳方：薏仁 30g，桂枝 5g，生薑 10g，粳米 100g；將桂枝、生薑水煎取汁，與薏仁、粳米一同煮粥，可日服 2 次。

血虛風痹型和肝腎陰虛型常用藥膳方：當歸 10g，黃耆 50g，烏雞肉 1,000g；雞肉、當歸、黃耆洗淨切段，加水適量，用文火燉 2～3h，調味後食用。

除以上三種以外，可用於膝關節骨性關節炎調養的食療方還有以下幾種。

三七丹蔘粥：三七 10～15g，丹蔘 15～20g，雞血藤 30g，洗淨，加入適量清水煎煮取濃汁，再把粳米 300g 加水煮粥，待粥將成時加入藥汁，共煮片刻即成。每次隨意食用，每日 1 劑。功效：活血化瘀，通絡止痛。主治瘀血內阻、經脈不利的關節疼痛。

三七燉雞：雄烏雞 1 隻，三七 6g，黃耆 10g，共納入雞腹內，加入黃酒 10ml，隔水小火燉至雞肉熟。用醬油隨意蘸食，隔日 1 次。功效：溫陽，益氣，定痛。主治膝關節炎，證屬陽氣不足者。

豬腎粥：將豬腎切片，與粳米一同煮粥，隨意服用，每日 1 劑。功效：祛風除溼，補益腎氣。主治膝關節炎，證屬腎氣不足者。

防風粥：取防風 12g，蔥白兩根洗淨，加適量清水，小火煎藥汁備用；再取粳米 60g 煮粥，待粥將熟時加入藥汁熬成稀粥。每日 1 劑，作早餐用。功效：祛風溼。主治膝關節炎，證屬風溼痹阻者。

桃仁粥：取桃仁10g洗淨，搗爛如泥，與薏仁30g、粳米100g同煮為粥，隨意服用，每日1劑。功效：益氣活血，通利關節。主治膝關節骨關節炎，證屬氣虛血瘀，阻滯關節者。

冬瓜薏仁湯：冬瓜500g（連皮切片），薏仁50g，加適量水共煮，小火煮至冬瓜爛熟為度，食時酌加食鹽調味。每日1劑，隨意食之。功效：健脾清熱利溼。主治膝關節骨關節炎，證屬溼熱內蘊而溼邪偏盛者。

三、日常防治

1. 急性期的調護

急性期患者因疼痛較劇烈，常需住院治療。

① 急性期患者應以臥床休息為主，減少行走，避免爬樓梯等。

② 配合醫生做好各種治療，向患者講解各種治療的注意事項。

③ 注意保暖，防止受涼，可給予局部熱敷和頻譜儀照射。

④ 做好患者心理護理，介紹相關知識，講解情緒對疾病的影響，使患者保持愉快的心情，樹立戰勝疾病的信心。

2. 緩解期及康復期的調護

① 減輕雙膝負荷，避免過度勞累，盡量不要深蹲，如爬樓梯及登山等，動作要輕緩。其次是要注意膝關節的保暖，使局部循環得以改善，以避免局部缺血缺氧，再則要注意大腿、小腿的肌肉鍛鍊，尤其是股四頭肌，必要時輔以助行器或枴杖，以減輕患膝的負擔。

② 加強雙下肢股四頭肌功能鍛鍊，要注意循序漸進，持之以恆。

③ 建立良好的生活方式，生活有規律，多臥床休息，注意保暖。

④ 患者應樹立戰勝疾病的信心。膝骨關節炎病程長，恢復慢，患者應保持愉悅的心情，用積極樂觀的態度對待疾病。

第四篇　骨傷科

第五篇

皮膚科常見病

第三十九章　脂溢性溼疹

第一節　概述

一、疾病定義

　　脂溢性溼疹也稱脂溢性皮炎（seborrheic dermatitis，SD），是發生在皮脂溢出部位的一種慢性丘疹鱗屑性、淺表炎症性皮膚病，發於頭面、軀幹等皮脂豐富區。發病機制尚不完全清楚，有遺傳因素、雄性激素分泌過旺、雄性激素還原酶活性增強、雄性激素受體活躍導致皮脂分泌亢進的因素，有糠秕馬拉色菌感染的因素。臨床表現：初起為毛囊性丘疹，逐漸擴大融合成紅斑，被覆油膩鱗屑或痂，可出現滲出、結痂和糜爛，並呈溼疹樣表現，嚴重者皮膚呈瀰漫性潮紅或者顯著脫屑，稱為脂溢性紅皮病。發生於面部時常累及眉弓、眼瞼緣、鼻唇溝等區域，部分患者同時還伴有不同程度的灼熱感和搔癢。面部脂溢性皮炎，屬於中醫學的「白屑風」、「面遊風」等範疇。

二、流行病學

　　成人和新生兒多見，可伴有不同程度的搔癢，脂溢性皮炎在成年人中發生率高達50%。中醫認為該病主要由素體溼熱內蘊、感受風邪所致。風熱之邪外襲，鬱久耗傷陰血，血傷則燥；或平素本為血燥之體，復感風熱之邪，血虛生風，風熱燥邪蘊阻肌膚，肌膚失於濡養而致；或由於嗜食肥甘油膩、辛辣之品，導致脾胃運化失常，化溼生熱，溼熱蘊阻肌膚而成。一般來說，由六淫、蟲毒等直接浸淫皮膚而發病，七情、飲食、勞逸、氣溫、季節變化、生活環境、嗜酒等與脂溢性皮炎的發生也有關。

第二節　疾病診斷標準

一、西醫診斷要點

（1）典型皮損為邊緣清楚的暗黃紅色斑、斑片或斑丘疹，表面被覆油膩性鱗屑或痂皮。由於病變發生的部位不同，臨床表現略有差別。

（2）皮疹好發於頭皮、眉部、眼瞼、鼻及其兩旁、耳後、頸、前胸及上背部肩胛間區、腋窩、腹股溝、臍窩等皮脂腺分布較豐富部位。

（3）自覺症狀為不同程度的搔癢，病程長。

（4）嬰兒脂溢性皮炎常發生在出生後第 1 個月，皮膚損傷多在頭皮、額部、眉間及雙頰部，為溢出性紅色斑片，上有黃痂。

二、中醫診斷

1. 望診

皮疹多發於面部鼻唇溝、眉弓、口周、頭皮、髮際、耳後及上身、腋窩、外陰等皮脂腺豐富的部位。典型皮膚損傷為暗黃紅丘疹或斑片，邊緣清楚，表面被覆油膩性鱗屑或痂皮。舌質紅，苔黃。

2. 聞診

部分患者可有汗臭味。

3. 問診

患者自覺搔癢劇烈。

4. 切診

實證多為滑數脈，虛證多為細數脈。

第三節　中醫特色治療

1. 外治法

(1)側柏葉20g，每日1劑，煎2,000ml，用毛巾蘸水，反覆洗頭皮，每次洗15min，1天2次。適用於血熱風燥型。

(2)熟地黃、制何首烏各15g，首次煮，泡水代茶飲。側柏葉30g，每日1劑，煎水20min外洗，每次洗15min，1天2次。適用於血虛風燥型。

(3)側柏葉、馬齒莧各30g，煎水2,000ml，洗頭或用紗布蘸水溼敷，每次洗或溼敷15min，1天2次。適用於溼熱型。

(4)熟地黃、制何首烏各15g，麥冬10g，首次煎煮，泡水代茶飲。側柏葉20g，每日1劑，煎水2,000ml外洗，1天1次，每次洗15min。適用於肝腎不足型。

(5)當歸、黃蠟各25g，紫草50g，麻油200ml。先將當歸、紫草與麻油同熬，藥枯濾清去藥渣，再將油加熱，加入黃蠟，化盡，待冷後外擦患處，1天1～2次。

(6)生大黃（研末）100g，冰片20g，食醋250ml。將上藥放入密封瓶中浸泡7d，待變成深棕色後方可應用。先用75%乙醇消毒患處，再塗藥液，1天3～4次。

(7)透骨草、側柏葉各120g，皂角60g，白礬9g。水煎洗頭部，適用於脂溢性脫髮。

(8)《外台祕要》載療頭風落或頭癢腫白屑方。藥用麻仁、芒硝、蔓荊子各16g，防風、寄生各9g，白芷12g，川椒3g，水煎外洗。

2. 針灸療法

(1)以梅花針叩刺為主。採用針灸、梅花針叩刺頭部並配合耳穴貼壓。

(2) 用梅花針叩刺頭部督脈、膀胱經、膽經走行線及背部膀胱經走行線，並配合中草藥外治、毫針針灸配穴。

(3) 採用毫針針灸頭皮，再按經過頭部的督脈、足三陽經的經脈走行，從頂部向前額，用梅花針叩刺。

(4) 針灸百會、上星、頭維等頭部穴位為主，輔以腎俞、京門、太溪等穴。

(5) 針灸 2 個固定穴（防老穴，位於百會穴後 1 吋，健腦穴位於風池穴下 5 分）、1 個機動穴（上星穴，油脂分泌多者取之）。頭皮搔癢者，加大椎穴，該部位阿是穴。

(6) 體針。

【主穴】地倉、頰車、下關、顴髎、印堂。

【配穴】肺胃鬱熱型取雙側足三里、內庭、曲池、合谷，血瘀痰凝型取雙側血海、三陰交、豐隆。

【操作】面部用直徑 0.18 美容針針灸，針灸宜輕、宜淺。體針用直徑 0.30 毫針針灸，進針得氣後，行瀉法，中等刺激強度，留針 30min。10 次為 1 個療程，共治療 2 個療程。

(7) 刺絡拔罐。

【主穴】大椎、肺俞，後背反應點取穴 3～5 個。

【操作】囑患者反背於靠背椅上，穴位常規消毒，用三稜針快速點刺穴位 3～5 下，再用閃火法拔罐，留罐 10min，放血量為 3～5ml，隔日 1 次，10 次為 1 個療程。

(8) 耳穴埋針，神門、內生殖器、內分泌、腎上腺。

【操作】患者取坐位，常規消毒後，用鑷子夾住 1cm 長的顆粒式皮內針針柄，沿皮下橫向刺入，針身刺入 0.5～0.8cm，針柄留於皮外，然後

用膠布順著方向黏貼固定。留針3～5天，留針期間，每隔4h用手按壓埋針處，以加強刺激，7次為1個療程。

(9)耳穴。

【主穴】肺、內分泌、腎上腺。

【配穴】肺經風熱加大腸；脾胃溼熱加脾、胃；衝任失調加子宮和肝、腎；痰瘀互結加肝、脾。

【操作】局部消毒後，用耳穴貼固定在耳穴上，患者自行按壓，1天3～5次，每次按壓3～5min，兩耳交替貼壓，每週更換1次。同時用一次性採血針點刺耳垂，面頰放血5～10滴，每週1次。

(10)中藥面膜外敷。

【藥物】黃芩、黃連、連翹、大黃、生地、浙貝母、赤芍、生甘草各等份研細末備用。

【操作】面部用溫水清洗，用消毒針挑出膿頭清瘡，取適量中藥末用白醋調成顆狀，一薄層敷於患處，痤瘡較大的地方可適量多敷些，保留約20min，再用水浸溼藥末，輕輕按揉5～10min，用清水洗掉藥末，如對白醋過敏可用溫水調敷。隔日1次，7次為1個療程。

(11)電針。

【主穴】取陽白、顴髎、合谷、曲池、內庭。肺經風熱型加大椎、少商、尺澤；溼熱蘊結型加足三里、三陰交、陰陵泉、血海；衝任失調型加三陰交、血海、關元。以上穴位均雙側取穴。

【操作】選用0.3mm或25～40mm針灸針。進針後有酸脹、痠麻針感即可，後接G68054—1電針儀，用連續波，電流強度以患者能耐受為度，留針30min。隔日1次，1個月為1個療程，共治療15次。

第四節　中醫辨證調護

一、生活護理

　　患者在洗臉、洗頭時，最好不用肥皂，更不要用熱水燙洗止癢。因為皮脂溢出主要是皮脂腺功能亢進，常用熱水、肥皂洗去皮脂，該刺激會使皮脂腺更為活躍，增加皮脂溢出，應勤洗頭髮，同時選用去脂力強的洗髮劑，以對抗頭皮油脂分泌過多現象，防患於未然。青年時代油脂分泌過多，剛有脫髮苗頭，勢必會造成中年以後發生脂溢性脫髮。從外部護理頭髮越早越好。及早養成最少 1 週 2 次用溫水徹底洗髮的好習慣。用溫水洗頭可強化頭皮血液循環，為頭髮生長提供充足的營養。

　　當發現頭髮變得稀少時，可以將 1 匙蜂蜜、2 個生雞蛋黃、1 匙植物油或蓖麻油，與 1 茶匙洗髮精、適量敷頭汁兌在一起攪勻。塗抹在頭皮上，戴上塑膠薄膜的帽子，不斷地用溼毛巾熱敷於帽子上部。1～2h 之後，再用洗髮精洗乾淨頭髮，堅持一段時間，頭髮稀疏的情況就會有所改善。

二、飲食調護

　　(1) 宜食富含維生素 A、維生素 B2、維生素 B6、維生素 E 的食物：因維生素 A、維生素 B2、維生素 B6 對脂肪的分泌有調節和抑制作用。維生素 E 有促進皮膚血液循環、改善皮脂腺功能的作用。富含上述維生素的食物有動物肝臟、胡蘿蔔、南瓜、馬鈴薯、高麗菜、芝麻油、菜籽油等。

　　(2) 忌食油膩刺激性食物：因刺激性食物可影響機體內分泌，從而造成皮膚刺癢，影響治療。辛辣刺激性食物有辣椒、胡椒、芥末、生蔥、生蒜、白酒等。

(3)忌食油膩食物：油膩食物主要是指油脂類食物。這類食物攝取過多會促進皮脂腺的分泌，使病情加重。同時，還要注意少吃甜食和鹹食，以利於皮膚的康復。

(4)脂溢性皮炎食療藥膳方。

① 薏仁蘿蔔纓粥：薏仁、蘿蔔纓、馬齒莧各30g，將以上3味洗淨，蘿蔔纓和馬齒莧切碎，加水適量，煮粥，每日1劑，1個月為1個療程。具有清熱利溼功效，適用於脂溢性皮炎等。

② 大棗豬油湯：大棗100g，生豬油60g。將大棗、生豬油放入鍋內加適量水，煮熟食用，每週3次，12次為1個療程。具有祛風清熱、養血潤燥功效，適用於乾性脂溢性皮炎等。

三、精神調護

脂溢性皮炎患者應當早診斷、早治療，堅持治療，保持心情愉快，避免過度緊張，避免勞累。

第四十章 溼疹

第一節 概述

一、疾病定義

溼疹是一種由多種內外因素引起的具有明顯滲出傾向的炎症性皮膚病。皮疹具有多種形狀，慢性期為局限性浸潤和肥厚，伴有明顯搔癢，易復發，嚴重影響患者的生活品質。

二、流行病學

本病是皮膚科常見病。其病因、病機尚不明確，內因與免疫功能異常、系統性疾病及遺傳性或獲得性皮膚屏障功能障礙有關，外因如食物中的過敏原、刺激物、微生物、環境因素、社會心理因素等都可能誘發或加重本病。從發病機制來看，目前認為它在免疫功能異常、皮膚屏障功能障礙等基礎上，多種內外因素共同作用的結果，如變態反應機制、非變態反應機制、微生物侵襲、超抗原作用等。

第二節 疾病診斷標準

一、西醫診斷

按臨床表現不同，溼疹可分為急性、亞急性和慢性溼疹。急性期溼疹主要表現為紅斑、丘疹、丘皰疹、水皰、糜爛、滲出、結痂，病變中心往往較重，逐漸向外圍蔓延，邊界不清；亞急性期溼疹表現為紅腫和滲出減輕，皮損以小丘疹、糜爛、鱗屑為主；慢性期溼疹主要表現為粗糙肥厚、苔蘚樣變，可覆有少量鱗屑，皮損較為局限。手足部溼疹可伴

有甲損害。皮損常表現為對稱分布，易復發，伴有劇烈搔癢。

濕疹的診斷主要依據病史、臨床表現，結合必要的實驗室檢查或組織病理學檢查結果確定。特殊類型的濕疹需依據其特殊的臨床特點診斷，如乏脂性濕疹、自身敏感性濕疹、錢幣狀濕疹、局限型濕疹、泛發性濕疹等。非特異者可根據臨床部位進行診斷，如手部濕疹、小腿濕疹、肛周濕疹、陰囊濕疹、乳房濕疹、耳濕疹等。

二、中醫診斷

中醫稱本病為「濕瘡」、「浸淫瘡」、「血風瘡」、「四彎風」等。中醫認為濕疹因先天稟賦不足，稟性不耐，飲食失節，如進食腥發海味、奶蛋類及辛辣之品，脾胃受損，失其健運，濕熱內生，又兼外受風邪，內外合邪，浸淫肌膚而發病，反覆發作，纏綿不癒，久而耗傷陰血，血虛風燥，肌膚失養。本病的發生與心、肺、肝、脾四經有密切的關係。

第三節　中醫特色治療

一、按摩療法

（一）按摩療法一

【取穴】曲池、血海、治癢穴（手臂下垂，從肩膀凹窪處的垂直線，該線與乳頭的水平線相交點即是）。

【治法】用雙手拇指指腹按揉雙側曲池、血海、治癢穴各 3min。急性以按為主，或按中兼揉，用瀉法；慢性以揉為主，或揉中兼按，用平補平瀉法。1日1次，5天為1個療程。

【適應證】適用於急、慢性濕疹。屢用皆驗。臨床應用時，按摩後常配用藥液（苦參 50g，百部、白蘚皮各 30g，雄黃 5～10g，加水

1,500ml，煎沸 15min，並將藥液倒入盆內），待水溫合適時，搓洗患部。1 天 1 劑，1 天洗 3 次。

(二)按摩療法二

【取穴】大椎、肺俞、脾俞、曲池、內關、合谷、足三里、三陰交。

【治法】先用㨰法作用於背部的大椎、肺俞、脾俞穴，每穴 5～6min，再用拇指按揉上肢的曲池、內關、合谷穴各 2～3min；然後用拇指點按下肢的足三里、三陰交穴各 3～5min。按照上述療法，每日按摩 1 次，每次按摩 40min。

【主治】適用於溼疹。

二、拔罐療法

(一)拔罐療法一

【取穴】大椎、肺俞、陶道、委陽、血海、曲池，再加上病灶局部。

【方法】採用刺絡拔罐法。患者取俯臥位，暴露後背及雙腿膕窩處。局部常規消毒後，先用三稜針點刺各穴及病灶局部，然後拔罐，留罐 10～15min 後起罐。隔日 1 次，3 次為 1 個療程。一般 1 個療程後見效，3 個療程即癒。

【主治】溼疹。

(二)拔罐療法二

【取穴】大椎、靈臺、肺俞、曲池、血海、三陰交、神闕，再加上病灶局部。

常用方法有三種：①病灶採用單純拔罐法（依病灶寬窄，可置單罐或密排罐，要求盡量罩住病灶），若病灶炎症嚴重者，加大椎或靈臺穴，行刺絡拔罐法或毫針罐法。均留罐 10～15min，每日或隔日 1 次。②若病

灶處不能置罐，或泛發性患者，取以上各穴位行刺絡拔罐法或毫針罐法（神闕穴忌針），留罐 10～15min，每日或隔日 1 次。③慢性頑固性者，每次選 2～3 個穴位，先行挑罐法（神闕穴忌針），然後於其他穴位上行單純拔罐法。留罐 10～15min，每 3～4 天 1 次。

【主治】溼疹、皮膚搔癢症。

(三)拔罐療法三

【取穴】皮疹局部，曲池、足三里、三陰交、陰陵泉、肺俞、脾俞。

【方法】採用閃罐、留罐和走罐法。皮疹局部若無毛髮及水疱、破潰者，用閃罐法，反覆吸拔 10 餘次；取曲池、足三里、三陰交、陰陵泉 4 穴，用坐罐法，留罐 10min 左右；取肺俞、脾俞兩穴，用走罐法，至局部出現暗紅色瘀斑為止，急性溼疹 1 天 1 次。慢性溼疹 3 天 1 次。

【主治】溼疹。

三、刮痧療法

【刮痧部位】

頭頸部：全息穴區──額旁 1 帶（雙側）、額旁 2 帶（右側）。

督脈──風府至陶道。

背部：膀胱經──雙側肺俞至心俞，肝俞至脾俞。

上肢：大腸經──雙側曲池至手三里。

下肢：脾經──雙側陰陵泉至三陰交。

四、藥浴療法

(一)藥浴配方一

【組方】金銀花 15g、連翹 20g、野菊花 15g、蒲公英 20g、苦參

10g、晚蠶沙 15g、白蘚皮 20g、車前子 10g。

【主治】嬰兒溼疹。症見：皮損潮紅灼熱，搔癢無休，滲液流膿；伴身熱、心煩、口渴、大便乾、尿短赤；舌紅，苔薄白或黃，脈滑或數。

【製法】將以上中藥放入鍋內，視病變範圍煎成藥液 200～500ml，備用。

【用法】溫洗，1 天 2 次，1 天 1 劑，一般 2～3 天即可見效。

(二)藥浴配方二

【組方】黃柏、黃參、蛇床子、白蘚皮、萹蓄各 30g。

【主治】溼疹。

【製法】將以上中藥放入鍋內，水煎取汁，備用。

【用法】浸浴。症見：皮損潮紅灼熱，搔癢無休，滲液流膿，舌紅，苔薄白或黃，脈滑或數。

【附記】如皮損處滲液或糜爛，另加枯礬 10g；慢性溼疹另加川椒 15g。男子陰囊溼疹或婦女陰癢帶下、陰道滴蟲及肛門疹癢等均可用此方洗浴。

(三)藥浴配方三

【組方】苦參 50g，黃柏、馬齒莧、地膚子、白茅根各 20g，白蘚皮、蒲公英各 30g。

【隨證加減】滲液多者加枯礬 20g；皮膚乾燥者加玉竹 50g，白及 20g，苦參改為 30g。

【主治】溼疹。症見：皮損潮紅灼熱，搔癢無休，滲液流膿，舌紅，苔薄白或黃，脈滑或數。

【製法】將中藥浸泡 10min，而後加水至 2,000ml，煮開後文火 20min，備用。

【用法】藥液溫後搽洗患處，1天2次，10天1個療程。

(四)藥浴配方四

【組方】蛇床子30g、白蘚皮30g、黃柏30g、地膚子30g、大黃20g、苦參30g、蒼朮30g、冰片10g（後下）、枯礬10g（後下）。

【主治】肛門溼疹。症見潮紅、腫脹、糜爛、滲出、結痂。

【製法】將以上中藥用水煎成，去渣，備用。

【用法】趁熱先燻後洗，每天早晚各1次，每次持續20～30min。洗後用莫匹羅星（百多邦）塗患處。

(五)藥浴配方五

【組方】馬齒莧60g，枯礬、苦參、五倍子各20g。

【主治】溼疹（溼熱型）。症見：皮損潮紅灼熱，搔癢無休，滲液流膿，舌紅，苔黃膩，脈滑數。

【製法】將以上中藥用水煎成，去渣，備用。

【用法】待溫度適宜時外洗患部，每天1～3次，每次10～15min，每劑可用5天。

(六)藥浴配方六

【組方】火麻仁、苦參各30g，百部12g。

【主治】溼疹（血虛型）。症見：皮損色黯或色素沉著，劇癢，或皮損粗糙肥厚；伴口乾不欲飲，納差腹脹；舌淡，苔白，脈細弦。

【製法】將以上中藥用水煎成，去渣，備用。

【用法】待溫度適宜時外洗患部，每天1～3次，每次10～15min，每劑可用5天。

(七)藥浴配方七

【組方】苦參 40g、黃柏 20g、金銀花 20g、蛇床子 15g、白蘚皮 15g、土槿皮 15g、東風草 50g、地埂王 30g、枯礬 15g。

【主治】慢性頑固性溼疹。症見：皮膚增厚，表面粗糙，皮紋顯著或有苔蘚樣變，觸之較硬，黯紅或紫褐色，常伴有少量抓痕、結痂、鱗屑及色素沉著，間有糜爛溼潤。

【製法】將以上中藥加水 4,000ml，先浸 30min，後用武火煎沸 15min，再改用文火煎沸 15min，備用。

【用法】將煎好後的藥液倒出部分藥汁薰洗，待溫度適宜時坐浴並浸洗患部。每天早晚各 1 次，重症患者可每天薰洗 3 次，每次 1～1.5h，一般每劑藥可用 2～3 天。

(八)藥浴配方八

【組方】苦參、蛇床子、地膚子、威靈仙、龍膽草各 30g，川花椒、黃柏、白礬、白蘚皮各 15g。

【主治】陰囊溼疹。

【製法】將諸藥擇淨放入藥罐中，加入清水適量，水煎 20～30min 後取汁，放入盆內，備用。

【用法】趁熱坐浴，外洗外陰部，每次 20min，每天 2 次，每天 1 劑。

五、手部療法

(一)手部按摩法

1. 手部按摩法配穴方一

【配穴】敏感點、腎區、胃腸區、脾區、肺區。

【方法】治療部位常規消毒後，按操作常規，揉按敏感點、腎區、胃腸區、脾區、肺區。每日按摩1次，每次15～30min，10次為1個療程。

【主治】浸淫瘡（溼疹）。

2.手部按摩法配穴方二

【配穴】手掌正中線、脾區、肺區、腸區、心肺穴、肝膽穴、下腹穴、腎經。

【方法】治療部位常規消毒後，按操作常規，推按手掌正中線、腎經；按揉脾區、肺區、腸區、心肺穴、肝膽穴、下腹穴。每日按摩1次，每次30min。10次為1個療程。在推、按、揉中尋得敏感點，則多按揉幾下。

【主治】溼疹。

(二)手部針灸法

1.手部針灸法配穴方一

【配穴】合谷、二間、大陵、孔最。

【方法】治療部位常規消毒後，用毫針對準所選穴位刺入，用中強度刺激，得氣後留針15～30min。每日1次，10次為1個療程。

【主治】溼疹。

2.手部針灸法配穴方二

【配穴】脾區、肺區、腎區、胃腸區。

【方法】治療部位常規消毒後，用三稜針對準所選穴位刺入，用中度刺激，留針30min。每日1次，10次為1個療程。

【主治】溼疹。

(三)手部藥療法

1. 六味芒硝湯

【組成】芒硝(後入)50g，蛇床子、苦參、土茯苓各30g，白蘚皮、蒼朮各15g。

【用法】每日1劑。以上中藥加清水適量，水煎取汁，倒入盆內，趁熱先燻後洗雙手及皮損處。每日2次，每次30min，10次為1個療程。

【主治】溼疹。

2. 清熱袪毒浴方

【組成】苦參、白蘚皮、地膚子、土茯苓、蛇床子、蒲公英各30g，百部20g，蟬蛻、黃芩各15g。

【用法】每天1劑。將以上中藥用紗布包煎，取汁倒入盆內，趁熱先燻後洗雙手及皮損處。每天2次，每次30min，10次為1個療程。

【主治】溼疹(浸淫瘡)。

3. 溼疹膏

【組成】黃柏、青黛、茉莉花茶、苦參各30g，明礬、雄黃各15g，蟬蛻6g，蛇床子15g，冰片3g。

【用法】以上中藥共研細末，儲瓶備用。用時每取藥末30g，用陳醋適量調為稀糊狀，取2/3外敷於雙手心勞宮處，包紮固定。每日換藥1次，10次為1個療程。另外1/3外塗皮損處，日塗3次。

【主治】溼疹。

六、足底療法

(一)足底按摩

1. 足底按摩配穴方一

【配穴】①腎、輸尿管、膀胱、腹腔神經叢；②甲狀旁腺、腎上腺、脾、胸部淋巴結、上身淋巴結、下身淋巴結。

【方法】用中度手法（揉壓）刺激①組反射區各 3 ～ 5min；用中度手法（按揉）刺激②組反射區各 3 ～ 5min。按摩時以患者有得氣感為度。每日按摩 1 ～ 2 次，每次按摩 35min，5 次為 1 個療程。

【主治】溼疹。

2. 足底按摩配穴方二

【配穴】①腎、輸尿管、膀胱；②大腦（頭部）、腦垂體、小腦及腦幹、三叉神經、額竇、肝、膽囊、胃、小腸、前列腺或子宮、生殖腺（睪丸或卵巢）、腹腔神經叢；③腎上腺、甲狀腺、甲狀旁腺、肺、脾、胸部淋巴結、上身淋巴結、下身淋巴結。

【方法】用中重度手法刺激①組反射區各 5 ～ 10 次，約 7min；用中重度手法刺激②組反射區各 5 ～ 10 次，約 25min；用重度手法刺激③組反射區各 10 次，約 20min。按摩時患者以有麻木刺痛感為度。每天按摩 1 次，每次按摩 50min，10 次為 1 個療程。

【主治】溼疹。

(二)足部藥療

1. 土茯苓膏

【組成】土茯苓、苦參、明礬、金銀花各 30g，丹參、蛇床子各 15g，防風 10g、冰片 3g。

【用法】以上中藥共研細末，備用。用時，每取藥末 30g。以香油調和成稠糊狀，分作 3 份。2 份貼敷於雙足心湧泉穴上。上蓋敷料，膠布固定。每天換藥 1 次，10 次為 1 個療程。同時用另一份塗擦患部，日塗數次。

【主治】急慢性濕疹。

2. 濕疹特效方

【組成】苦參 50g，百部、白蘚皮各 30g，雄黃 5～10g。

【用法】以上中藥加水 1,500ml，煎沸 15min，將藥液倒入腳盆內，待溫後浸泡雙足，同時搓洗患部。每日 3 次，每次 25min。中病即止。

【主治】各類濕疹。

七、足浴療法

(一)足浴配方一

【組成】苦參、蛇床子、皂礬各 22g。

【主治】陰囊濕疹急性期。症見：皮膚潮紅、腫脹、搔癢，繼而在潮紅、腫脹或其周圍的皮膚上出現丘疹、丘皰疹、水皰。

【製法】將苦參、蛇床子加水煎，取汁，將皂礬溶化，備用。

【用法】將藥汁放在盆內，趁熱足浴，每天 2 次，每次 30min，每天 1 劑。

(二)足浴配方二

【組成】苦參、蛇床子、威靈仙各 30g，川椒、白礬、香附子、白芷、狗脊、細辛、桂心各 10g。

【主治】陰囊濕疹。症見：陰囊皮損潮紅灼熱，搔癢，滲液，身熱，心煩，口渴，便乾，尿赤，舌紅，苔薄黃，脈滑數。

【製法】將以上中藥加水煎，取汁，備用。

【用法】將藥汁放存盆內，足浴，坐浴，每天 2 次，每次 30min，每天 1 劑。

(三)足浴配方三

【組成】當歸、大黃、苦參、蛇床子、威靈仙各15g，砂仁殼10g，蔥頭9根。

【主治】陰囊溼疹。症見：久病皮損色暗或色素沉著，劇癢，或皮損粗糙肥厚，口乾不欲飲，舌淡，苔白，脈細。

【製法】以上藥物加水煎。取汁，備用。

【用法】將藥汁放在盆內，足浴，每天2次，每次30min，每天1劑。

(四)足浴配方四

【組成】千里光、石菖蒲各30g。

【主治】陰囊溼疹。

【製法】將以上2味藥加水2～4kg，水煎取汁，備用。

【用法】將藥汁放在盆內，足浴，每天2次，每次30min，每天1劑。

(五)足浴配方五

【組成】芒硝50g，蛇床子30g，苦參、白蘚皮各20g。

【主治】溼疹。症見：皮膚潮紅、腫脹、搔癢，繼而在潮紅、腫脹或其周圍的皮膚上出現丘疹、丘皰疹、水皰。

【製法】將諸藥擇淨，放入藥罐中，加入清水適量，浸泡5～10min後，水煎取汁，加芒硝溶化，放入浴盆中，備用。

【用法】用消毒紗布蘸藥液洗浴患處，待溫度適宜時足浴。每日2～3次，連續3～5日。

(六)足浴配方六

【組成】吳茱萸25g，蛇床子20g，苦參10g，枯礬、雄黃各5g。

【主治】溼疹。

【製法】將諸藥擇淨，放入藥罐中，加入清水適量，浸泡 5～10min 後，水煎取汁，加枯礬、雄黃溶化，放入浴盆中，備用。

【用法】用消毒紗布蘸藥液洗浴患處，待溫度適宜時再將雙足放入足浴。每天 2～3 次，連續 3～5 天。

(七)足浴配方七

【組成】苦參 20g，上等白酒或 75%乙醇適量。

【主治】溼疹。

【製法】將苦參擇淨，放入白酒或乙醇中，密封浸泡 5～7 日即成。

【用法】局部常規消毒後，用棉花棒蘸本品外搽患處，每天早晚各 1 次，同時取苦參配適量倒入浴盆中足浴，每晚 1 次，連續 7～10 天。

八、足針療法

(一)足針療法一

【取穴】足三里、血海、三陰交、太溪。

【方法】局部常規消毒後，取 1.5 吋長的毫針，快速垂直刺入皮下，進針 0.8～1 吋深，用平補平瀉手法，行針 2min 後留針 30min，留針期間取艾條一根，點燃一端後，懸置於穴位上方距皮膚 3cm 左右的地方薰烤（施灸），以穴位周圍皮色轉紅並感溫熱而無灼痛為度。每隔 5min 行針 1 次。每天 1 次，10 次為 1 個療程。同時配合梅花針叩刺患部皮膚，每週治療 2 次。

【主治】溼疹。

(二)足針療法二

【取穴】足三里、三陰交、陰陵泉、少陽維、豐隆、大都。

【方法】局部常規消毒後，取 1～1.5 吋長的毫針直刺，捻轉得氣後

留針 20min，每隔 5min 行針 1 次（1～2min）。行中強度刺激，用瀉法。或針後加艾條溫和灸各 5～10min。每天 1 次，10 次為 1 個療程。

【主治】溼疹。

(三)足針療法三

【取穴】委中、承山、足臨泣。

【方法】局部常規消毒後，取 1.5 吋毫針直刺，委中點刺放血 2～5 滴；針灸承山、足臨泣穴，用瀉法，留針 20min，每隔 5min 行針 1 次。每日 1 次，10 次為 1 個療程。

【主治】溼疹。

九、梅花針療法

(一)辨證選穴

1. 第一組

【辨證】適用於風夾溼熱患者（相當於急性溼疹）。症見：發展快，皮疹呈多樣性，搔癢，灼熱，皮膚呈瀰漫性潮紅，丘疹，水皰，糜爛，結痂，滲黃水，大便乾，小便黃。在頸椎兩側及胸椎 1～8 兩側有條索和壓痛。脈滑數，苔黃膩。擬以清熱利溼、祛風止癢為治。

【選穴】後頸部，胸、腰部，患部，風池，大椎，曲池，合谷，外關，足三里，委中，陽性物處。

2. 第二組

【辨證】適用於血燥伴風溼患者（相當於慢性溼疹）。症見皮膚肥厚粗糙，色素沉著，表面有鱗屑，或結痂，或有少量滲水，搔癢陣發，時輕時重，夜寐不安，神倦乏力。在胸椎 5～12 兩側有條索和壓痛，腰骶部有結節或泡狀軟性物。脈弦細，苔薄質紅少津。擬以養血祛風、潤燥除溼為治。

【選穴】脊柱兩側，重點叩打胸椎 5～12 兩側、腰部、患部、曲池、合谷、陰陵泉、三陰交、脾俞、血海、陽性物處。

(二)手法

一般採用中度刺激。陽性物及陽性反應區則採用較重刺激。

十、刺血療法

(一)刺血療法一

【取穴】腳後跟穴、尺澤、委中（均取雙側）。

【方法】用點刺放血法。用三稜針在所選穴位及其附近血絡點刺 2～3 下，使之出血。每日或隔日 1 次，至癒為度。

【主治】溼疹。

(二)刺血療法二

【取穴】足三里、曲池、大椎。

【方法】用點刺放血法。用三稜針在所選穴位和穴位附近血絡點刺 2～3 下，使之出血。每日或隔日 1 次，中病即止。

【主治】溼疹。

(三)刺血療法三

【取穴】大椎、尺澤（雙）、百蟲窩（雙次）。

【方法】用點刺放血法。每次取一側穴，兩側交替使用。先用毫針炙入，得氣，用瀉法或平補平瀉法。出針後，再用三稜針在所選穴位和穴位附近血絡點刺 2～3 下，使之出血適量。每日或隔日 1 次。

【主治】溼疹（泛發性）。

(四)刺血療法四

【取穴】分兩組：一為風門、百蟲窩，二為脾俞、足三里。均取雙側。

【方法】1組穴用點刺放血法。用三稜針在穴位和穴位附近血絡點刺2～3下，使之出血數滴。2組穴用拔罐加灸法。先拔罐10～20min，罐後以艾條溫灸10～15min，灸至有溫熱感為度。隔日1次，5次為1個療程。

【主治】慢性溼疹。

(五)刺血療法五

【取穴】箕門、關元、百蟲窩(雙側穴可交替取用)。

【方法】用點刺放血法。用三稜針在所選穴位和穴位附近血絡點刺兩下，使之出血適量。針後，或在箕門、關元穴艾灸10min左右。每日或隔日1次。

【主治】陰囊溼疹。

(六)刺血療法六

【取穴】阿是穴(病灶處)、百蟲窩(雙)。病發下肢者配委中；上肢者配尺澤。

【方法】用點刺放血法。用三稜針在所選穴位或穴位附近血絡點刺2～3下，使之出血。每日或隔日1次，5次為1個療程。

【主治】局限性溼疹。

(七)刺血療法七

【取穴】委中、尺澤、曲澤、三陰交、肺俞、脾俞。

【方法】用刺絡放血法。穴位常規消毒後，用三稜針在委中、尺澤、曲澤3穴刺絡出血，放出血液7～10滴，3～5天1次。三陰交穴點刺出血，擠出血液3～5滴，肺俞、脾俞2穴點刺出血，擠出血液2～3滴，2～3天1次。

【主治】溼疹。

(八)刺血療法八

【取穴】患部病變區域。

【方法】用叩刺放血法。局部常規消毒後，用梅花針針灸，採用先輕後重手法，從病位邊緣向中心反覆叩刺至微出血，鮮痂破損；出血或少許淡黃色黏液滲出後，再用神燈 TDP 局部照射，燈距以患者舒適耐受為度。照射時間 30min，每 3 天 1 次，每 3 次為 1 個療程。

【主治】溼疹。

十一、體針療法

(一)體針療法一

【取穴】大椎、肺俞、脾俞、曲池、內關、合谷、足三里、三陰交。

【方法】局部常規消毒後，用毫針對準所選穴位依法進針，施以提插捻轉補瀉手法，行中度或強度刺激，用瀉法或平補平瀉法，得氣後留針 20～30min，每隔 10min 行針 1 次。每天 1 次，7 次為 1 個療程。

【主治】溼疹。

(二)體針療法二

【取穴】血海、足三里、三陰交、陰陵泉、豐隆、太溪、曲池、合谷。

【方法】局部常規消毒後，用 1～1.5 吋毫針對準所選穴位直刺，快速刺入皮下 0.6～1.2 吋，捻轉得氣後留針 20min，每隔 5min 行針 1 次，每次 1～2min，行中強度刺激，用瀉法。慢性用平補平瀉法，或針灸 5min 後再加艾條溫灸 5min。每天或隔天 1 次，5～10 次為 1 個療程。

【主治】溼疹。

(三)體針療法三

【取穴】血海、三陰交、承山。

【方法】局部常規消毒後，取1～1.5吋毫針對準所選穴位直刺，快速刺入皮下，捻轉得氣後留針20min，每隔5min行針1次，行強度刺激，用瀉法。每天1次，10次為1個療程。同時配用泡腳方：苦參50g，百部、白鮮皮各30g，雄黃5～10g。以上中藥加清水1,500ml，浸泡15min，煎沸15min後，去渣，取藥液倒入腳盆內，待溫度適宜時，浸泡雙足30min，並用5～7層紗布蘸取藥液溼敷患處。每日早晚各1次，10天為1個療程。

【主治】溼疹。

十二、艾灸療法

(一)艾灸療法一

【取穴】主穴：阿是穴、大椎、曲池、神門、血海、足三里、三陰交。配穴：溼熱證，加陶道、肺俞、陰陵泉；血虛證，加郄門、大都，急性期薰灸剛陵泉、三陰交；慢性期宜薰灸血海、足三里。偏溼熱者，加合谷、水分；偏虛者，加膈俞。

【灸法】(1)用艾炷無瘢痕灸，每次取3～5穴，各灸3～5壯，阿是穴可用小艾炷在皮損邊緣圍灸，皮損範圍大者可於中心灸3～5壯，每日灸1次。

(2)用艾炷隔蒜灸，每次取3～5穴，各灸5～7壯，隔日灸1次。

(3)用艾條薰灸，在皮損局部用艾條薰灸5～7min，以局部皮膚出現紅潤為度，每日灸1次或2次。

(4)用燈火灼灸，每次取3～5穴，各薰灸一下，並沿皮損邊緣自外向內用梅花燈火灸，每日灸1次。

(5)用溫和灸，慢性溼疹可在皮損局部灸，以皮膚發紅為度，每日灸1次。

(6)用藥蒸氣薰灸，取地膚子、蛇床子各30g，白蘚皮、苦參各15g，川椒9g，白礬3g。加水煮沸，對準患部用蒸氣薰灸，每日灸1次。

(7)用藥煙薰灸，慢性溼疹取大風子、白蘚皮各30g，五倍子15g、木香、鶴蝨草各12g，蒼朮、黃柏、苦參、防風各10g，共研細末，用棉紙搓成藥捻，點燃煙薰皮損局部，每次灸15～30min，每日灸1次或2次。

(8)用熱烘灸，取青黛膏、皮枯膏或皮脂膏塗慢性溼疹患者皮損上，然後用吹風機熱烘，每次15～20min，每日灸1或2次，7次為1個療程，一般3～4個療程可望治癒。

【主治】溼疹。

(二)艾灸療法二

【取穴】主穴：脾俞、陰陵泉、足三里、三陰交、百蟲窩。配穴：癢甚者，加曲池、風市；發燒者，加大椎；納少、腹脹、便溏者，加中脘、天樞；腰痠肢軟者，加腎俞、太溪。

【灸法】(1)用艾炷無瘢痕灸，根據辨證每次取3～5穴，取艾炷如棗核大，置於穴上直接灸，各灸3～5壯，灸至以局部皮膚紅潤而不起皰為度，每日灸1次。

(2)用艾條雀啄灸，每次取3～5穴，各灸15～20min，每天灸1次，7次為1個療程。

(3)用艾柱隔蒜灸，每次取3～5穴，將蒜片或蒜泥鋪於穴上，上置如蠶豆大艾柱，點燃施灸，各灸3～5壯。隔日灸1次，7次為1個療程。

【主治】溼疹。

十三、點穴療法

(一)點穴療法一

【取穴】治癢穴(手臂下垂,肩膀凹窪處的垂直線與乳頭的水平線相交點即是治癢穴)、太白(雙側)。

【治法】用指壓法。一面緩慢吐氣,一面按壓治癢穴 6s,反覆做 10 遍,即可止癢。再依上法按壓太白穴,反覆做 20 遍。如此操作,溼疹引起的紅色疹會消失。

【主治】溼疹。

(二)點穴療法二

【取穴】曲池、合谷、風市、血海、足三里、三陰交。

【治法】用指壓法。依次以雙拇指強壓雙側有關穴位,每穴 3～5min。每天或隔天 1 次。

【主治】溼疹。

(三)點穴療法三

【取穴】曲池、血海(均取雙側)。

【治法】用指壓、揉壓法。急性溼疹以壓為主,或壓中兼揉,用瀉法。慢性溼疹以揉為主,或揉中兼壓,用平補平瀉法。每穴按壓 5min。每日 1 次。

【主治】急、慢性溼疹。

十四、耳穴療法

(一)耳穴針灸法

1. 耳穴針灸法一

【取穴】主穴:皮損相應部位。配穴:肺、腎上腺、內分泌、神門、

對屏尖、風溪。

【方法】每次主穴必取，選取2～3個配穴。在選好的穴區內探尋敏感點，耳廓常規消毒後，用耳毫針對準敏感點刺入。溼疹面積大則相應部位可多針灸或點刺。每日針灸1次，留針30min。在此期間，每隔10min行針1次，用強刺激瀉手法捻轉，10次為1個療程，療程間休息5～7天，未癒者繼續下一個療程。

【主治】溼疹。

2. 耳穴針灸法二

【取穴】皮損相應部位、肺、脾、腎上腺、風溪。

【方法】每次取一側耳穴，兩耳交替使用。耳廓常規消毒後，用耳毫針對準所選穴位刺入，用強刺激瀉手法捻轉，留針30min，每10min行針1次。每日針治1次，10次為1個療程。

【主治】溼疹。

(二)耳穴割治法

【取穴】與「耳穴針灸法」相同。

【方法】每次取一側耳穴，兩耳交替使用。用眼科小手術刀或鑱針，在消毒好的耳廓所選穴位上輕割1～2刀，以刀口稍有滲血為好，傷口長0.2～0.4cm。或在對耳輪上輕輕劃割，劃痕長度不超過0.5cm。劃痕間距離以2cm為宜，使之微微出血。每週割治1～2次，4次為1個療程。

【主治】溼疹。

(三)耳穴壓迫法

【取穴】配穴方相應部位點刺放血，神門、風溪、內分泌、腎上腺、肺、脾、大腸。

【方法】每次用 3～5 次，先消毒，後壓子，並按壓數秒，每日按揉 2 次，3～5 日換 1 次穴，兩耳輪替。5 次為 1 個療程。刺血：每次用 1～3 穴。3～5 日 1 次。

【主治】溼疹。

十五、穴位貼敷

1. 芒硝外敷方

【組成】芒硝 150～300g。

【製法】加適量冷開水溶化備用。

【用法】用時取消毒紗布或乾淨毛巾投入上述藥液中，浸透後，取其溼敷患處。每日 3 次或 4 次，每次敷 30min 或 1h。不需配合內服藥及他法治療。

【功用】清熱利溼、斂瘡消腫、止癢。

【主治】急性溼疹。

2. 三白二黃散

【組成】白芷、白及、白枯礬、黃柏、硫黃各 25g。

【製法】以上中藥各研細末，混合均勻，備用。

【用法】如溼疹未流水或未潰爛，將藥末用麻油（或菜油）調成稀糊狀，塗擦患處；如已流水或潰爛，可單用藥末直接撒於患處，一般每日換藥 1 次，若嚴重或癢甚者，可每日換 2 次藥。換藥時先用 2% 硼酸水或溫開水清洗患處，後用消毒棉擦乾。對流黃水或糜爛部位不大者，換藥後可用紗布蓋好包紮，溼疹範圍大者塗藥後，可不必包紮，保持局部清潔。禁用肥皂水洗患處。若患者體溫在 37.8℃以上或糜爛較重者，需配合內服中藥（當歸、生地黃、牛蒡子、銀花、連翹、土茯苓、薏仁各 15g，防風 7.5g，蟬蛻 10g，川芎 12g，黃柏 7.5g。水煎服，每日 1 劑）。

【功用】清熱、燥溼、止癢。

【主治】溼疹。發病部位不定，一般在皮膚上先起紅斑或小丘疹，繼起水皰，局部搔癢難忍，甚則流黃水，糜爛滲血，並有灼熱感及發燒等。

3. 溼疹膏

【組成】寒水石15g，地膚子、頂青黛各60g，煅石膏150g，川黃柏、土槿皮、嫩藜蘆、金爐底、白礬各50g，掃盆9g，苦參、老松香各60g，百部、木鱉子各30g，滑石、五倍子各60g。

【製法】以上中藥共研極細末，加入麻油或凡士林調成糊狀備用。

【用法】如溼疹有痂，須先用2%硼酸溶液拭去，再用消毒棉球吸乾滲出液，然後塗敷溼疹膏，蓋上紗布，并包紮好，每天換藥1次。如溼疹在頰部或其他露出部位，塗敷後不必用紗布包紮。

【功用】清熱燥溼、殺蟲、生肌、止癢。

【主治】溼疹，一般有紅色或淺紅色斑，大小不一，境界不整，有癢感，甚至紅斑內有密集的針尖大小的丘疹或水皰，搔抓後常繼發感染。

4. 溼疹膏

【組成】紫草油100ml，黃柏粉、青黛粉各15g，氧化鋅粉20g，冰片2g，地塞米松片10mg，氯苯那敏（撲爾敏）8mg。

【製法】以上藥物配合均勻製成藥液，裝瓶備用。

【用法】局部常規消毒，用棉花棒蘸藥液塗擦患處，每天2次，連用7天。

【功用】清熱解毒。

【主治】溼疹。

十六、指壓療法

(一)指壓療法一

【取穴】治癢穴、太白（雙側）。

【方法】用指壓法。一面緩慢吐氣，一面按壓治癢穴 6s，反覆做 10 遍，即可止癢。再依上法按壓太白穴，反覆做 20 遍，如此操作，溼疹引起的紅色會消失。

(二)指壓療法二

【取穴】曲池、合谷、風市、血海、足三里、三陰交。

【方法】用指壓法。依次以雙拇指強壓雙側有關穴位。每穴 3～5min，每日或隔日 1 次。

(三)指壓療法三

【取穴】中極、曲泉、足五裡、血海、足三里。

【方法】用指壓法。依次強壓，每穴 3～5min，每日 1 次。

(四)指壓療法四

【取穴】曲池、血海（均取雙側）。

【方法】用指壓法、揉法。急性以指壓為主，或指壓中兼揉，用瀉法；慢性以揉為主，或揉中兼壓，用平補平瀉法。每穴按壓 5min，每天 1 次。

(五)指壓療法五

【取穴】膈俞、命門、崑崙（均取雙側）。

【方法】用指壓法。每穴按壓 5min，每日 1 次。

第四節　中醫辨證調護

一、外敷法

(1)雞蛋油：雞蛋 7 個，煮熟取蛋黃，鍋內放麻油 50～100g，文火將蛋黃內油熬出，待蛋黃呈焦糊狀即可，取油頻塗患處。

(2)馬鈴薯洗淨，切碎搗爛，敷患處，用紗布包紮，每晝夜換藥 2～3 次。溼疹治療也可用涼敷法。炎熱的夏天裡，很多嬰幼兒身上會出溼疹，臉上、脖子上到處都是。

二、藥膳食療

1. 薏仁紅豆煎

薏仁 30g，紅豆 15g，加水同煮至豆爛，加少許白糖，早晚分服。

2. 冬瓜湯

帶皮冬瓜 250g，切塊，煮湯食用。

3. 黃瓜煎

黃瓜皮 30g，加水煮沸 3min，加糖適量，1 天 3 次，分服。

4. 綠豆海帶粥

綠豆 30g，海帶 50g，紅糖適量，糯米適量。水煮綠豆、糯米成粥，放入切碎的海帶末，再煮 3min，加入紅糖即可。

三、生活調護

在治療期間，病灶不宜用熱水和肥皂洗，亦不宜吃辛辣刺激之品，須忌菸酒。

(1)盡可能尋找該病發生的原因,故需對患者的工作環境、生活習慣、飲食、嗜好及思想情緒等做深入的了解,並對其全身情況進行全面檢查,了解有無慢性病灶及內臟器官疾病,以排除可能的致病因素。

(2)避免各種外界刺激,如熱水燙洗、暴力搔抓、過度洗拭以及其他對患者敏感的物質如皮毛製品等。

(3)避免易致敏和有刺激性的食物,如魚、蝦、濃茶、咖啡、酒類等。

第四十一章　蕁麻疹

第一節　概述

一、疾病定義

　　蕁麻疹又稱風疹塊，古稱癮疹，是臨床常見多發皮膚病，是一種皮膚出現紅色或蒼白色風團，時隱時現的搔癢性、過敏性皮膚病。其特點是皮膚上出現搔癢性風團，發無定處，驟起驟退，退後不留痕跡。

二、病因病機

　　先天稟賦不足，衛外不固，風邪乘虛侵襲所致；或表虛不固，風寒、風熱外襲，客於肌表，致使營衛失調而發；或飲食不節，過食辛辣肥厚，或腸道寄生蟲，使腸胃積熱，復感風邪，內不得疏洩，外不得透達，鬱於皮毛腠理之間而發。此外，情志內傷，衝任不調，肝腎不足，血虛生風生燥，阻於肌膚也可發生。對食物、生物製品、腸道寄生蟲等過敏，亦可發作本病。

第二節　疾病診斷標準

　　皮膚出現鮮紅色或蒼白色風團，小如麻粒，大如豆瓣，扁平隆起，時隱時現，劇癢，灼熱，或如蟲行皮中，抓之增大、增多，甚則融合成環狀等各種形狀。慢性蕁麻疹可反覆發作，日久不癒。

第三節　中醫特色療法

一、按摩療法

(一)按摩療法一

【取穴】大椎、肺俞、曲池。

【治法】按揉大椎穴 3min，按揉雙側肺俞、曲池穴各 2min。重者加按脊柱兩側，按之發燒為度。每日 1 次，5 次為 1 個療程。

【適應證】適用於急性蕁麻疹。

【注意】按摩時要避開皮損區；避免受風著涼；防止繼發感染；忌食辛辣食物、發物，少飲酒。

(二)按摩療法二

【取穴】大椎、肺俞、神闕。

【治法】按揉大椎穴 3min，按揉雙側肺俞穴 2min，再用閃火法在神闕穴(肚臍)上拔罐(吸力不緊時取下)，連拔 3 下。每天 1 次，3 次為 1 個療程。

【適應證】適用於急、慢性蕁麻疹。

二、拔罐療法

(一)拔罐療法一

【取穴】神闕。

【方法】取塑膠瓶蓋 1 只，將大頭針插在瓶蓋中央，再將酒精棉球安在針尖上，置於神厥穴，然後點燃酒精棉球，隨即扣上玻璃罐具，待吸力不緊時取下，如此連續拔 3 次。每天 1 次，3 次為 1 個療程。輕者 1～2 次，重者 4 個療程。

【主治】蕁麻疹。

(二)拔罐療法二

【取穴】肺俞、曲池、大腸俞（均取雙側穴）。

【方法】用藥罐法。取麻黃、連翹、薄荷、荊芥各 15g，水煎，每次用 20～40ml，在上述穴位拔罐 20～40min。每日 1 次。

【主治】蕁麻疹（慢性）。

(三)拔罐療法三

【取穴】大椎、神闕。

疹發上肢者配曲池；疹發下肢者配血海、風市、委中；頑固性蕁麻疹患者配脾俞、肺俞；疹發背部者配膈俞、風門。

【方法】採用單純拔罐法或刺絡拔罐法，留罐 15min。神闕穴可用閃火法拔罐，連拔 3 次。每天或隔天治療 1 次。5 次為 1 個療程。

【主治】急、慢性蕁麻疹。

(四)拔罐療法四

【取穴】肺俞、膈俞、天樞、合谷、足三里、三陰交。

【方法】肺俞、膈俞穴用刺絡拔罐法，先用三棱針每穴點刺 2～3 次，然後拔罐，以出血 1～3ml 為佳。其他穴位用毫針炙法，留針 20min。每天或隔天 1 次，7 次為 1 個療程。

【主治】胃腸道型蕁麻疹。

(五)拔罐療法五

【取穴】曲池、三陰交、血海、肺俞、膈俞、脾俞。

【方法】採用閃罐、留罐和走罐法。取曲池穴用閃罐法，反覆吸拔 20 餘次；取三陰交、血海二穴用坐罐法，留罐 10min 左右；取肺俞、膈俞、脾俞 3 穴用走罐法，至局部出現暗紫色瘀斑為止。急性蕁麻疹每天 1 次，

慢性蕁麻疹2～3天1次。

【主治】蕁麻疹。

三、刮痧療法

【刮痧部位】

頭部：全息穴區——額旁1帶（雙側）、頂顳後斜帶（雙側）。膽經——雙側風池。

背部：膀胱經——雙側膈俞至肝俞、大腸俞。

上肢：大腸經——雙側曲池至手三里。奇穴——雙側治癢穴。

下肢：脾經——雙側血海、三陰交。

四、藥浴療法

(一) 藥浴療法一

【組成】荊芥9g，防風9g，野菊花9g，當歸9g，赤芍9g，地膚子9g，白蘚皮9g，苦參9g，僵蠶9g，乾蟾皮9g，茯苓12g，生薏仁30g，鹿啣草30g，蛇舌草30g，冬桑葉15g，珍珠母30g，合歡皮12g，生甘草6g。

【主治】慢性蕁麻疹。

【製法】水煎3次，第1～2次口服，每次400ml，第3次水煎取汁，備用。

【用法】將藥汁放在盆內，泡浴30min，每日1劑。

(二) 藥浴療法二

【組成】夏枯草100g，千里光100g。

【主治】蕁麻疹。

【製法】以上中藥加水煎汁，備用。

【用法】外洗。

(三)藥浴療法三

【組成】荊芥 30g，防風 30g，紫草 20g，蟬蛻 20g，白蒺藜 30g，白蘚皮 30g，苦參 30g，蛇床子 30g，地膚子 30g，土茯苓 30g，蒼朮 30g，黃柏 30g。

【隨證加減】偏風寒型加黃耆 30g，桂枝 30g，細辛 15g；偏風熱型加生地黃 30g，赤芍 30g，丹皮 30g；氣血兩虛型加當歸 30g，黃芩 30g；腸胃實熱型加金銀花 30g，黃芩 30g；兼有風寒溼痹者加尋骨風 30g，威靈仙 30g，秦艽 30g，細辛 15g；搔癢較甚者加烏梢蛇 30g。

【主治】蕁麻疹。

【製法】將以上藥物加入相當於總藥量 3 倍之冷水，浸泡 15min，藥液煮沸，備用。

【用法】將藥汁放在盆內，薰蒸治療。每日 1 次，6 天為 1 個療程。休息 1 天，未癒者再行下一個療程。

(四)藥浴療法四

【組成】紫草 40g，蟬衣 30g，苦參 40g，地膚子 40g，丹皮 40g，淡竹葉 40g，白蘚皮 40g，黃芩 30g，冰片 8g。

【隨證加減】風寒型去黃芩、冰片、淡竹葉，加麻黃 20g，細辛 20g，蛇床子 20g；風熱型不變；陰血不足型去淡竹葉、黃芩、冰片，加當歸 15g，小兒用量酌減。

【主治】慢性蕁麻疹。

【製法】將以上中藥用水煎，取汁，備用。

【用法】將藥汁放在盆內，溫泡浴，每日 1 次，每次 20～60min。

五、手部療法

(一)手部按摩法

1. 手部按摩法一

【取穴】肺區、肝區、胃腸區、肺點。

【治法】治療部位常規消毒後，按操作常規，按熱雙手掌，點按肺區、肝區、胃腸區各 50 次；點按肺區 100 次。每日按摩 1 次，10 次為 1 個療程。

【主治】蕁麻疹。

2. 手部按摩法二

【取穴】胃脾大腸區、肺點、肝點、合谷、後溪穴。

【治法】治療部位常規消毒後，按操作常規，推按胃脾大腸區、大腸經、小腸經；點揉肺點、肝點、合谷、後溪穴；按揉胃腸點。每日按摩 1 次，每次 15～30min，10 次為 1 個療程。操作前雙手掌互搓至發燒後，再行操作則效果更好。

【主治】蕁麻疹。

(二)手部針灸法

【取穴】①肺穴、心穴、肝穴、腎穴；②合谷。急性蕁麻疹配陽池，慢性蕁麻疹配後溪。

【治法】任選一方。治療部位常規消毒後，用毫針對準所選穴位刺入（淺刺或點刺），用中刺激，得氣後留針 30min。其中後溪穴點刺出血。每天或隔天 1 次，10 次為 1 個療程。

【主治】蕁麻疹。

(三)手部藥療法

1. 三子止癢浴方

【組成】蛇床子、大風子、地膚子、明礬、黃柏各20g。

【用法】每日1劑。以上藥物加清水適量，水煎取汁，倒入盆內，趁熱薰蒸雙手及皮損處，待溫時浸泡雙手，並用毛巾蘸藥液按洗皮損處。每天2次，每次30min。水溫低時可加熱或加開水均可，10次為1個療程。

【主治】蕁麻疹、溼疹、嬰兒溼疹、過敏性皮炎、夏季皮炎、香港腳（溼腳氣）等。

2. 祛疹靈浴方

【組成】荊芥、防風、大風子各15g，石膏、苦參各30g，白鮮皮、地膚子各20g，知母、生甘草、蟬蛻各10g。

【用法】每天1劑。以上藥物用紗布包裹，加清水適量，水煎取汁，倒入盆內，先燻後洗雙手，熱氣少時可酌加少量沸水，繼續薰蒸雙手，待水溫適宜時浸洗雙手。每天2～3次，每次30min。10次為1個療程。

【主治】蕁麻疹。

六、足底療法

(一)足底按摩法

1. 足底按摩法一

【取穴】①腎、輸尿管、膀胱；②大腦（頭部）、額竇、小腦及腦幹、三叉神經、心、上頜、下顎、喉與氣管及食管、腦垂體、胸部淋巴結、上身淋巴結、下身淋巴結、扁桃體、生殖腺（睪丸或卵巢）；③胃、小腸、腹腔神經叢、腎上腺、甲狀旁腺、肝、脾、肺及支氣管。

【治法】用中重度手法刺激①組反射區各 10 次，約 10min；用中等力度手法刺激②組反射區各 5～10 次，約 20min；用重度手法刺激③組反射區各 10 次，約 25min。按摩時患者有痠麻痛感。每組按摩 1 次，每次按摩 55min，10 次為 1 個療程。

【主治】蕁麻疹。

2. 足底按摩法二

【取穴】①腹腔神經叢、腎、輸尿管、膀胱；②腦垂體、甲狀腺、甲狀旁腺、脾、胃、十二指腸、小腸。

【治法】用中度手法刺激①組反射區各 3min；用中度手法刺激②組反射區各 3～5min。按摩時以患者有得氣感為度。每日按摩 1 次，每次按摩 5min，10 次為 1 個療程。

【主治】蕁麻疹。

(二)足部藥療法

1. 足部藥療法一

(1)三子消疹膏

【組成】蛇床子、大風子、地膚子、川黃柏、蟬蛻各 30g，荊芥、牡丹皮各 15g。

【用法】以上藥物共研細末，備用。用時每取藥末 20g，以酒水各半調和成軟膏狀，外敷於雙足心湧泉穴上。上蓋敷料，膠布固定。每日換藥 1 次，5 次為 1 個療程。同時又取藥末 5g，與熱米飯做成飯糰，反覆搓患部 10min 左右，每日 2 次。

【主治】蕁麻疹。

(2)消疹浴足方

處方一和處方二

【組成】①蟬蛻、桑葉各 30g，牡丹皮 9g；②當歸、玄參各 20g，荊芥、防風各 9g。

【用法】隨證選方，加清水 500ml，煎數沸後，將藥液倒入腳盆內，待水變溫後浸泡雙足，同時搓洗患處。每日浸洗 1～2 次，每次 25min，5 次為 1 個療程。

【主治】蕁麻疹（急性蕁麻疹用處方一，慢性蕁麻疹用處方二）。

處方三

【組成】桂枝 6g，麻黃 6g，艾葉 20g，徐長卿 15g，羌獨活各 10g，蟬蛻 12g，當歸 6g，雞血藤 12g，黃耆 20g，浮小麥 12g，荊芥 12g，防風 12g，紫蘇葉 9g。

【主治】兒童慢性蕁麻疹風寒襲表型。症見風團色白，遇風寒加重，得暖則減，口不渴，舌質淡，苔白，脈浮緊。

【製法】將以上藥物以水煎，取汁，備用。

【用法】將藥汁放在盆內，每晚浸泡雙腳至足背，溫度以患兒能耐受為度。5min 後以第 2 煎藥液連藥渣加至盆中，使藥汁浸至足踝部，再繼續泡 5min 且雙腳互相揉搓，以患兒感覺微微出汗為好。每天 1 劑，7 天為 1 個療程，2 個療程後觀察療效。

處方四

【組成】生山楂 12g，青陳皮各 12g，豬苓 12g，黃柏 12g，枳殼 12g，赤芍 12g，木通 12g，黃耆 15g，大黃 6g，芒硝 6g，生石膏 20g，蟬蛻 12g，浮萍 12g。

【主治】兒童慢性蕁麻疹腸胃溼熱型。症見風團鮮紅，灼熱劇癢，遇熱則皮損加重，遇寒則減，舌質紅，苔薄黃，脈數。

【製法】將以上藥物以水煎，取汁，備用。

【用法】將藥汁放在盆內，每晚浸泡雙腳至足背，溫度以患兒能耐受為度。5min後將第2煎藥液連藥渣加至盆中，使藥汁浸至足踝部，再繼續泡5min，且雙腳互相揉搓，以患兒感覺微微出汗為好。每天1劑，7天為1個療程，2個療程後觀察療效。

七、足針療法

(一)足針療法一

【取穴】湧泉、內庭、行間、解溪。

【方法】局部常規消毒後，取1吋長的毫針直刺，捻轉得氣後留針20min，每隔5min行針1次。急性蕁麻疹行強針灸激，用瀉法；慢性蕁麻疹行中度刺激，用平補平瀉法。每天1次，7次為1個療程。

【主治】蕁麻疹。

(二)足針療法二

【取穴】肺穴、坐骨。

【方法】局部常規消毒後，取1寸長的毫針直刺，快速刺入皮下0.3～0.5吋深。捻轉得氣後留針20min，每隔5min行針1次。急性蕁麻疹行重度刺激，用瀉法；慢性蕁麻疹行輕度刺激，用補法或平補平瀉法。每天1次，7次為1個療程。

【主治】蕁麻疹。

(三)足針療法三

【取穴】血海，11號穴、23號穴。

【方法】局部常規消毒後，取1～1.5吋長的毫針直刺，快速刺入皮下（血海0.8～1吋深，餘穴為0.3～0.5吋深），捻轉得氣後留針20min，每隔5min行針1次。急性蕁麻疹行強刺激，用瀉法；慢性蕁麻

疹行中度刺激，用平補平瀉法。每天 1 次，7 次為 1 個療程。也可在針後加用艾條溫和灸，各灸 10～15min。

【主治】蕁麻疹。

(四)足針療法四

【取穴】足三里、三陰交、委中、湧泉。

【方法】局部常規消毒後，取 1.5 吋長的毫針直刺，快速刺入皮下 0.6～1 吋深。捻轉得氣後留針 30min，每隔 10min 行針 1 次。行強度刺激，用瀉法或委中點刺出血。每天 1 次，7 次為 1 個療程。

【主治】急性蕁麻疹。

(五)足針療法五

【取穴】三陰交、陰陵泉、復溜、行間。

【方法】局部常規消毒後，取 1～1.5 長的毫針直刺，捻轉得氣後留針 20min，每隔 5min 行針 1 次。行中強度刺激，急性蕁麻疹用瀉法，慢性蕁麻疹用平補平瀉法。每天 1 次，7 次為 1 個療程。

【主治】蕁麻疹。

(三)梅花針療法三

【辨證】適用於氣血兩虛患者。證見久病或體質虛弱者，皮疹色淡或與膚色相似，劇癢不止，臉色晄白不華，每當勞累或受風寒後容易發作。神倦乏力，頭暈。在胸椎 3～12 兩側有條索和壓痛，腰部有泡狀軟性物。脈沉細無力，苔薄質淡。擬以養血益氣止癢為治。

【選穴】脊柱兩側，重點叩打胸椎 5～12 兩側，腰部，風池，合谷，中脘，足三里，三陰交，心俞，腎俞，陽性物處。

【手法】以上三種方法一般採取中度刺激，陽性物和陽性反應區採用較重刺激。患部宜輕度密刺。

八、梅花針療法

(一)梅花針療法一

【辨證】適用於風寒外襲患者。症見發病快,皮疹顏色淡或蒼白,劇癢,微惡風,口不渴,多在吹風受涼或接觸冷水時發作或加重。在胸椎5～12兩側有條索及壓痛。脈緩或緊,苔薄白。擬以疏風散寒止癢為治。

【選穴】胸椎3～12兩側,患部,風府,肺俞,脾俞,中脘,曲池,足三里,血海,陽性物處。

(二)梅花針療法二

【辨證】適用於風熱相搏患者。症見皮疹發紅,散布周身大小不等,皮膚灼熱,劇癢難忍,煩躁不安,重則面唇俱腫或胃腹疼痛,遇熱則重,得冷則緩。在胸椎3～8兩側有條索並有壓痛。脈浮數,苔薄黃。擬以疏風清熱止癢為治。

【選穴】胸椎1～10兩側,腰部,胸鎖乳突肌部,患部,風池,大椎,合谷,肺俞,陽性物處。

九、刺血療法

(一)刺血療法一

【取穴】大椎、血海。疹發上肢者配曲池;疹發下肢者配風市、委中;疹發背部者配膈俞、風門。

【方法】用刺血加罐法。先在所選穴位上做局部按揉,使其達到紅潤充血,常規消毒,再用三稜針點刺出血,當血溢出,然後速用閃火法將玻璃火罐吸附在穴位上,並左右旋轉,使出血量增加,留罐15min。隔天1次,7次為1個療程。休息3天後再進行下一個療程。

【主治】蕁麻疹。

(二)刺血療法二

【取穴】分 2 組：一為後溪；二為曲池、足三里。

【方法】第一組穴用點刺放血法，用三稜針點刺出血數滴；第二組穴用毫針炙，用瀉法。隔日 1 次。

【主治】蕁麻疹。

(三)刺血療法三

【取穴】主穴：曲澤、委中。配穴：曲池、血海、膈俞。

【方法】用點刺放血法。用三稜針點刺主穴放血，並隨部位選取配穴（上肢取曲池，下肢取血海，軀幹取膈俞）點刺（穴位附近血絡）放血，使之出血各數滴。每天 1 次，5 次為 1 個療程。

【主治】蕁麻疹。

(四)刺血療法四

【取穴】分 2 組：一為肩髃、血海、委中；二為後溪、百蟲窩、陰谷。配穴：神闕穴。

【方法】用點刺放血法。每次 1 組，交替使用。用三稜針在所選穴位（或附近）血絡點刺放血，使之出血適量（熱性蕁麻疹出血宜多，寒性蕁麻疹宜少）。同時在神闕穴拔罐 10～15min，寒溼型蕁麻疹宜罐後加艾灸 15min。每日 1 次，5 次為 1 個療程。

【主治】蕁麻疹。

十、體針療法

(一)體針療法一

【取穴】曲池、血海、三陰交、風池、風府、足三里。風寒證加列缺、大椎、風門；風熱證加合谷、少商；胃腸溼熱證加中脘、內庭；氣

血兩虛證加脾俞、氣海；衝任不調者加關元、肺俞、膈俞、肝俞、太衝、太溪。

【方法】每次選用 5 穴或 7 穴，局部常規消毒後，用毫針對準所選穴位依法進針，施以提插捻轉補瀉手法，行中度或較強度刺激，用瀉法或平補平瀉法，得氣後留針 20～30min，可間歇行針。每日 1 次，5～10 次為 1 個療程。療程間休息 2 日，再行下一個療程。

【主治】蕁麻疹。

(二)體針療法二

【取穴】大椎、肺俞、曲池、足三里、三陰交、行間。

【方法】局部常規消毒後，用毫針對準所選穴位（大椎、肺俞斜刺）直刺，快速刺入 0.6～1 吋，捻轉得氣後留針 30min，每隔 10min 行針 1 次，進行強刺激，用瀉法。每日 1 次，7 次為 1 個療程。

【主治】急性蕁麻疹。

十一、艾灸療法

(一)艾灸療法一

【取穴】主穴：百蟲窩、曲池、血海、三陰交、合谷。配穴：風熱者，加大椎、委中；風寒者，加風池、肺俞；脘腹疼痛者，加中脘、天樞；手足心熱者，加內關、神門。

【灸法】①用艾炷隔薑灸，根據辨證每次取 3～5 穴，各灸 5～7 壯，每日灸 1 次，7 次為 1 個療程。②用艾條溫和灸，每次取 4～6 穴，各灸 15～20min，每日灸 1 次或 2 次，7 日為 1 個療程。

【主治】癮疹。

(二)艾灸療法二

【取穴】風門、身柱、膈俞、神闕、曲池、手三里、風市、血海、足三里、築賓、百會、長強。

【灸法】①用艾炷無瘢痕灸：每次取3～5穴，取麥粒大艾炷，各灸5～7壯，灸至以局部皮膚紅潤，但不起皰為度，每日灸1次。②用艾炷隔薑灸：每次取3～5穴，將薑片放在穴上，上置麥粒大艾炷，點燃施灸，各灸5～7壯，以局部皮膚紅潤為度，每日灸1次。③用艾炷隔徐長卿灸：每次取3～5穴，取徐長卿鮮根搗成糊狀，置患處或穴上，上置艾炷5～10壯，每日灸1次。④用艾條溫和灸，每次取3～5穴，各灸5～10min，以局部皮膚紅潤為度，每日灸1或2次。⑤用燈火薰灸：在百會、長強穴上各薰灸一下，每日灸1次。

【主治】蕁麻疹。

(三)艾灸療法三

【取穴】主穴：①風門、肝俞、肩髃、委中；②曲池、血海、足三里、三陰交。配穴：風寒束表者，加風池、肺俞；風熱客肺者，加大椎、風池；脾胃溼熱者，加脾俞、腎俞；氣血兩虛者，加中脘、郄門、膈俞；衝任失調者，加關元、膈俞、公孫。

【灸法】上列兩組穴，每次取一組穴，交替使用，並隨證選加配穴，按法施灸。①用艾炷隔薑灸：每次取3～5穴，各灸5～7壯，以局部皮膚紅潤為度，每日灸1次。②用艾炷隔藥餅灸：每次取3～5穴，取大風子、荊芥各等份，共研細末，以水調製成小網餅，置於穴上，上置艾炷，點燃施灸。各灸5～7壯，以局部皮膚紅潤為度，每日灸1次。③用艾條溫和灸：每次取4～6穴，各灸10～20min，每日灸1次或2次，中病即止。

【主治】蕁麻疹。

十二、點穴療法

(一)點穴療法一

【取穴】大椎、曲池、血海。

【方法】用指壓、叩擊法。每穴先按壓 0.5min，再叩擊（指叩）10～15 下，如此反覆做 3～5 遍。每日 1 次。

【主治】蕁麻疹。

(二)點穴療法二

【取穴】合谷、肩髃、風市。

【方法】用指壓法。配合呼吸法進行按壓、呼氣時即按壓，每次 10s。每穴如此反覆做 20 下。每日 1 次。

【主治】蕁麻疹。

(三)點穴療法三

【取穴】肺俞、曲池。

【方法】用指壓法。以雙拇指按壓雙側肺俞、曲池穴，指力適中，每穴 3～5min。每日 1 次。亦可配合呼吸法進行按壓。

【主治】癮疹（蕁麻疹）。

十三、耳穴療法

(一)耳穴針灸法

1. 耳穴針灸法一

【取穴】神門、肺、腎上腺、內分泌、交感、大腸。

【方法】每次取一側耳穴，兩耳交替使用。耳廓常規消毒後，用耳毫針對準所選穴位刺入，用強刺激瀉法捻轉，留針 30min，每 10min 行針 1

次。每日行針 1 次。5 次為 1 個療程。

【主治】蕁麻疹。

2. 耳穴針灸法二

【取穴】主穴：肺、心、內分泌、風溪。配穴：風熱型，加耳尖（刺血）、腎上腺；風寒型，加腎；腸胃溼熱型，加大腸、胃；氣血兩虛型，加腎、脾；衝任不調型，加內生殖器、腎。

【方法】每次取一側耳穴，兩耳交替使用。根據辨證選主穴及配穴共 3～5 個。耳廓常規消毒後，在所選穴區探尋敏感點，用耳毫針對準所選穴位敏感點進針。風熱型、風寒型及腸胃溼熱型，用強刺激瀉法捻轉；氣血兩虛型及衝任不調型，用輕刺激補法捻轉，留針 30～60min。每日行針 1 次，急性蕁麻疹連續行針至痊癒。慢性蕁麻疹 10 次為 1 個療程，症狀緩解後，還須鞏固治療 1 個療程。

【主治】蕁麻疹。

(二) 耳穴壓迫法

1. 耳穴壓迫法一

【取穴】肺、蕁麻疹點、過敏點、大腸、內分泌、平喘、風溪。

【方法】每次取一側耳穴，兩耳交替使用。耳廓常規消毒後，按操作常規，用王不留行籽貼壓在所選穴位上，邊貼邊按壓，囑患者每日按壓 3～5 次。隔日換貼 1 次，5～10 次為 1 個療程。

【主治】蕁麻疹。

2. 耳穴壓迫法二

【取穴】肺、脾、神門、內分泌、腎上腺。

【方法】用 75% 乙醇溶液消毒所取各穴點，待皮膚乾燥後，將藥粒（急性子）用適當大小的方塊膠布貼敷在穴位上，再用拇指、示指在膠布

和藥粒上稍加壓，使之稍有壓迫感，局部有充血現象（發紅）即可。並囑患者每天自行按壓 3～5 次。每 5 天換貼 1 次，休息 2～3 天再行第 2 次埋藥。4 次為 1 個療程。

【主治】慢性蕁麻疹。

(三)耳穴放血法

【取穴】耳背後中上部小靜脈。

【方法】耳廓常規消毒後，每次雙側各選 1 條小靜脈，用三稜針將小靜脈刺破出血即可。每日或隔日 1 次，3 次為 1 個療程，間隔 10 天後可行第二療程。

【主治】蕁麻疹。

十四、穴位貼敷

(一)止癢散

【組成】銀柴胡、胡黃連、防風、浮萍、烏梅、甘草各等份。

【製法】以上中藥共研細末，過篩後裝瓶密封備用。

【用法】取藥末適量，填滿臍窩，用手壓實，紗布蓋上，膠布固定。每日換藥 1 次，1 個月為 1 個療程。

【功用】疏風止癢。

【主治】蕁麻疹。

十五、指壓療法

(一)指壓療法一

【取穴】大椎、曲池、血海。

【方法】用按法、叩法。每穴先按壓 0.5min，再叩擊（指扣）10～15下，如此反覆做 3～5 遍。每日 1 次。

(二)指壓療法二

【取穴】合谷、肩髃、風市。

【方法】用按法。配合呼吸法進行按壓，呼氣時即按壓。每次 10s。每穴如此反覆做 20 下。每日 1 次。

(三)指壓療法三

【取穴】肺俞、曲池。

【方法】用按法。以雙拇指按壓雙側肺俞、曲池穴，指力適中，每穴 3～5min，每天 1 次。亦可配合呼吸法進行按壓。

第四節　中醫辨證調護

一、藥膳防護

1. 冬瓜芥菜湯

【材料】冬瓜 200g，芥菜 30g，白菜根 50g，白茅根 50g。

【做法】水煎。

【藥用】每天 2 劑。

【功效】疏風清熱、利溼；對皮疹色赤、遇熱則發、尿黃有療效。

2. 金針花湯

【材料】黃柏 15g，蟬蛻 10g，生地黃 30g，金針花 60g，芡實 30g。

【做法】水煎。

【藥用】每天 2 劑。

【功效】疏風清熱、利溼；對皮疹色赤、遇熱則發、尿黃有療效。

3. 芋頭燉豬排骨

【材料】芋頭 60g，豬排骨 100g。

【做法】把芋頭洗淨，加豬排骨燉熟。

【藥用】每天 2 劑。

【功效】疏風清熱、利溼；對皮疹色赤、遇熱則發、尿黃有療效。

4. 香菜湯

【材料】香菜 500g。

【做法】香菜水煎。

【藥用】分 3 次吃完。

【功效】祛風解表、通經洩熱；對皮膚搔癢、便祕、腹痛、神疲納呆有療效。

二、日常防治

(1)本病多因過敏因素所致，需找出過敏原因，應避免接觸過敏性物品、食物或藥物，忌食魚腥蝦蟹、酒類、咖啡及蔥蒜等刺激物，保持大便通暢。

(2)患部不要搔抓過度，以防皮膚潰破，須防繼發感染。

第四十二章　粉刺

第一節　概述

　　粉刺是一種發生於毛囊皮脂腺的慢性炎症，多發生於青年男女。皮損丘疹如刺，可擠出白色碎米樣粉汁，故稱之。本病易反覆發作，困擾患者的日常生活、工作和社交等，嚴重者可影響患者的生活品質。本病相當於西醫的「痤瘡」，俗稱「青春痘」。

第二節　疾病診斷標準

一、疾病診斷

　　1. 中醫診斷標準

　　(1)主要症狀：初期在毛囊口，呈現米粒大小紅色丘疹，亦可演變成膿疱。此後可形成硬結樣白頭粉刺或黑頭粉刺，嚴重病例可形成硬結性囊腫。

　　(2)次要症狀：多發於男女青春期之面部及胸背部，常伴有皮脂溢出。

　　(3)病程較長，青春期過後，多數可自然減輕。

　　2. 西醫診斷標準

　　(1)一般青春期開始發病，呈慢性發展。

　　(2)發於面部、上胸部及背部等皮脂腺發達部位。皮損為白頭粉刺、黑頭粉刺、毛囊性紅丘疹、膿疱、結節、囊腫和瘢痕，常伴有皮脂溢出。

二、症候診斷

1. 肺經風熱證

黑頭或白頭粉刺，紅色丘疹，可伴少量小膿皰，或有癢痛。可伴有口乾、便祕。舌紅，苔薄黃，脈浮數。

2. 脾胃溼熱證

皮膚油膩，以疼痛性丘疹和膿皰為主，或有結節。可伴有口臭，便祕、尿赤。舌質紅，苔黃或黃膩，脈滑。

3. 痰瘀互結證

皮損主要為結節及囊腫，反覆發作，容易形成瘢痕。可伴有大便乾結，舌質暗，或有瘀斑或瘀點，苔膩，脈弦滑。

4. 衝任不調證

女性患者，月經前皮疹加重，皮疹多發於口周或下頜，或伴月經前後不定期，經前乳房、小腹脹痛，舌紅，脈細或弦。

第三節　中醫特色治療

一、外治法

(一) 藥物治療

顛倒散（《醫宗金鑑》）：大黃、硫黃等分，研末，用涼開水或茶水調敷，每天 1～2 次；或配成 30% 的洗劑外擦，每天晚上塗搽，次晨洗掉。

(二) 推拿按摩

若丘疹散在不多，且無膿瘡者，可行面部美容經穴按摩常規手法全套動作。若丘疹較密集且有膿皰者，僅行常規手法第 4 步，點按面部穴位，第 8 步叩擊頭部並點按百會穴。耳穴加揉心、肺、內分泌、肝、交

感、面頰等局部穴。體部點按合谷穴、陽陵泉、足三里；由指端到上臂，逆向叩擊手太陰肺經3遍；由下而上拿足陽明胃經3次，叩擊3次。

(三)中藥面膜

一號藥方組成：黃連、黃芩、銀花、連翹、丹參、白花蛇舌草等。證見顏面、胸背部皮膚油膩，皮疹紅腫疼痛，或有膿包，伴口臭、便溲黃，舌紅，苔黃膩，脈滑數者，外用消炎膜。

二號藥方組成：蒲公英、紫花地丁、虎杖、黃連、魚腥草、丹參、白花蛇舌草等。證見皮疹顏色暗紅，以結節、膿腫、囊腫、瘢痕為主，或見竇道，經久難癒，伴納呆腹脹，舌質紅，苔黃膩，脈弦滑者外用消炎膜。

三號藥方組成：大黃、生地榆、三稜、莪朮、橘皮、丹參等。

先行美容常規步驟，淨面、蒸麵、清理粉刺，經絡按摩，然後塗上藥膏，以超音波導入10～15min，強度0.5W/cm2，由輕逐漸加重，選連續波。之後將藥膏留面上，把硬膜粉或優質醫用石膏調成糊，敷於面上，15～30min後揭去，清洗面部，塗收縮水。每週1次，3次為1療程。

(四)針灸

1. 毫針

(1)毫針灸配穴方一。

【取穴】百會、尺澤、曲池、大椎、合谷、肺俞、委中。配穴：四白、顴髎、下關、頰車等病變局部四周穴。便祕配天樞、支溝。瀉法，中等刺激，留針半小時，每日針1次，10次為1療程，症狀好轉後改為隔日1次。

(2)毫針灸配穴方二。

【取穴】肺俞、腎俞、曲池、合谷、足三里、豐隆、三陰交。

【方法】局部常規消毒後，用毫針對準所選穴位依法進針，施以提插

捻轉補瀉手法，行強度刺激，用瀉法，得氣後留針20min，每隔5min行針1次。5次為1個療程。

【主治】痤瘡（面生粉刺）。

(3)毫針炙配穴方三。

【取穴】合谷、曲池、內庭、血海、足三里。肺經有熱者加少商、尺澤；溼熱蘊結者加天樞、陰陵泉；痰溼瘀結者加脾俞、胃俞、三陰交。

【方法】每次選用3～5穴，局部常規消毒後，用毫針對準所選穴位依法進針，行中度或較強刺激，用瀉法或平補平瀉法，捻轉得氣後留針30min，可間歇行針。溼熱甚者，可在內庭、曲池用三稜針點刺出血。每日1次，10～15次為1個療程。

2. 耳針

【取穴】主穴：耳尖、肺、皮質下、丘腦、神門、內分泌、腎上腺、局部穴。配穴：脾、大腸、小腸、肝。便祕加大腸、直腸下段；膿皰加心；月經不調加內生殖器、卵巢。

【方法】每次均耳尖放血，嚴重者可局部穴刺血，其餘主穴選2～3個，配穴選2～3個。毫針炙，留針15～20min，隔日1次，10次為1療程。或耳針埋針或耳穴壓豆，二耳輪換，3天1次，5次為1療程。

3. 刺絡拔罐

【取穴】大椎穴。

【方法】常規消毒後，用三稜針或梅花針點刺出血，然後拔火罐，10～15min，出血1～3ml。3天1次，10次為1療程。

(五)足底療法

1. 足底推拿

(1)足底推拿配穴方一。

【取穴】①腎、輸尿管、膀胱；②大腦（頭部）、小腦及腦幹、額竇、三叉神經、上頜、下顎、胸部淋巴結、上身淋巴結、下身淋巴結；③肺、小腸、胃、肝、腦垂體、前列腺或子宮、生殖腺（睪丸或卵巢）、甲狀腺。

【治法】用中等力度手法刺激①組反射區各 5 次，約 5min；用中等力度手法刺激②組反射區各 5～10 次，約 15min；用重度手法刺激③組反射區各 10 次，約 25min。按摩時以患者有得氣感為度。每日按摩 1 次，每次按摩 45min，10 次為 1 個療程。

【主治】痤瘡。

(2)足底推拿配穴方二。

【取穴】①腎、輸尿管、膀胱、腎上腺；②大腦、腦垂體、甲狀腺、肝、胃、十二指腸、額竇、前列腺、生殖腺、上身淋巴結、下身淋巴結。

【治法】用中度手法刺激①組反射區各 2min；用重度手法刺激②組反射區各 3～5min。按摩時以患者有得氣感為度。每日按摩 1 次，每次按摩 40min，10 次為 1 個療程。

【主治】痤瘡。

2. 足部藥療

(1)二仁消刺膏。

【組成】銀杏仁、薏仁各 30g，紫草 15g，冰片 5g。

【用法】上述藥物共研細末，備用。用時每取藥末 30g，以雞蛋清適量調和成軟管狀，分作 3 份。2 份貼敷於湧泉穴（雙）上，上蓋敷料，膠布固定。每日換藥 1 次，10 次為 1 個療程。另一份塗擦患部，日塗數次。

【主治】痤瘡。

(2) 桑紫煎。

【組成】桑葉、蒲公英、紫草各 30g，川紅花 9g。

【用法】上述藥物加清水 500ml。煎數沸後，將藥液倒入腳盆內（另盛一碗備用），待水變溫後浸泡雙足。每日浸泡 1 次，每次 30min。同時，用藥棉蘸藥水擦洗患部，反覆擦洗，以微充血為度。10 次為 1 個療程。

【主治】痤瘡。

(六) 足針療法

【取穴】足三里、三陰交、血海、豐隆、內庭、支溝、行間。

【方法】局部常規消毒後，取 1～1.5 吋長的毫針直刺，捻轉得氣後留針 20min，每隔 5min 行針 1 次。行中刺激，用瀉法。每日 1 次，7 次為 1 個療程。

【主治】痤瘡。

(七) 刺血療法

1. 刺血療法配穴方一

【部位】耳背近耳輪處明顯的血管 1 根（雙）。

【方法】用劃刺放血法。先在所選部位揉搓數分鐘，使其充血，按常規消毒後，用左手拇、示指將耳背拉平，中指頂於下，右手持消毒好的修面刀片劃破選好的靜脈血管，使血液自然流出 5～10 滴，流血過少者可輕輕擠壓、然後用消毒棉球抹去血液，消毒切口，蓋上消毒敷料，患部忌水，以防感染。1 次為 1 個療程，1 次未癒者可間隔 1 週後再另選一根血管放血。一般 1～3 個療程可癒。

【主治】痤瘡。

2. 刺血療法配穴方二

【取穴】取耳穴，分2組：一為耳前（熱穴）、耳後（相當降壓溝）；二為內分泌、皮質下。

【方法】用點刺放血法。每組每次只用1穴，交替使用。常規消毒後，用三稜針速刺出血。隔日1次，10次為1個療程。1個療程後改為每週1次。

3. 刺血療法配穴方三

【取穴】取耳穴。主穴：肺、大腸、內分泌、子宮（精宮）、面頰區。血熱者配小腸；頂端有膿包者配心；溼甚者配腎上腺；風甚者配神門；皮脂溢出重者配脾；氣虛者配胃。另外可根據病變皮損區域靈活選取配穴。

【方法】用刺破放血法。先輕揉搓患者耳廓，使其紅潤充血，常規消毒，左手固定耳廓，右手執刀，在選擇穴位上刺破皮膚，溢血少許（1～3滴），用消毒棉球擦去血跡，然後用消毒牙籤挑取藥糊（香胡散：食用純香油、純胡椒粉，各適量調成稠糊狀，放入消毒瓶中備用），如火柴頭大小，敷在穴位上，用小膠布（1.2cm×1.2cm）一塊覆蓋固定傷口。隔天或3天1次，10次為1個療程。兩耳交替進行。

【主治】痤瘡。

(八)艾灸療法

【取穴】主穴：曲池、合谷、血海、足三里、三陰交。配穴：風熱者，加大椎、肺俞；溼熱者，加內庭；痰溼者，加豐隆、脾俞；便祕者，加支溝、天樞等。

【灸法】①用艾條雀啄灸：根據辨證每次取3～5穴，各灸10～15min，每日灸1次，7次為1個療程。②用艾柱無瘢痕灸：每次取2穴

或3穴,取如棗核或蠶豆大小之艾柱,著膚直接灸,各灸3～5壯,隔日灸1次,5次為1個療程。③用艾柱隔薑灸:每次取3～5穴,各灸3～5壯,每日灸1次,7次為1個療程。

【主治】粉刺。

(九)點穴療法

1. 點穴療法配穴方一

【取穴】肺俞、耳輪處(均為雙側)。

【方法】用揉壓、指壓法。以雙手拇指強壓雙側肺俞穴3～5min、再揉壓(以拇、示二指相夾)雙耳輪處3min,然後在耳輪處取明顯血管1根,用三稜針點刺1下,放血少許。隔3日1次,日壓肺俞穴1次,中病即止。

【主治】痤瘡(粉刺)。

2. 點穴療法配穴方二

【取穴】胸椎1～12旁開0.5～3吋處。

【方法】用叩擊、推壓法。先在胸椎旁開0.5吋和3吋處4行,自上到下,以雙拇指指腹來回推壓數遍,然後在此範圍區內以指(三指或四指併攏)叩擊10min,頻率為每分鐘100～120次。每日1次,5次為1個療程。

【主治】粉刺。

3. 點穴療法配穴方三

【取穴】大椎、肺俞、脾俞、膈俞、大腸俞。

【治法】用指壓法。先以雙拇指從兩側向中心擠壓大椎穴,再強壓雙側肺俞至大腸俞穴,均一壓一放,用瀉法,每穴3～5min。每日1次,5次為1個療程。

【主治】粉刺。

(十)穴位貼敷

1. 五味三黃膏

【組成】黃芩、黃柏、苦參各 15g，黃連 5g。

【製法】以上中藥加水煎成 150ml 的藥液，過濾，待藥液溫度降至 40℃左右，倒進裝有 300g 熟石膏粉的器皿內，攪拌成糊狀。

【用法】令患者平臥，用紗巾紮好頭髮後，用洗面乳清潔皮膚，個別有膿包者，常規消毒後，用痤瘡擠壓器擠壓有感染處，用脫脂棉將眉、眼、口遮蓋、然後用藥糊均勻地覆蓋在整個面部，僅留鼻孔，15～30min 後患者自覺微熱，持續 20min 後轉冷，即可揭去，用溫水洗淨面部，每週 2 次，5 次為 1 個療程。

【功用】清熱解毒。

【主治】痤瘡。

2. 丹參四花煎

【組成】丹參、白芷、野菊花、臘梅花、金銀花、月季花、大黃各 9g。

【製法】以上中藥中加入清水適量，煎取藥液備用。

【用法】用紗布蘸取藥液（或浸透）熱敷患處，冷則易之，每天 2 次或 3 次，每次敷 20min，直至痊癒為止。

【功用】疏風散熱，活血化瘀。

【主治】痤瘡。

(十一)其他療法

1. 自血療法

適用於病程長、皮疹重、藥物治療欠佳者。可選足三里、曲池、三陰交、血海等穴位注射，每穴注射 1ml 左右，每週 1 次。可選用自血穴位注射配合放血療法治療痤瘡技術。

第四節　中醫辨證調護

一、氣功法

(1)站、坐、臥姿勢均可，雙眼微閉，舌抵上顎，從頭面、上肢、胸、背、腰、腹、大小腿、足部全放鬆。

(2)呼吸為鼻吸鼻呼，緩、細、勻、靜、綿、深、長。

(3)先意念頭部，然後意念臉面十分光滑，痤瘡已經消失。反覆默唸10～15min。

(4)每日早上、中午、晚上各練1次，每次練10～15min。如痤瘡不嚴重，可於收功後乾浴面36～100次。練功1月，痤瘡狀況可得到改善。

二、藥膳食療

1. 雪梨芹菜汁

芹菜100g，番茄1個，雪梨150g，檸檬半個。洗淨後同放入果汁機中攪汁，飲用，每天1次。有清熱潤膚功效，適用於痤瘡的輔助治療。

2. 紅蘿蔔芹菜汁

紅蘿蔔（中等大小）1個，芹菜150g，洋蔥1個。洗淨後放入攪汁機中攪汁，飲用，每天1次。清熱解毒祛火，可輔助防治痤瘡。

3. 枇杷葉膏

將鮮枇杷葉（洗淨去毛）1,000g，加水8,000ml，煎煮3h後過濾去渣，再濃縮成膏，兌入蜂蜜適量混勻，貯存備用。每次吃10～15g，每天2次。有清解肺熱、化痰止咳的功效，適用於痤瘡、酒糟鼻的治療等。服藥期間忌食辛辣刺激性食物及酒類。

4. 海藻薏仁粥

海藻、昆布、甜杏仁各 9g，薏仁 30g。將海藻、昆布、甜杏仁加水適量煎煮，棄渣取汁液，再與薏仁煮粥食用，每天 1 次，3 週為 1 個療程。有活血化瘀、消炎軟堅的功效，適用於痤瘡的治療。

5. 山楂桃仁粥

山楂、桃仁各 9g，荷葉半張，粳米 60g。先將前三味藥煮湯，去渣後入粳米煮成粥。每天 1 劑，連用 30 天。適用於痰凝所致痤瘡的治療。

6. 海帶綠豆湯

海帶、綠豆各 15g，甜杏仁 9g，玫瑰花 6g，紅糖適量。將玫瑰花用布包好，與各藥同煮後，去玫瑰花，加紅糖食用。每天 1 劑，連用 30 日，適用於痤瘡防治。

三、日常調護

(1) 每日 1～2 次用溫水、硫磺肥皂洗臉。

(2) 禁止用手擠壓皮疹，以防繼發感染及瘢痕形成。

(3) 少吃含脂肪多的食物、糖類、刺激性食物、可樂、茶、咖啡、含酒精飲料、水生貝殼類，多食青菜、水果。

(4) 保持大便通暢。

(5) 不要擅自使用外用藥物，尤其不要用皮質類固醇激素等藥物。

(6) 治療期間不要用油性化妝品及含有粉質的化妝品（如粉底霜等），以免堵塞毛孔。

第五篇　皮膚科常見病

第六篇　肛腸科

第四十三章　痔瘡

第一節　概述

一、疾病定義

痔血管發生異常曲張、脫垂時的表現叫做痔瘡。

二、流行病學

痔是一種常見病、多發病，居肛門五大疾病之首，人群發生率約50%，成人多見，男女均可發病而且發生率無顯著差異。痔的發病占肛腸病的87.25%，而且許多不良生活習慣和疾病都可導致痔瘡的發生，所以民間傳言「十人九痔」是有一定道理的。長期站著、坐著、蹲著的人容易得痔瘡。從事教師、司機、文祕等工作的人，因為長期保持上述體位會影響盆腔血流循環，造成肛周靜脈淤血、擴張而形成痔。

第二節　疾病診斷標準

一、西醫診斷標準

痔可分為內痔、外痔和混合痔。內痔是肛墊（肛管血管墊）的支持結構、血管叢及動靜脈吻合發生的病理性改變和移位；外痔是齒狀線遠側皮下血管叢擴張、血流淤滯、血栓形成或組織增生的結果，根據組織病理特點，外痔可分為結締組織性、血栓性、靜脈曲張性和炎性外痔4類；混合痔是內痔和相應部位的外痔血管叢相互融合的產物。

第四十三章 痔瘡

1. 臨床表現

內痔：主要臨床表現是出血和脫出，可併發血栓、嵌頓、絞窄及排便困難。根據內痔的症狀，其嚴重程度分為4度。Ⅰ度：便時帶血、滴血，便後出血可自行停止；無痔脫出。Ⅱ度：常有血便；排便時有痔脫出，便後可自行還納。Ⅲ度：可有血便；排便或久站及咳嗽、勞累、負重時有痔脫出，需用手還納。Ⅳ度：可有血便；痔持續脫出或還納後易脫出。

外痔：主要臨床表現為肛門部軟組織團塊，有肛門不適、潮溼搔癢或異物感，如發生血栓及炎症時疼痛。

混合痔：主要臨床表現為內痔和外痔的症狀同時存在，嚴重時表現為環狀痔脫出。

2. 檢查方法

(1)肛門視診：檢查有無內痔脫出，肛門周圍有無靜脈曲張性外痔、血栓性外痔及皮贅，必要時可行蹲位檢查。觀察脫出內痔的部位、大小和有無出血及痔黏膜有無充血水腫、糜爛和潰瘍。

(2)肛管直腸指診：是重要的檢查方法。Ⅰ、Ⅱ度內痔指檢時多無異常；對反覆脫出的Ⅲ、Ⅳ度內痔，指檢有時可觸及齒狀線上的纖維化痔組織。肛管直腸指診可以排除肛門直腸腫瘤和其他疾病。

(3)肛門直腸鏡：可以明確內痔的部位、大小、數目和內痔表面黏膜有無出血、水腫、糜爛等。

(4)大便隱血試驗：是排除全消化道腫瘤的常用篩查手段。

(5)全結腸鏡檢查：因血便就診者、有消化道腫瘤家族史或本人有息肉病史者、年齡超過50歲者、大便隱血試驗陽性以及缺鐵性貧血的痔瘡患者，建議行全結腸鏡檢查。

二、中醫診斷

1. 症狀

(1)間歇性血便：特點為便時滴血、射血，量多、色鮮紅，血不與糞便相混淆。亦可表現為手紙帶血。

(2)脫垂：便後顆粒狀腫物脫出肛外，初期可自行還納，後期需用手托回或臥床休息才可復位，嚴重者下蹲、步行、咳嗽或噴嚏時都可能脫出。

(3)肛門不適感：包括肛門墜脹、異物感、搔癢或疼痛，可伴有黏液溢出。

2. 體徵

肛檢見齒線上下同一方位黏膜皮膚隆起，連成整體，質柔軟，多位於3、7、11點處。

具備以上第2項加第1項中的(1)或(2)，診斷即可成立。

三、症候診斷

1. 風傷腸絡證

大便帶血，滴血或噴射狀出血，血色鮮紅，大便祕結或有肛門搔癢，舌質紅，苔薄黃，脈數。

2. 溼熱下注證

血便色鮮，量較多，肛內腫物外脫，可自行回納，肛門灼熱，重墜不適，苔黃膩，脈弦數。

3. 氣滯血瘀證

肛內腫物脫出，甚或嵌頓，肛管緊縮，墜脹疼痛，甚則內有血栓形成，肛緣水腫，觸痛明顯，舌質紅，苔白，脈弦細澀。

4. 脾虛氣陷證

肛門鬆弛，內痔脫出不能自行迴納，需用手法還納。血便色鮮或淡，伴頭暈、氣短、面色少華、神疲自汗、納少、便溏等，舌淡，苔薄白，脈細弱。

第三節　中醫特色治療

一、中藥坐浴薰洗

辨證選用以清熱利濕、消腫止痛為主的中藥坐浴薰洗。

推薦處方：蒲公英、生側柏葉、花椒、苦參、芒硝、蒼朮、生地榆、防風、黃柏、赤芍、生甘草、五倍子各等份。上藥煎取藥液，於排便後坐浴薰洗。

二、辨證選擇口服湯劑或中成藥

1. 風熱腸燥證

治法：清熱祛風，涼血止血；

推薦方藥：涼血地黃東加減。

2. 濕熱下注證

治法：清熱利濕，涼血止血；

推薦方藥：龍膽瀉肝湯、五神東加減。

3. 氣滯血瘀證

治法：活血化瘀，行氣止痛；

推薦方藥：血府逐瘀湯、桃紅四物東加減。

4. 脾虛氣陷證

治法：補中益氣，昇陽舉陷；

推薦方藥：補中益氣東加減。

三、中藥外敷或中藥紗條換藥

(1)術後可選用活血生肌中藥紗條換藥，每天一次。

(2)術後傷口水腫可選用高滲鹽水紗條或清熱消腫、活血止痛中藥外敷，以消腫止痛。

四、中藥塞藥法

便後或睡前或換藥時選用栓劑納肛，如普濟痔瘡栓、化痔栓、馬應龍痔瘡栓等。

第四節　中醫辨證調護

一、傳統行為療法

1. 傳統行為療法方法一

正坐於靠椅上，兩臂自然下垂，雙手分別放於兩膝上方，兩腿屈曲，兩足分開與肩同寬。雙目輕閉，舌抵上顎，排除一切雜念，自然呼吸，在吸氣盡呼氣開始時默唸「靜」字6遍，然後再默唸「鬆」字6遍。呼氣過程中意氣同行，自百會沿身體前後左右下行至足底湧泉穴，行到何部，何部放鬆。接著吸氣，意氣同行，自鼻沿任脈下行至丹田（臍下二寸）意守1～3min，同時意想丹田之氣似一火球，沿任督兩脈間隨呼吸而做前下、後上順序的轉動。待腹部有氣感或熱感時，將丹田之氣下注會陰部，此時吸氣時提肛，氣從督脈沿脊柱上行至百會到人中；然後

呼氣，氣或「火球」從咽喉氣管下行至丹田、會陰。由此一呼一吸，氣自咽喉下降至會陰，再上升至百會、人中，循行不息，謂之小周天。每晚練功 1 次，每次 30～40min。持之以恆，定能見效。

2. 傳統行為療法方法二

仰臥，兩上肢向頭端伸直，兩小腿下墊 2～3 個枕頭。思想集中於下丹田（會陰穴），自然腹式呼吸。隨著吸氣，前後二陰部一提一放，像大小便時那樣，須用暗功，不露外形，反覆提氣 15～20 次，每日 3～5 次。

3. 傳統行為療法方法三

仰臥，兩臂放於體側，全身放鬆，兩臂側上舉，同時吸氣，手掌舉至頭上時，正好將氣吸完，兩臂在身前放下還原，同時呼氣，反覆 6～8 次。醫者運內氣於拇指端，分別點按患者百會、命門、腰俞、長強、會陰等穴，每日 2～3 次，每次每穴 5～10min。若配合食療，可縮短療程。一般治癒後不易復發。

二、藥膳防護

古人強調飲食的基本原則：「精細搭配，雜食五穀」。《中國居民膳食指南》指出：「食物多樣，穀類為主。」《醫學衷中參西錄》指出：「食療患者服之，不但療病，並可充飢，不但充飢，更可適口，用之對症，病自漸癒，即不對症，亦無他患。」

食療的三大原則如下所述：

(1) 辨證施膳：「虛者補之」、「實者瀉之」、「熱者寒之」、「寒者熱之」，注意個體體質特點。

(2) 全面膳食：穀、肉、果、菜。

(3) 飲食有節：定時，定量，不偏食。

對痔瘡有預防作用的食物有紫菜、紅小豆、芝麻、槐花、胡桃肉、竹筍、蜂蜜等。

萵苣：性微寒，味甘苦，入脾、胃、肺經，具有開通、疏利、消積的作用。萵苣富含維生素C、天然葉酸、鐵。常食萵苣，促進腸蠕動，預防便祕，減輕肛門局部血管的壓力，可有效預防和治療痔瘡。

空心菜：又名空筒菜。性寒、味甘，有治療便祕、血便、痔瘡的作用。空心菜對大便經常乾結的痔瘡患者最為適宜。

韭菜：含粗纖維較多，且比較堅韌，不易被胃腸消化吸收，能增加大便體積，促進大腸蠕動，防止大便祕結，故對痔瘡便祕者有益。

菠菜：性涼、味甘，有養血、止血、潤燥、滑腸、通便的作用。

蕃薯：所含纖維物質在腸內能吸收大量水分，增加糞便體積，對促進胃腸蠕動和通便非常有益，常用來治療痔瘡及肛裂等。

高麗菜：又名球甘藍，別名甘藍菜或高麗菜。性平、味甘，多吃高麗菜，可增進食慾，促進消化，預防便祕，是治療痔瘡的有效食物。

白蘿蔔：生吃可促進消化，還有很強的消炎作用，其辛辣的成分可促胃液分泌，調整胃腸功能。另外，它所含豐富的粗纖維能促進胃腸蠕動，保持大便通暢。

紫菜：含有豐富的胡蘿蔔素、維生素、鈣、鉀、鐵，能促進腸胃運動。

紅小豆：與當歸合煎，可治療痔瘡血便、腫痛。單獨一味或與稻米同煎成粥亦有良好的作用，是防治痔瘡的優良食品。

槐花：新鮮槐花可以做冷盤、包餃子，具有涼血、止血、消痔的功效，亦可代茶飲。

芝麻：含有大量胺基酸、食物纖維和礦物質，能促進排便。有痔瘡

且便祕者可長期服用。芝麻具有潤腸通便、減輕痔瘡出血、預防肛脫的作用。

胡桃肉：可潤腸通便補虛，減輕痔瘡、血便症狀。

竹筍：內含豐富的纖維素，痔瘡患者服用具有潤腸通便的功效。

蜂蜜：對痔瘡患者可產生補益和潤腸通便的作用。

另外，在飲食上一定要禁忌以下食物：

忌食辛辣刺激性食物：辛辣刺激性食物，如辣椒、胡椒、生蔥、生蒜、芥末、薑等，能刺激直腸肛門部位血管充血和擴張，造成排便時刺痛和墜脹感，從而誘發痔瘡。

忌飲酒：中醫認為痔瘡多屬溼熱，飲酒可助其溼熱，而且酒（特別是烈性酒）可使直腸靜脈充血，誘發或加重痔瘡。

忌食肥甘厚味、炙烤食物：這些食品可刺激直腸肛門部的黏膜皮膚，使充血明顯，導致痔瘡發生。

忌食難於消化、堅硬的食物：食物難以消化會導致便祕，從而使直腸血管曲張。

忌食味濃及香料多的食物：容易令腸道不適，同時令肝臟充血、下腹腔壓力加大，可導致痔瘡發生或使痔瘡加重。

三、日常防治

(1)注重飲食，預防痔瘡發生，首先要預防便祕或腹瀉。

① 多食青綠蔬菜、新鮮水果。它們含纖維素較多，可增加胃腸蠕動。

② 多吃果核類食物，潤腸通便。

③ 多吃五穀雜糧，少吃辛辣刺激性的食物，因其刺激直腸肛門處的

黏膜和皮膚，使之充血、水腫，加重痔瘡出血、脫出。

④ 飲食不宜過多、過飽，也不宜食生冷及不乾淨的食物。

(2) 養成良好的生活、工作習慣：痔瘡的發生與工作、生活習慣有很大關係。

① 養成良好的排便習慣。最好能每天定時排便，不要用力過大，不要忍大便，每次排便時間不宜過長，每次排便時間 5～10min，避免形成習慣性便祕。

② 保持肛門清潔衛生。每次大便後可用清水或溫水坐浴，減少糞便汙染，減少局部感染的機會。

③ 避免久坐久站，每天堅持做適量運動，改善全身的血液循環。如提肛運動能改善局部血液循環，鍛鍊肛門括約肌功能，仰臥起坐運動可增強腹肌力量，提高排便功能。

④ 勞逸結合，保持心情舒暢。

⑤ 多食蔬菜和水果，少食刺激性食物，以減少對肛管直腸的刺激。

第七篇　五官科

第四十四章　耳鳴、耳聾

第一節　概述

耳鳴是指患者自覺耳中鳴響而周圍環境中並無相應的聲源。耳聾是指不同程度的聽力減退。耳鳴與耳聾臨床上常常同時或先後出現，既是多種耳科疾病乃至全身疾病的一種常見症狀，有時也可單獨成為一種疾病。

第二節　疾病診斷標準

一、病史

可有耳外傷史、爆震史、噪音接觸史、耳毒性藥物用藥史、耳流膿史、其他全身疾病史。

二、臨床症狀

1. 耳鳴

可急性起病，亦可緩慢起病，既可為單側耳，亦可為雙側耳；可呈持續性，也可呈間歇性；耳鳴的音調可呈高音調（如蟬鳴音、汽笛聲、口哨聲等），亦可呈低音調（如機器聲、隆隆聲等）；一般在夜間或安靜時加重，嚴重時可影響睡眠並對生活、工作、情緒產生干擾；多數耳鳴患者伴有聽力下降。

2. 耳聾

輕者聽音不清，重者完全失聽。

三、檢查

①外耳道及鼓膜檢查；②聽力學檢查：如音叉試驗、純音測聽、耳鳴音調與響度測試、聲導抗測試、電反應測聽；③影像學檢查：顳骨及顱腦 X 光、CT、MRI 等檢查。

第三節　中醫特色治療

一、針灸療法

1. 體針

選用合適的穴位，用毫針進行針灸。實證用瀉法，虛症用補法。得氣後出針或留針 10～20min。取穴原則為局部取穴與遠端取穴相結合，局部取穴以耳門、聽宮、聽會、翳風為主。

2. 耳針

針灸內耳、腎、肝、神門、皮質下等穴位，中等刺激，留針 20min 左右。亦可用王不留行籽貼壓以上穴位，以調理臟腑功能。

3. 穴位注射

可選用聽宮、翳風、完骨、耳門等穴，藥物可選用當歸注射液、丹蔘注射液、維生素 B12 注射液等，針灸得氣後注入藥液，每次每穴注入 0.5～1ml。

4. 穴位敷貼

將吳茱萸、烏頭、大黃三味藥研為末，溫水調和，敷貼於湧泉穴，有引火下行的作用。

5. 穴位電磁場療法

將馬蹄形電磁鐵貼在耳門、聽宮、聽會、翳風等穴上，每耳治療時間 30min，每日 1 次，10 天為 1 療程。

第四節　中醫辨證調護

一、傳統行為療法

1.「營治城郭」法

以兩手按耳輪，一上一下摩擦之，每次做 15min。

2. 除耳鳴功

平坐伸一腿，屈一腿，橫伸兩臂，向前若推門狀，扭頭項左右各 7 次。

3.「鳴天鼓」法

調整好呼吸，先用兩手掌按摩耳廓，再用兩手掌心緊貼兩外耳道，將兩示指翹起，放在中指上，然後把示指從中指上用力滑下，重重地叩擊腦後枕部，此時可聞洪亮清晰之聲，響如擊鼓。先左手 24 次，再右手 24 次，最後雙手同時叩擊 48 次。

4. 鼓膜按摩法

將示指（或中指）置外耳道口，輕輕按捺，兩側各按捺 15～30 次，每日 3 次，具有引動氣血流通的作用。

二、藥膳防護

(1) 限制脂肪的攝取。

(2) 多補充富含蛋白質和維生素的食物。

(3)多食含鋅食物。如魚、牛肉、雞、雞蛋、各種海產品以及蘋果、橘子、核桃、番茄、白菜、蘿蔔等。

(4)補充牛奶、豆製品。

三、日常防治

(1)積極防治引起耳鳴、耳聾的各種疾病,是防治耳鳴、耳聾的關鍵。

(2)避免使用耳毒性藥物,如氨基糖苷類抗生素、袢利尿劑等。必須使用時,應嚴密監測聽力變化。

(3)避免噪音刺激。

(4)怡情養性,保持心情舒暢。

(5)注意飲食有節,起居有常。

(6)晚上睡前用熱水泡腳。

第四十五章　耳眩暈

第一節　概述

一、疾病定義

耳眩暈是指因邪犯耳竅，或臟腑虛弱，耳竅失養，或痰濁水溼泛溢耳竅所致的以頭暈目眩、耳鳴耳聾、噁心嘔吐等為主要臨床表現的疾病。西醫學診斷的內耳疾病所引起的眩暈可參考本篇進行辨證論治，包括梅尼爾氏症、良性位置性眩暈（耳石症）、突發性耳聾、前庭神經元炎等。

二、流行病學

本病多發於青壯年，男女發生率無顯著差別，一般單耳發病，後可累及他耳，兩側同時患病者很少。

第二節　疾病診斷標準

一、病史

眩暈反覆發作史、耳毒性藥物史或感冒史。

二、症狀

突發旋轉性眩暈，時間可持續數分鐘、數小時甚至數天，常反覆發作，或體位變動時眩暈加重，可伴耳鳴、耳聾或有耳內脹滿感，發作期間可有噁心嘔吐、心慌不安、面色蒼白、汗出肢冷等症狀。

三、檢查

1. 自發性眼震

眩暈發作時可見自發性水平型或水平旋轉型眼震。

2. 聽力檢查

部分患者可顯示波動性感音性聽力下降，即眩暈發作期聽力下降，間歇期聽力好轉，長期反覆發作後可呈永久性聽力下降。耳蝸電圖異常。

3. 前庭功能檢查

初次發作者可顯示患側前庭功能亢進，或有向患側的優勢偏向；多次發作者可顯示患側前庭功能減退甚至消失，或有向健側的優勢偏向。

4. 甘油試驗

部分患者呈陽性反應。

5. 眼科檢查

有助於了解是否為眼性眩暈。

6. 影像學檢查

有助於了解中耳、內耳、內耳道及顱內、頸部情況。

第三節　中醫特色治療

一、中藥辨證治療

可按風邪外襲、痰濁中阻、肝陽上擾、寒水上泛、髓海不足、氣血虧虛、氣滯血瘀分型論治。對眩暈急性發作期患者，可用澤瀉湯（澤瀉、白朮）煎水內服以利水止眩。

二、針灸療法

主穴：百會、頭維、風池、風府、神門、內關。

配穴：三陰交、關元、腎俞、脾俞、足三里、氣海、命門、中脘、豐隆。

每次取主穴、配穴各 2～3 穴，虛證者用補法，並配合灸法，實證者用瀉法。

三、耳針

可選用額、心、神門、胃、腎、內耳、腦等耳穴，每次 2～3 次，中強度刺激，留針 20～30min，間歇捻針。

四、頭皮針

雙側暈聽區，每天一次，5～10 次為一療程。

五、穴位注射

可選取合谷、太衝、翳風、內關、風池、四瀆等穴位，每次取 2～3 穴，每穴注射 5%或 10%葡萄糖注射液 1～2ml，或維生素 B12 注射液 100μg，隔日 1 次。

六、藥枕療法

野菊花 500g，紅花 100g，薄荷 200g，冬桑葉、辛荑、冰片各 50g，共研粗末，裝入枕芯，3 個月為一個療程。適用於肝陽上亢導致的眩暈。

七、貼敷法

吳茱萸 20g，肉桂 2g，共研細末，米醋調勻，捏成餅狀，於睡前貼敷於雙足心湧泉穴，次晨取下，連續 3～5 次，適用於腎精不足導致的眩暈。

第四節　中醫辨證調護

一、傳統行為療法

1.氣功療法

其基本原則是放鬆、入靜和沉氣。方法是全身鬆弛、姿態自然、思想安定、心平氣和，排除雜念，然後在意識引導下，氣沉「丹田」，調整呼吸、思想集中，循序漸進、堅持不懈，可達效果。

二、藥膳防護

1.陽虛患者的藥膳防護

陽虛患者的臨床表現為眩暈耳鳴、腰膝痠軟、遺精、陽萎、早洩、四肢發冷。

(1)母雞一隻（500g 左右），向日葵籽去殼 30g，加水燉服。

(2)魚膠 30g，沙苑蒺藜 15g，燉服。

2.陰虛患者的藥膳防護

陰虛患者的臨床表現為眩暈頭痛、急躁易怒、面色潮紅、失眠多夢。

(1)向日葵盤一個（去籽）加冰糖適量，水煎服，每日一次。

(2)白木耳 15g，大棗 10 枚，豬瘦肉 100g，加水及調味品，一同煮食。

3.血虛患者的藥膳防護

血虛患者的臨床表現為眩暈、面色蒼白、唇甲淡白、神疲、食慾不振、心悸失眠。

(1)雞蛋 1～2 個，當歸 15g，一同煮食。

(2)豬腦一具，淮山藥 50g，枸杞子 15g，加適量調味品，燉服。

三、日常防護

(1)此類患者的膜迷路多處於積水狀態，內淋巴理化特性多呈鈉高鉀低狀態，因此，應選用「兩高兩低」特點的飲食，即高蛋白、高維生素、低脂肪、低鹽飲食，如瘦肉、鮮魚、活禽等燉湯頻服，亦可多吃水果、韭菜、胡蘿蔔、芹菜等高維生素含量高的蔬菜瓜果。

(2)在生活起居方面，患者在發作期應臥床休息，房間光線以稍暗為宜，避免環境嘈雜吵鬧，宜安靜休養。症狀緩解後宜下床活動，避免長期臥床。

(3)對久病、頻繁發作伴神經衰弱患者，要多解釋病情，解除其精神緊張和恐懼心理。告知患者注意養成生活規律，禁用菸、酒、咖啡等刺激品。

(4)發作期過後，症狀緩解，原從事駕駛、體操、舞蹈等方面工作者，不宜急於恢復原來的工作和訓練，經過充分治療和休息後，患者身心均有較好恢復後，仍可從事原工作。

第四十六章　過敏性鼻炎

第一節　概述

一、疾病定義

過敏性鼻炎是發生在鼻黏膜的變態反應性疾病，以鼻癢、打噴嚏、鼻分泌亢進、鼻黏膜腫脹為其主要特點，可分為常年性過敏性鼻炎和季節性過敏性鼻炎。中醫稱之為「鼻鼽」。

二、流行病學

普通人群的過敏性鼻炎患病率為10%～25%，近年來該病的發生率增加。

第二節　疾病診斷標準

1. 病史

部分患者有過敏史及家族史。

2. 臨床表現

以鼻癢、陣發性噴嚏、大量水樣鼻涕和鼻塞為主要特徵。

3. 體格檢查

鼻鏡檢查所見：常年性過敏性鼻炎患者的鼻黏膜可為蒼白、充血或淺藍色。季節性過敏性鼻炎患者在花粉播散期時鼻黏膜常呈明顯水腫。

4. 輔助檢查

過敏原檢測、斑貼試驗可找出部分過敏原。

第三節　中醫特色治療

一、外治法

1. 滴鼻法

可選用芳香通竅的中藥滴鼻劑滴鼻。

2. 嗅法

可用白芷、川芎、細辛、辛夷共研細末，置瓶內，時時嗅之。

3. 吹鼻法

可用碧雲散，亦可用皂角研極細末吹鼻。

4. 塞鼻法

用藥棉裹細辛膏，塞鼻。

二、針灸療法

1. 體針

選用合適的穴位，用毫針進行針灸。實證用瀉法，虛症用補法。得氣後出針或留針 10～20min。取穴原則為局部取穴與遠端取穴相結合，局部取穴以迎香、印堂、風池、足三里為主。

2. 灸法

主要採用溫和灸、隔薑灸，穴位可選用迎香、大椎、肺俞等。

3. 貼敷耳部穴位

用王不留行籽貼敷耳部穴位，如內鼻、外鼻、肺、脾、腎、神門等。

4. 穴位注射

可選用迎香穴、合谷、足三里等穴位，藥物可選用維生素 B1 注射液、當歸注射液等，每次選擇 1～2 個穴位，每穴位注射 0.5～1ml，隔天 1 次。

5. 其他部位穴位敷貼

用細辛、白芥子、延胡索、麝香為末，薑汁調和，敷貼於大椎、肺俞、脾俞、腎俞、足三里等穴，有增強免疫力的作用。特別是三九天、三伏天進行穴位貼敷，效果更加顯著。

第四節　中醫辨證調護

一、傳統行為療法

按摩可疏通經絡，使氣血流通，驅邪外出，宣通鼻竅。

方法：患者先將雙手大魚際摩擦至發燒，再貼於鼻梁兩側，自鼻根至迎香穴反覆摩擦至局部覺熱為度；或以兩手中指在鼻梁兩邊按摩 20～30 次，令鼻腔表裡俱熱，早晚各 1 次；再由攢竹向太陽穴推按至熱，每日 2～3 次；亦可用手掌心按摩面部及頸後、枕部皮膚，每次 10～15min；或在每晚睡覺前，自行按摩足底湧泉穴至發燒，並輔以按摩兩側足三里、三陰交等。

二、藥膳防護

飲食宜清淡營養，多食新鮮蔬菜水果，少吃海鮮、雞蛋和牛奶等易誘發過敏的食物。

1. 風寒型鼻炎食療方 —— 神仙粥

生薑 6g，連鬚蔥白 6 根，糯米 60g，米醋 10ml，先將糯米與生薑同煮，粥將熟時放入蔥白，最後放入米醋，稍煮即可食用。

2. 腎虛型鼻炎食療方 —— 菟絲細辛粥

菟絲子 15g，細辛 5g，粳米 100g，白糖適量。將菟絲子洗淨後搗碎，和細辛一同水煎，去渣取汁，加米煮粥，粥熟時加白糖即可。

三、日常防治

(1)保持環境衛生，勤晒被子，勤換衣物，避免或減少粉塵、花粉等刺激；

(2)有過敏史的患者應避免接觸或服用易引起機體過敏反應的食物、藥物和物品，如魚蝦、海鮮、羽毛、獸毛、蠶絲等；

(3)鍛鍊身體，增強體質。

第四十七章　鼾證

第一節　概述

一、疾病定義

若成年人於 7h 的夜間睡眠時間內呼吸暫停及低通氣反覆發作在 30 次以上；或睡眠呼吸暫停低通氣指數（apnea hypopnea index，AHI，即平均每小時睡眠中呼吸暫停加上低通氣次數）≥ 5，則稱為睡眠呼吸暫停低通氣症候群（sleep apnea hypopnea syndrome，SAHS）。中醫稱之為鼾眠病俗稱「打呼嚕」。它是一種在睡眠期間發生的以咽部肌肉塌陷為特點的呼吸紊亂。

二、流行病學

睡眠呼吸暫停症候群（sleep apnea syndrome，SAS）是一具有潛在危害的常見疾病，但迄今為止尚未引起人們普遍重視，在成年人中發生率為 1%～4%，在老年人中發生率為 20%～40%，在兒童人群中的發生率為 1%～3%，嚴重影響兒童生長發育，實際的人群患病率可能遠高於此。睡眠疾病每天影響數百萬人的學習效率、工作效率、生活品質，甚至生命，因此應引起每一個人的重視。

第二節　疾病診斷標準

根據患者症狀、檢查結果和多導睡眠監測結果等作出診斷。

一、臨床表現

症狀：睡眠時打鼾、張口呼吸、呼吸暫停、白天嗜睡，兒童可有注意力不集中、發育遲緩等表現。

體徵：肥胖、頸圍粗大、高血壓等。

查體：鼻咽、口咽、喉咽部見組織肥大或塌陷，如鼻甲肥大、鼻息肉、腺樣體肥大、扁桃體肥大等。

二、檢查

多導睡眠檢測（金標準）、影像學檢查（CT、MRI）、纖維喉鏡等。

三、低通氣

睡眠時呼吸氣流量比正常時下降50%以上，同時伴有＞4%的血氧飽和度下降。呼吸暫停是指在睡眠過程中，口鼻氣流停止超過10秒鐘。

第三節　中醫特色治療

一、針灸治療

按照基本穴位＋辨證選穴＋局部配穴的原則來選取穴位。

多選取脾、胃、肝、腎經上的穴位。針灸時一般採用瀉法，留針30min，電針可選取連續波，頻率高。每天一次，2週為一個療程。減肥期間注重飲食再配合運動療效最佳。

主穴：天樞、中脘、豐隆、水道、大橫、陰陵泉、三陰交。

脾虛溼滯：脾俞、水分、太白、胃俞。便祕加上巨虛、支溝，胸悶加膻中、內關，嗜睡加照海、申脈。

胃熱溼阻：曲池、內庭、上巨虛、胃俞、合谷。多食善飢、口渴加梁丘，便祕加支溝，多汗加合谷、復溜，心悸加神門、心俞。

肝瘀氣滯：太衝、肝俞、期門、曲泉、膻中、膈俞。月經不調加血海、地機。

脾腎兩虛：腎俞、脾俞、關元、太溪、命門。多食善飢、口渴加梁丘、內庭，便祕加上巨虛、支溝，多汗加合谷、復溜，月經不調加血海、地機。

陰虛內熱：肝俞、腎俞、關元、太溪。多食善飢、口渴加梁丘、內庭，便祕加上巨虛、支溝，多汗加合谷、復溜，月經不調加血海、地機。

二、耳穴壓豆

常選神門、胃、脾、飢點、大腸、內分泌、皮質下、交感、肺、三焦等耳穴。

三、刮痧療法

多選取膀胱經、任脈、肺經、大腸經、胃經、脾經等。

四、中藥驗方

中醫以化痰通竅為法擬方。減肥治痰不能消去咽部充血水腫局面，甚至出現「痰加瘀血，遂成窠囊」現象。這類人需要治痰化瘀。可服暢降散，其基本方：桔梗、半夏、茯苓、炒蘿蔔籽。根據個性化身體情況加減。

第四節　中醫辨證調護

一、傳統行為療法

1. 吐納導引

患者平躺在床上，兩腳分開約20cm，兩手平放於身體兩側，舌尖貼上顎，用鼻深吸一口氣，然後閉氣，默數到60，再用鼻呼氣。剛開始有

點難，慢慢再往上加數，到後面就越來越好了，甚至可以數到六百。關鍵是要持之以恆，吸氣與呼氣要輕，到最後要連自己都聽不見氣息，練到自己覺得適可就行。

二、藥膳防護

中醫認為本病多痰瘀互結，平時可以選用健脾祛溼化瘀的藥食同源的食物煲湯，如五指毛桃、薏仁、蓮子、三七等。

(1)要注意多吃清淡食物，少抽菸，不喝酒。早睡早起。

(2)晚餐後嗑一些葵花子，還可以促進消化液分泌，有利於消食化滯，幫助睡眠。

(3)將黑米和少許核桃熬成粥，對治療失眠多夢打鼾、貧血有顯著療效。

(4)有些人長途旅行後，勞累過度，夜難安睡，可將一湯匙食醋兌入溫開水中慢服。飲後靜心閉目，不久便會入睡且不會打鼾。

三、日常防護

(1)加強體育鍛鍊，保持良好的生活習慣，控制體重。

(2)避免菸酒嗜好，吸菸會使呼吸道症狀加重，飲酒會加重打鼾，使夜間呼吸紊亂，產生低氧血症。

(3)鼾症患者血氧含量下降，常伴有高血壓、心律紊亂、血液黏稠度增高，心臟負擔加重，容易導致嚴重心腦血管疾病的發生，所以要重視血壓的監測，按時服用降壓藥。

(4)睡前禁止服用鎮靜、安眠藥物，以免加重對呼吸中樞調節的抑制。

(5)採取側臥位睡眠姿勢，尤以右側臥位為宜，避免在睡眠時舌、軟顎、懸雍垂鬆弛後墜，加重上氣管堵塞。可在睡眠時背部墊一個小皮球，有助於強制性保持側臥位睡眠。

第四十八章　慢性咽炎（梅核氣）

第一節　概述

慢性咽炎是咽部黏膜及黏膜下和淋巴組織的慢性炎症，常為上呼吸道炎症的一部分，是耳鼻喉科的一種常見病、多發病。臨床上主要表現為咽異物感、灼熱感、乾燥感和微痛感、刺激性咳嗽等咽部不適症狀。

第二節　疾病診斷標準

一、病史

有外感病史或咽痛反覆發作病史。

二、臨床症狀

起病急者，多表現為咽部疼痛，吞嚥時咽痛加重；病久者，則可出現咽乾、咽癢、咽部微痛及灼熱感、異物感等咽喉不適的症狀。

三、檢查

咽黏膜充血、腫脹，咽後壁或見膿點；或見咽黏膜肥厚增生，咽後壁有顆粒狀隆起；或見咽黏膜乾燥。

第三節　中醫特色治療

一、中藥超音波霧化

可將內服中藥液置入超音波霧化器中，進行霧化吸入操作。

二、中藥含漱

中藥煎水含漱，如金銀花、連翹、薄荷、甘草煎湯。

三、中藥吹喉

將中藥製成藥粉，直接吹噴於咽喉患者，以清熱止痛利咽。

四、中藥含服

將中藥製成丸或片劑含服，使藥物直接作用於咽喉，以清熱生津利咽。

五、針灸療法

1. 體針

以合谷、內庭、曲池、足三里、肺俞、照海等為主穴，以尺澤、內關、列缺等為配穴。

2. 耳針

採用耳穴貼壓「王不留行籽」治療慢性咽炎，取咽喉、腎上腺、心、腎、內分泌、肺等耳穴。隔日換貼 1 次，5～10 次為 1 療程。

3. 灸法

主要用於體質虛寒者，可選用合谷、足三里、肺俞等穴，懸灸或隔薑灸，每次 2～3 穴，每穴 20min，10 次為 1 療程。

4. 穴位注射

可選人迎、扶突、水突等穴，每次 1 穴（雙側），選用丹蔘注射液、川芎注射液等，每穴 0.5～1ml，每隔 3 天 1 次，5～10 次為 1 療程。

六、穴位貼敷

採用天灸治療，每年的三伏天，取雙側肺俞、脾俞、腎俞、足三里，將白芥子、桂枝、黃耆、甘草等中藥按一定的比例混合並將其研成粉，過篩備用。取上述藥粉適量，用生薑汁調勻，製成 15mm×3mm 的藥餅敷於膠布上，患者取坐位，將藥餅貼於所選穴位上，貼敷時間為 6～8h。7 天貼敷 1 次，連續貼敷 4 次為 1 個療程。

七、穴位埋線

可選取廉泉、肺俞、足三里等穴位，皮膚常規消毒後，用一次性穴位埋線專用針及配套 1.5cm 長滋陰清熱中藥羊腸線，右手持針將針芯後退 2cm，左手持無菌小彎鑷將藥線穿入針前端，將針尖指向舌根快速刺入皮下，入皮後向舌根緩緩進針 20～30mm（深淺視患者穴處肌肉豐滿而定），輕微提插至得氣後，將針芯向前推進，邊推針芯邊退針管，將藥線植入穴位深處。

八、推拿按摩

在喉結旁 1～2 吋，亦可沿頸部第 1～7 頸椎棘突旁 1～3 吋按摩。用示指、中指、無名指沿縱向平行線上下反覆輕輕揉按，每次 10～20min，10 次為 1 療程。

九、放血療法

選取上下耳背近耳輪處明顯的血管各 1 根，搓揉 3min 使其充血，常規消毒後，左手將耳背拉平，中指頂於內側耳甲腔，右手持消毒後的三稜針，點刺血管使其自然出血，0.5～1ml 即可。隔週選對側耳背交替放血，3～4 週為 1 療程。

十、烙治法

咽後壁顆粒增多，可配合使用烙治法。

第四節　中醫辨證調護

一、傳統行為療法

每日晨起或夜臥時盤腿靜坐，全身放鬆，排除雜念，雙目微閉，舌抵上顎數分鐘，然後叩齒 36 下，攪海（舌在口中攪動）36 下，口中即生津液，在鼓腮含漱 9 次，用意念送至臍下丹田。

二、藥膳防護

飲食宜清淡，多吃橘子、橄欖、鴨梨、青果等水果及新鮮蔬菜，少食肥甘厚味及油炸食物。

1. 綠豆海帶湯

原料：綠豆一兩，海帶一兩，白糖少許。

製法：將綠豆與海帶（切絲）放於鍋中，加水煮爛，後入白糖調味，每天當茶喝。

效用：可以有效緩解慢性咽炎。

2. 青龍白虎湯

原料：青果 5 枚，蘿蔔 1 個。

製法：蘿蔔切片與青果共煮 30min，取汁代茶。

效用：清熱瀉火，解毒利咽，生津消食，用於秋天燥咳、咽痛及慢性咽炎。

3. 銀耳番茄羹

原料：銀耳50g（野生銀耳15g），番茄100g，冰糖適量。

製法：先將銀耳用水泡發、洗淨，然後放入砂鍋中，熬至濃稠、酥軟，再將番茄洗淨去皮、籽，切碎搗爛，放入銀耳羹中煮開，加冰糖適量調味。

效用：銀耳滋陰潤肺，番茄清熱解毒，生津利咽，加冰糖成羹，酸甜可口，富於營養。此方對陰虛火旺之慢性扁桃體炎、慢性咽炎、乾咳日久的慢性咽炎患者有調理及治療作用。

4. 沙參玉竹蒸鴨

原料：老鴨一隻，玉竹50g，北沙參50g，薑、花椒、黃酒、鹽適量。

製法：將老鴨宰殺去毛，去內臟，玉竹及北沙參揀淨雜質，洗淨備用。將老鴨、玉竹、北沙參一同放入煲內，加清水、薑、花椒、黃酒、鹽適量，用小火燉兩小時即可。

特點：鴨肉香、味鮮美，微苦。

效用：滋陰清熱、利咽潤喉，可有效緩解慢性咽炎。

三、日常防治

(1)飲食有節，起居有常，忌過食辛辣肥甘厚味食物。

(2)注意保暖防寒，改善環境，減少空氣汙染。

(3)加強體育鍛鍊，戒除菸酒。

(4)積極治療鄰近器官的疾病以防誘發本病，如傷風鼻塞、鼻窒、鼻淵、齲齒等。

第八篇　男科

第八篇　男科

第四十九章　前列腺炎

第一節　概述

前列腺炎，尤其是慢性前列腺炎（prostatitis）是男性生殖系統疾病中最常見的一種，約占泌尿男科門診男性患者的25%，它的主要臨床表現為尿頻、尿急、尿痛、排尿不盡、排尿困難等排尿症狀，會陰部、下腹部、陰囊、腰骶等部不適或疼痛，然而個體表現不一的症候群。有資料顯示，約有50%的男性在一生中的某個時候會受到前列腺炎的影響。多數學者認為其主要病因可能是病原體感染、炎症和異常的盆底神經肌肉活動及免疫異常等共同作用的結果，其中以非細菌性前列腺炎為多見，其病情纏綿，經久難癒，多與外感、久坐、疲勞、禁慾、縱慾、吸菸、飲酒等多種因素有關，有反覆發作的特點，嚴重影響患者的身心健康。

本病屬於中醫學「精濁」、「白淫」、「淋證」範疇。中醫學認為，本病與思慾不遂或房勞過度，相火妄動，或酒色勞倦、脾胃受損、溼熱下注、敗精痰阻等因素有關，與心、脾、腎等臟腑關係密切。如《素問‧痿論》曰：「思想無窮，所願不得，意淫於外，入房太過，宗筋弛縱，發為筋痿，及為白淫。」本病的發生，首先與不當的性行為有關；其次，溼熱下注也是本病的重要因素之一。腎精虧損、脾失健運、溼熱下注、精道瘀滯是本病發生、發展的幾個重要環節，脾腎虧虛為本，溼熱鬱結為標，虛實夾雜，使病情錯綜複雜。

第二節　疾病診斷標準

一、西醫診斷要點

急性細菌性前列腺炎起病突然，有發燒、惡寒、尿灼痛、會陰部疼痛等症狀，結合直腸指診前列腺腫脹、壓痛明顯、溫度升高等體徵，可以明確作出診斷。

慢性前列腺炎只要根據臨床症狀，便可作出初步診斷。直腸指診前列腺表面不平或不對稱，或有硬結及壓痛，前列腺液檢查白血球增加超過 10 個 /HP，卵磷脂小體減少或消失，即可確診為慢性前列腺炎。慢性細菌性前列腺炎的特點是前列腺液培養有細菌生長，慢性非細菌性前列腺炎患者前列腺液培養陰性。

特異性前列腺感染患者需做相應檢查或特殊培養，確定病原體後作出診斷。

二、中醫辨證

1. 辨證要點

前列腺炎的臨床表現極為複雜，沒有固定的症候群，病因、病機的個體差異較大，各種症候相互夾雜，臨床症狀的輕重與實驗室檢查結果不成正比。所以，必須按照中醫辨證求因的方法，辨病與辨證相結合，進行辨證施治。整體而言，本病病機與「溼」、「熱」、「虛」、「瘀」有關。

2. 證型分類

（1）急性前列腺炎：起病突然，發燒寒顫，尿頻、尿急、排尿灼痛，會陰部疼痛，或見尿道口有炎性分泌物排出，且伴有全身痠痛。舌質紅、苔黃膩，脈弦數或洪數。

(2)慢性前列腺炎

① 溼熱下注：尿頻、尿急、尿痛，尿道灼熱，陰囊潮溼，會陰部不適。舌質紅、苔黃，脈滑。

② 氣滯血瘀：會陰、少腹部墜脹痛，小便赤澀，前列腺有炎性硬結、壓痛。舌質紫瘀或有瘀斑，脈弦澀。

③ 肝腎陰虛：會陰部墜脹，尿道口常有少量黏液，頭暈目眩，腰膝痠軟，少寐多夢，遺精，五心煩熱，小便短赤。舌質紅、苔少，脈沉細。

④ 腎陽虛證：小便淋漓，或大便時有前列腺液、精液自尿道流出，畏寒，腰膝痠軟，精神萎靡不振，多寐，陽痿，早洩。舌質淡、苔薄白，脈沉遲。

⑤ 溼濁下流：小便混濁，白如泔漿，大便時或小便末有白色濁液從尿道口流出，但無排尿疼痛不適。舌質淡紅、苔薄白或厚滑，脈濡。

第三節　中醫特色治療

一、刮痧療法

(一)慢性前列腺炎

腰部：膀胱經 —— 雙側腎俞。腹部：任脈 —— 中極、會陰。上肢：小腸經 —— 雙側後溪。下肢：肝經 —— 雙側曲泉。腎虛加腎經 —— 雙側大赫。膀胱經 —— 雙側志室。脾經 —— 雙側血海。

(二)急性前列腺炎

腰部：膀胱經 —— 雙側膀胱俞、氣海。腹部：任脈 —— 中極。下肢：脾經 —— 雙側三陰交。胃經 —— 雙側足三里。肝經 —— 雙側行間。

二、手部療法

(一)手部按摩法

【取穴】生殖區（位於小魚際）、腎經、勞宮、陽池、神門穴。

【治法】治療部位常規消毒後，根據操作常規，按揉生殖區、腎經；按揉勞宮、神門、陽池穴。每天按摩1次，每次20～30min，10次為1個療程。

(二)手部針灸法

【取穴】列缺、陽池、神門。

【治法】治療部位常規消毒後，用毫針對準所選穴位刺入，用強刺激瀉法提插捻轉，得氣後留針20～30min。每日1次，10次為1個療程。

(三)手部藥療法

1.二草苦參湯

【組成】玄參、龍膽草、豨薟草、山梔子、黃柏、土茯苓、車前子各10g，生地黃、土鱉蟲5g。

【用法】1天1劑。上藥加清水適量，水煎取汁1,000ml，倒入盆內，待溫度合適時，一邊坐浴，一邊浸泡雙手。每天2次，每次30min。10次為1個療程。

2.麝香正痛膏

【組成】麝香1g，香附9g，烏藥、延胡索、小茴香、車前子各6g，白胡椒7粒。

【用法】上藥共研細末，用米泔適量調為稀糊狀，備用。用時每取藥膏15g，外敷於雙手心勞宮穴上，或加敷肚臍，包紮固定。隔日換藥1次，10次為1個療程。

三、梅花針療法

【辨證選穴】

第1組：適用於溼熱瘀滯型患者。症見小便頻急，尿道熱痛，尿末或努賺大便時有白濁從尿道滴出，少腹、腰肌、會陰、睪丸脹痛不適，腰部可摸到泡狀軟性物或結節。口乾苦，舌苔黃膩，脈弦滑而數。擬以清熱利溼為治。

選穴：腹股溝，腰、骶部，下腹部，帶脈區，小腸俞，陰陵泉，關元，會陰，膀胱俞，合谷，陽性物處。

第2組：適用於陰虛火動型患者。症見腰膝痠軟，頭暈眼花，夜尿遺精，火旺則陽事易興，不僅小便末、大便時有白濁滴出，甚至慾念萌動時亦常自行溢出，或有血精。腰、骶可摸到泡狀軟性物或結節，腰骶部及腹股溝有條索並有壓痛。舌質紅，苔少，脈弦細數。擬以清洩相火為治。

選穴：腹股溝，腰、骶部，下腹部，帶脈區，三陰交，太溪，關元，陽性物處。

第3組：適用於腎虛陽虛型患者。症見腰膝酸冷，陽痿早洩，遺精，神疲乏力，四肢末端涼，稍勞即有白濁溢出。腰、骶部有泡狀軟性物，腹股溝有條索及壓痛。舌質淡胖苔薄白，脈沉弱。擬以補腎助陽為治。

選穴：腰、骶部，尾部，下腹部，腹股溝，命門，氣海，三陰交，中極，腎俞、陽性物處。

第4組：適用於氣血瘀滯型患者。症見病程日久，氣血瘀滯，少腹、腰、骶部、睪丸、會陰墜脹隱痛，或見血尿、血精。舌質紫黯或見瘀斑，脈多沉澀。擬以活血化瘀為治。

選穴：腰部，腹股溝部，帶脈區，血海，陰陵泉，百會，氣海，陽性物處。

【手法】一般採取中度刺激手法。

四、耳針療法

1. 耳針灸法

配穴方一取穴：前列腺、膀胱、內分泌、腎上腺、盆腔。

【治法】每次取一側耳穴，兩耳交替使用。耳廓常規消毒後，用耳毫針對準所選穴位刺入，用強刺激瀉手法，留針 20～30min、間歇捻轉 3 次。每日針灸 1 次，10 次為 1 個療程。

配穴方二取穴：內生殖器、膀胱、尿道、腎、交感、脾、內分泌。

【治法】每次取一側耳穴，兩耳交替使用。耳廓常規消毒後，用耳針對準所選穴位刺入，急性前列腺炎用強刺激瀉手法，慢性前列腺炎用中刺激平補平瀉手法，留針 15～30min，每 5～10min 行針 1 次。每日行針 1 次，10 次為 1 個療程。

2. 耳穴壓迫法

【取穴】內生殖器、前列腺、腎上腺、脾、盆腔、內分泌。

【治法】每次取一側耳穴，兩耳交替使用。耳廓常規消毒後，按操作常規，用中藥車前子（或萊服子、王不留行籽）貼壓所選穴位，邊貼邊按摩，貼緊固定。按壓時手法由輕到重，直至出現局部脹痛感為止。並囑患者每日自行按壓耳穴 3～5 次，隔 2 天換貼 1 次，10 次為 1 個療程。

五、穴位貼敷

1. 貼臍散

【組成】麝香 0.15g，白胡椒 7 粒。

【製法】白胡椒研細末備用。

【用法】上藥為 1 次量。先將肚臍用溫水洗淨擦乾，倒入麝香粉，再蓋上胡椒粉，最後蓋一圓紙片，外用膠布固定，勿令藥粉掉出。每 7～

10天換藥1次，10次為1個療程，每療程可休息5～7天。

【功用】清熱止痛，通利小便。

2. 土茯苓膏

【組成】土茯苓、龍膽草、馬齒莧、桃仁、琥珀、炒谷芽、延胡索、枳殼各等份。

【製法】上藥共研細末，以醋調和成糊狀備用。

【用法】取上藥膏適量，貼敷於肚臍上，外以紗布蓋上，每日換藥1次。

【功用】清熱利溼，活血化瘀，理氣止痛。

3. 琥珀膏

【組成】琥珀20g，大黃、半夏各15g，麝香1g（後入）。

【製法】研為細末，以蜂蜜調成軟膏狀備用。

【用法】取上膏藥適量，貼敷於肚臍和阿是穴（壓痛點），外以紗布蓋上，膠布固定，每日換藥1次。

【功用】清熱通便，活血利水，通竅止痛。

4. 麝香散

【組成】麝香1g（後入），香附9g，烏藥、延胡索、小茴香各6g。

【製法】上藥共研細末，裝瓶備用，勿洩氣。

【用法】取藥末適量，用清水調為糊狀，外敷於肚臍處，用敷料覆蓋，膠布固定。隔日換藥1次，4次為1個療程。

【功用】活血通絡，疏肝理氣。

六、其他特色療法

1. 針灸配合溫針灸

取雙側次髎、中極穴。治療時，囑患者先取俯臥位，採用小號 4 吋毫針直刺雙側次髎穴，針尖斜向前列腺體組織，進針深度 3～3.6 吋，行針得氣後，作小幅度提插 2～3 次，間歇捻轉。使針感達到會陰部或陰莖部，並予留針 20min；再囑患者翻身為仰臥位，取中極穴，行針得氣後，行小幅度提插捻轉 5min，使針感傳至陰莖頭部，以艾柱作溫針灸 2 壯。每天 1 次，10 次為 1 個療程。

2. 中藥坐浴配合按摩

採用中藥黃柏 15g、生地黃 30g、知母 15g、丹蔘 30g、赤芍 15g、紅花 30g、地龍 15g、益母草 20g、蒲公英 15g、敗醬草 15g、苦參 15g、鱉甲 15g、大黃 15g，煎湯後，每天坐浴 1 次，每次約 40min。並同時做會陰部皮膚按摩，一般治療 1～2 個月（水溫 40～45℃，未育者不適合此法）。

3. 針灸配合神燈照射

取三陰交、太溪、陰陵泉、會陰、中極、關元、氣海穴，採用平補平瀉手法，行針得氣後，留針 40min。留針期間，每隔 10～15min 行針 1 次。並將功率為 250W 的 TDP（神燈）治療儀置於會陰部，二者的垂直距離為 30～40cm，照射 40min，溫度以患者感到舒適為宜。每天 1 次，10 次為 1 個療程。

4. 針灸配合頻譜治療儀照射

取關元、中極、三陰交、腎俞穴（均取雙側），採用平補平瀉手法，得氣後，予以留針。留針期間，用頻譜儀照射下腹部，腰痛照射腰部，照射距離為 30cm。每天 1 次，10 次為 1 個療程。

5. 針灸配合艾灸

(1) 主穴取氣海、關元、太溪穴，均施以補法；中極、陰陵泉、三陰交穴，均施以瀉法；會陰穴施以艾條灸法。配穴，實證者，配加三焦俞、委陽穴；虛證者，配加腎俞、膀胱俞穴。用提插捻轉補瀉法行針。隔天1次，10次為1個療程。

(2) 主穴取會陰穴；配穴取秩邊、氣海、中極、關元、三陰交穴。

主穴用雀啄灸法，取自製藥艾條（含艾葉、白芷、防風、烏藥、小茴香），點燃，對準所選穴位，採取類似麻雀啄食般的一起一落忽近忽遠的手法施灸，給予較強的溫熱感刺激。一般每次灸治 5～10min。每天 1～2 次，10 天為 1 個療程。

第四節　中醫辨證調護

一、藥膳防護

1. 蓮鬚芡實粥

【配料】蓮鬚 8g，芡實 16g，粳米 50g。

【製法】蓮鬚、芡實水煎取汁去渣，與粳米同煮成粥。

【用法】每天 1 劑，連服 20 天。

2. 薏米粥

【配料】薏米 30g，粳米 100g。

【製法】將薏米、粳米煮成粥。

【用法】每天 1 劑，連服 20 天。

3. 黑豆湯

【配料】黑豆 250g，甘草 10g，生薑 10g。

【製法】將配料加水煮熟。

【用法】吃豆喝湯，隔天一次。

4. 炒田螺

【配料】田螺 500g，植物油、料酒適量。

【製法】田螺在水中養 1 週，撈出去雜，取肉，入油爆炒，加料酒，加水、調料，煮熟。

【藥用】吃肉喝湯、連用 20 天。

二、日常防治

(1)性生活規律適量，減少或避免手淫，避免不潔性交；

(2)避免飲酒過度，感冒受寒；

(3)避免久坐，減少騎腳踏車或類似的行為；

(4)少熬夜，適量飲水，不過食辛辣，戒除菸酒，不要憋尿；

(5)適量運動，保持良好的心理狀態。

第八篇　男科

第五十章　陽痿

第一節　概論

勃起功能障礙（erectile dysfunction，ED）是男性性功能障礙的常見疾病，是指陰莖持續不能達到或維持足夠的勃起以完成滿意的性生活，病程在 3 個月以上。有報導顯示，年齡在 40 歲及以上的男性中有 52％患有不同程度的 ED，患病率隨年齡成長而快速增高，70 歲以上者有 15％存在完全性 ED，近年來 ED 的發病在 30～39 歲男性群體中比例增高，越來越趨於年輕化。

ED 屬中醫「陽痿」範疇，也稱為「筋萎」、「陰器不用」，中醫學治療本病歷史悠久，在臨床上取得了良好的療效，其治療 ED 基於辨證論治。ED 是一種常見病、多發病，儘管不是一種危及生命的疾病，但與患者的生活品質、性伴侶關係、家庭和諧相關，出現 ED 可能預示著患者存在一些心血管方面的潛在疾病。

第二節　疾病診斷標準

一、診斷

（一）詢問病史

（1）詳盡詢問病史有利於了解造成患者 ED 的致病因素，包括發病與病程。發病是突然還是緩慢，程度是否逐漸加重，是否與性生活情境相關，有無夜間勃起及晨勃。

（2）性生活史。勃起問題出現的時間和持續時間，勃起硬度，維持能力和時間，其他性功能情況。晨勃，視聽覺性刺激時勃起狀況，包括反

應、硬度及時間。

(3)一般情況。精神、體力、精力、睡眠。

(4)平時性格；性取向；與女性交流能力；工作壓力；女方態度，對性生活的滿意程度；目前的感情狀態；性伴侶的健康狀況等。

(5)性腺功能低下評估，包括體能、性慾、疲勞、認知能力下降、LUTS情況。

(6)之前的診療情況。

(7)精神心理學評估。

(8)量表：國際勃起功能問卷（IIEF—5）、男性性健康量表（SHIM），對ED診斷有較高的價值。

(二)實驗室及其他檢查

1. 一般輔助檢查

可根據患者具體情況檢測血壓和脈搏、血常規、尿常規、血糖、肝腎功能、血清PSA、性激素六項、甲狀腺功能等。

2. 特殊輔助檢查

根據患者的具體情況選擇一項或多項方法進行檢查，如夜間陰莖脹大和硬度檢測（noctural penile tumescence and rigidity test，NPTR）、陰莖海綿體注射血管活性藥物試驗（intracavernous injection，ICI）、陰莖彩色都卜勒超音波檢查（colour Doppler duplex ultrasonography，CDDU）、陰莖海綿體灌注測壓及造影術、選擇性陰部內動脈造影術及神經誘發電位檢查（球海綿體肌反射潛伏時間、陰莖海綿體肌電圖、軀體感覺誘發電位、括約肌肌電圖和陰莖感覺閾值測定）等。

第三節　中醫特色治療

一、刮痧療法

【刮痧部位】頭部：全息穴區——額顳帶（雙側）、額頂帶後側。督脈——百會。背部：督脈——命門。膀胱經——雙側腎俞、關元俞至下髎、志室。腹部：任脈——關元至中極。下肢：胃經——雙側足三里。脾經——雙側陰陵泉至三陰交。肝經——雙側蠡溝。

二、手部療法

1. 手部按摩法

（1）【取穴】生命線、腎經、神門、肝臟治療點、勞宮、關衝、少衝、虎邊穴。

【治法】治療部位常規消毒後，按操作常規，推揉生命線、腎經；按揉肝臟治療點、神門、勞宮穴；按揉虎邊、關衝、少衝穴。每天按摩1次，每次15～30min，10次為1個療程。

（2）【取穴】腎區、生殖區、生殖腺區、雙手小指、腎點、命門點。

【治法】治療部位常規消毒後，按操作常規，擦熱手掌，持續按揉腎區、生殖區、生殖腺區、腎點、命門點、雙手小指。每天按摩1次，每次15～30min，10次為1個療程。

2. 手部針灸法

（1）【取穴】腎點。

【治法】治療部位常規消毒後，用毫針對準腎點直刺入0.5吋，每次留針10min。每天或隔天1次，10次為1個療程。

（2）【取穴】命門點、腹上。

【治法】治療部位常規消毒後，用毫針對準所選穴位刺入，用補法或平補平瀉法。每天或隔天 1 次，10 次為 1 個療程。

3. 手部藥療法

(1) 二子二仙湯

【組成】仙茅、仙靈脾、鎖陽、桂枝各 10g，桑寄生、枸杞子各 5g，杜仲 10g，韭菜子、蛇床子各 5g。

【用法】每天 1 劑。上藥加清水適量，水煎取汁，倒入盆內，待溫時浸泡雙側手足。每天 2 次，每次 30min，10 次為 1 個療程。

(2) 陽痿方

【組成】硫黃、炮乾薑、小茴香、蜂房各 15g。

【用法】各藥共研細末，用米醋適量調為稀糊狀，備用。用時每次取藥 25g，外敷於雙手心勞宮穴和肚臍上，外以紗布包紮固定。每天換藥 1 次。

(3) 補腎填精浴方

【組成】桑寄生、枸杞子、鎖陽、桂枝、淫羊藿、菟絲子各 30g，杜仲 50g。

【用法】每天 1 劑，將上諸味入鍋，加適量水煎湯。薰洗雙手，每次 30min，每日早晚各 1 次。

三、足浴療法

1. 足浴療法一

【組成】杜仲 50g，桑寄生、枸杞子、鎖陽、桂枝各 30g。

【製法】將上方水煎，取汁，備用。

【用法】將藥汁放在盆內，足浴，每晚 1 次，2 天 1 劑。

【主治】陽痿。症見陽事不舉，精液清冷，陰囊、陰莖冰涼冷縮，或局部冷溼，腰膝痠軟，頭暈耳鳴，畏寒肢冷，精神萎靡、面色晃白，舌淡、苔白，脈沉細，右尺尤甚。

2. 足浴療法二

【組成】蛇床子、韭菜子各30g、胡蘆巴、肉桂、丁香各15g。

【製法】上藥加清水1,000ml，煮沸10min，去渣，將藥液倒入盆內，備用。

【用法】藥溫適宜，浸泡雙足30min，每天1次，10日為1個療程。

【主治】陽痿。症見陽事不舉，陰囊、陰莖冰涼冷縮，腰膝痠軟，頭暈耳鳴，畏寒肢冷，精神萎靡。

四、梅花針療法

1. 辨證選穴

第1組：適用於腎陽虛弱、命火衰微患者。症見陰莖不舉，或舉而不堅，不能進行正常的性生活、性慾減退，腰膝痠軟，步履無力，頭昏耳鳴，面色蒼白，神倦，肢冷，腰、骶部有泡狀軟性物，腹股溝有條索及壓痛。脈沉細，苔薄舌質淡。擬以補腎壯陽為治。

【選穴】腰、骶部，尾部，下腹部、腹股溝，關元、三陰交，帶脈區小腿內側，陽性物處。

第2組：適用於心脾兩虛患者。症見陰莖不舉，或舉而不堅，不能進行正常的性生活，失眠，夜寐不安，夢多，心悸，神倦乏力，胃納不佳，腹脹，時有大便稀溏，夜尿頻，臉色萎黃。胸椎5～12兩側有條索及壓痛，腰、骶部可摸到泡狀軟性物，腹股溝有條索及壓痛。脈細尺弱，苔薄膩。擬以補益心脾為治。

【選穴】胸椎 5～12 兩側，腰、骶部，腹股溝部，恥骨聯合上緣內關，心俞，脾俞，帶脈區，陽性物處。

2. 隨證加減

(1)神倦體虛、失眠、心悸者加刺大椎、百會、關元、內關。

(2)胃納差、腹脹、大便稀溏者，尿黃，陰部溼疹者加刺胸椎 5～12 兩側、中脘、上腹部、足三里、腹股溝。

3. 手法

一般採用輕度或中度刺激手法。

五、艾灸療法

1. 艾灸療法一

【取穴】陰包穴上 2 吋許（雙）、列缺（雙）。

【灸法】用艾條溫和灸。患者仰臥，在陰包穴上 2 吋許，壓痛明顯處，消毒後進針，深度為 1.5～2 吋，得氣後以針感向外生殖器放射為宜，用補法。留針 30min，每 10min 捻針 1 次。同時艾灸雙側列缺穴，每穴灸 5～10min。每日治療 1 次，7 日為 1 個療程。

2. 艾灸療法二

【取穴】主穴：腎俞、關元、命門、三陰交。配穴：納差者，加足三里；精出清冷者，加腰陽關；頭暈耳鳴者，加風池；膽怯者，加間使；失眠易驚者，加風池；陰囊潮溼者，加陰陵泉；心悸怔忡者，加內關。

【灸法】

(1)用艾條溫和灸。每次取 4～6 穴，各灸 15min，每日灸 1 次，15 次為 1 個療程。

(2)用艾柱瘢痕灸。取關元穴，用中等艾柱置穴上著膚直接灸，每次

灸 20 壯，5 天灸 1 次，3 次為 1 個療程，每療程間隔 1 週。

(3)用溫針灸。每次取 4～6 穴，按常規溫針灸法，每穴灸 20～30min，每日灸 1 次，10 次為 1 個療程。

(4)用艾柱隔鹽灸。取細食鹽納入神闕穴，與臍平，上置艾柱施灸，每次灸 10～15 壯，隔日灸 1 次，10 次為 1 個療程。

3. 艾灸療法三

【取穴】主穴：心俞、腎俞、命門、腰陽關、神闕、關元、中極、三陰交、太溪。配穴：氣血兩虛者，加脾俞、足三里。

【灸法】

(1)用艾柱瘢痕（化膿）灸。每次取 2 穴，各灸 3～5 壯，每月灸 1 次，3 次為 1 個療程。

(2)用艾柱無瘢痕灸。將艾柱放在關元、中極穴著膚直接灸，各灸 3 壯，每週灸 1 次，3 次為 1 個療程，療程間休息 7 天。灸後小腹內溫熱感可持續數日，灸的次數越多越有效。

(3)用艾隔附子餅（或薑）灸。在腎俞、命門、關元、大赫、三陰交穴各灸 3～5 壯，隔日灸 1 次，10 次為 1 個療程。

(4)用艾柱隔鹽灸。用細食鹽填滿臍窩（或再覆蓋薑片），上置艾柱施灸，每次灸 5～30 壯（或用艾條薰灸 10～30min），隔日灸 1 次，10 次為 1 個療程。

4. 艾灸療法四

【取穴】氣海、關元、三陰交

【灸法】用艾條溫和灸，在上述穴位，各灸 10min，每日灸 1 次。

六、耳穴療法

(一)耳穴針灸法

1. 耳穴療法配穴方一

【取穴】交感、外生殖器、睪丸、內分泌、心、脾、腎。

【治法】每次取一側耳穴，兩耳交替使用。耳廓常規消毒後，用耳穴針對準所選耳穴，用輕刺激補手法，留針 20～30min，每 5～10min 行針 1 次。每天針治 1 次，10 次為 1 個療程。亦可用耳穴貼敷。

2. 耳穴療法配穴方二

【取穴】外生殖器、內生殖器、緣中、肝。

【治法】耳廓常規消毒後，用耳毫針對準所選穴位刺入，用輕刺激補手法，留針 30min，每 10min 行針 1 次。每天行或隔天行針 1 次，10 次為 1 個療程。

(二)耳穴壓迫法

1. 耳穴壓迫法配穴方一

【取穴】主穴：內生殖器、外生殖器、腎、緣中、皮質下；配穴；肝、心、脾、三焦、耳尖、內分泌、艇角、交感。

【治法】每次取一側耳穴之主穴和配穴 2～3 個，兩耳交替使用。耳廓常規消毒，用王不留行籽貼壓在所選穴位上，邊貼邊按壓。按壓時一般用輕揉按摩補法；淫熱下注用瀉法，並囑患者每天自行按摩 3～4 次。隔 2～3 天換貼 1 次、10 次為 1 個療程。

2. 耳穴壓迫法配穴方二

【取穴】內生殖器、腎、緣中、交感、內分泌、肝、脾。

【治法】每次取一側耳穴，兩耳交替使用。耳廓常規消毒後，按操作常規，用王不留行籽貼壓在所選穴位上，邊貼邊按壓，一般用補法，淫

熱型用瀉法，並囑患者每日自行按壓耳穴3次。隔天換貼1次，10次為1個療程。

3. 耳穴埋針法

【取穴】與「耳穴壓迫法配穴方一」相同。

【治法】每次取一側耳穴，兩耳交替使用。耳廓常規消毒法，按操作常規進行埋針，對準所選穴位刺入攝針或皮內針，外用膠布固定，隔3～5天換埋針1次。天氣炎熱時為防止感染，應縮短埋針時間，可隔天治療1次，10次為1個療程。

4. 耳穴藥物注射法

【取穴】與「耳穴壓迫法配穴方二」相同。

【藥物】絨促性素（絨膜激素）。因此藥偶有過敏反應，注射前須做過敏試驗。一般將500U的粉針劑溶於1ml注射用水中備用。

【治法】每次取2～3個主穴，1～2個配穴的一側耳穴，兩耳交替使用。耳廓常規消毒後，按操作常規，將上述藥液注入所選穴位，每次每穴注射0.1ml，剩餘的注入體穴中極（恥骨聯合上1吋，腹中線上）、關元（恥骨聯合上2吋，腹中線上）。每次1～2個穴交替。每週注射1次，4次為1個療程。休息1個月，繼續下一療程。

七、穴位貼敷

1. 附粟膏

【組成】附子1個（重45g），罌粟殼10g，穿山甲（炮）8g，土硫黃6g，麝香0.3g。

【製法】先將烏附子挖空內部使成空殼，將挖出的附子末與罌粟殼、穿山甲、土硫黃共研成細末，過篩後仍填入附子殼內，將好白酒250ml

放入鍋內，加入附子，然後加熱，先用武火，再用文火煎熬至酒乾，將附子取出與麝香混勻，搗爛如藥膏，備用。

【用法】取黃豆大的藥膏 2 塊，將 1 塊貼於臍孔上穴上，上面蓋以紗布，用膠布固定。3 天換藥 1 次。

2. 起萎散

【組成】淫羊藿、蛇床子、皂刺、馬錢子、肉蓯蓉、黑附片、丁香各 100g。

【製法】上藥水煎 2 次，再濃縮成膏，陰涼乾燥，研為細末，過 100 次篩，貯瓶備用。

【用法】用時取藥末適量，用白酒調為糊狀。每次取藥糊 2g 敷於命門穴處。上蓋敷料，膠布固定。每天換藥 1 次，15 次為 1 個療程。

3. 壯陽膏

【組成】肉蓯蓉 20g，淫羊藿、菟絲子、赤芍藥、巴戟天各 15g，陽起石、水蛭、韭菜子、制附子各 10g，制馬錢子 8g，蜈蚣 5 條，麝香 2g，冰片、肉桂各 6g。

【製法】將上藥烘乾，共研細末，和勻，貯瓶備用。

【用法】用時取藥粉適量，以食醋調膏做成 5 分硬幣大、0.5cm 厚圓餅，貼臍部，蓋塑膠薄膜與敷料，用膠布固定。每貼 72h，隔天覆貼，直至痊癒。另外根據患者病因不同，配合心理治療、性行為治療及中藥內服治療等。

【功用】溫補腎陽，疏肝活血。

4. 五味急性膏

【組成】急性子 15g，罌粟殼 10g，蟾酥 3g，麝香 2g，蔥白適量。

【製法】將前 3 味共研為細末，加入麝香，再研至極細，滴水調和製

成藥丸1粒，將蔥白搗爛，包裹好，外面用溼紙再包一層，放於炭火中烤3～5min，取出換紙，再包再烤，如此反覆7次。取小藥丸備用。

【用法】睡前取丸3粒，用白酒化開，塗貼於神闕穴、曲骨穴和陰莖頭上。每晚1次。

【功用】活血通絡、補腎起萎。

5. 六味急性膏

【組成】急性子、天竺黃各30g，蜈蚣10條，炮穿山甲、鱉甲各10g，麝香0.5g，麵粉適量。

【製法】將前5味研成細末，加入麵粉拌勻，再將煮熱的黃酒倒入，調勻製成2個藥餅備用。

【用法】取1個藥餅貼於臍孔上，每天換藥1次，10次為1個療程。

6. 溫腎通竅膏

【組成】石菖蒲、白芍、肉桂、巴戟天各40g，麻黃、白芷各30g，冰片25g（另研後入）。

【製法】上藥共研細末，裝瓶密封備用，或用凡士林500g調為糊狀。

【用法】取藥末適量（每次取5g），用凡士林調為糊狀，分別貼敷於神闕、小極、腎俞（雙）穴上，上蓋紗布，用膠布固定。每天早、晚各換藥1次。

【功用】祛風通竅，溫腎壯陽。

八、藥袋貼敷方

【組成】當歸、生馬錢子、黨參、桂枝、薄荷、片薑黃、麻黃、紫丹參各等份。

【製法】上藥共研細末，每個紗布藥袋裝入藥末500g，備用。

【用法】將藥袋敷於氣海、關元或腎俞（雙側）穴上，用鬆緊帶固定，每 4h 更換 1 次。

【功用】益氣活血，溫腎壯陽。

九、中藥外用

1. 一行當百思想不忘方

蛇床子 3g，天雄、遠志各 2g，桂心 1g，沒食子 1 枚，上 5 味共研為末，唾丸如梧子，塗陰莖龜頭，納玉泉中，稍時遍身熱。補腎壯陽，可增進男女性功能。

2. 陰痿不起方

夜臥，將蜂房灰，敷陰莖龜頭上，即熱起，無婦不得敷之。

3. 貼臍膏

陽起石、蛇床子、香附、韭菜子各 3g，螻蛄（去翅和足）7 個，大楓子（去殼）、麝香、硫黃各 1.5g，上藥共研細末，煉蜜為丸如指頂大。同房前用藥丸以油紙敷貼肚臍上，外用絹帶固定，房事畢即去藥。用於陽痿。

4. 敷臍方

白蒺藜、細辛、生硫黃各 30g，吳茱萸 15g，穿山甲、制馬錢子各 10g，冰片 5g，上藥共研細末，備用。用 3g 調勻敷臍，並敷曲骨穴，用膠布固定，2 天 1 換，上用暖水袋敷之。用於陽痿。

第四節　中醫辨證調護

一、氣功療法

氣功可調節陰陽，有助於性功能的恢復。在練習氣功前要平心靜氣，每次練習 30min，可在晨起或入睡前 30min 練習。

(1) 入靜調息丹田，仰臥位，開始前先用手掌按揉小腹（以丹田為中心）數分鐘，全身放鬆，舌頂上顎，安神定志，意守丹田，呼吸緩慢而均勻，雙唇微閉，呼吸時小腹微鼓，下腹部肌肉稍感緊張，如此呼吸 30 次。

(2) 引氣足三陰接前式，在呼氣時拇指背伸，收引足心，似覺氣從拇趾和足心三陰起始端經小腿內側、大腿內側至會陰部和丹田穴，意念引到哪裡時則那裡的肌肉輕微緊張，如此呼吸 30 次。

(3) 練命門，接前式，在吸氣時腰向前凸，臀向後上方收（意想丹田與命門之間氣相通），如此呼吸 30 次。

(4) 挾腿收外腎，接前式，在呼氣時雙腿向內挾，臀部及會陰部、大腿內側肌群收縮，同時向上收縮肛門，上引睪丸，如此呼吸 30 次。

(5) 練會陰，接前式，在吸氣時會陰部及尿道肌肉用力收縮（即用力提肛），收縮後不立即放鬆，等至呼吸時才緩慢放鬆，如此呼吸 30 次。

(6) 運氣陰莖，接前式，在吸氣時意念使陰莖勃起。在勃起的基礎上使其隨吸氣而堅硬有力，隨呼氣而略放鬆，如此呼吸 30 次。如意念不能使陰莖勃起，也不必強求。應注意在練功時不練此功式，待練其他功式 3 個月或練功時感覺小腹和會陰有氣（如有飽滿感、發燒、發脹或震顫等）以後再練此功式，不要急於求成。

二、藥膳食療

1. 冬蟲夏草蒸甲魚

冬蟲夏草 10g，甲魚 1 隻（約 500g 重），紅棗 20g，料酒 30g，鹽、味精、蔥、薑、蒜各適量，雞湯 100g。先將宰好的甲魚切成四塊，放入鍋內煮沸，撈出，割開四肢，剝去腿油，洗淨。洗淨冬蟲夏草。用開水浸泡紅棗。再將甲魚放在湯鍋中，上放冬蟲夏草、紅棗，加料酒、鹽、蔥段、薑片、蒜瓣和雞湯，上蒸籠蒸 2h 後取出，揀去蔥、薑即成。吃肉飲湯，5 天 1 次，連續服用 4～5 週。用於氣血兩虧之陽痿。

2. 川續斷杜仲燉豬尾

川續斷、杜仲（布包）各 15g，豬尾 1～2 具，去毛洗淨。加水、薑、料酒、醬油，武火煮沸，文火煮至豬尾爛；加鹽少許。食豬尾飲湯，一次服完。每週 1 次，連用 1 個月。能補腎氣而興陽道，用於腎虛陽痿。

3. 當歸牛尾湯

當歸 30g，牛尾 1 條，鹽少許。將牛尾去毛洗淨，切成小段與當歸一起放入鍋中加水煮，後下調料，飲湯吃牛尾。用於腎虛陽痿。

4. 香附米燉豬尾

香附米 20g，豬尾 2 具，去毛洗淨，加水同煮，沸後用文火煮至尾爛，棄香附米，加調味品調味，連湯服食，連續 2～3 次。有行氣解鬱、振奮陽道的作用，適用於情志因素造成的陽痿。

5. 韭菜炒蝦米

韭菜 150g，鮮蝦 50g，炒熟佐膳或酒，每週 2～3 次，連食 4 週。適用於命門火衰陽痿。

6. 蝦米燉羊肉

白羊肉 250g（去脂膜，切成小塊），蝦仁 25g，生薑 5 片，加水煮至肉熟，分 3 次服完。每週 1 次，連服 4 週，有溫腎壯陽之功。適用於平素怕冷體質的陽痿。

7. 白胡椒燙豬肚

白胡椒 15g 打碎，放入洗淨的豬肚內，留少許水分，用線扎口，慢火燙熟。調味後服食豬肚，每日中餐空腹食，分 3～5 天食畢。連食 3～5 個豬肚。適用於脾胃虛弱的陽痿。

8. 北芪枸杞煮子鴿

北芪、枸杞各 30g，子鴿 1 隻。鴿子用水溺死，去毛及內臟，加水，三物同煮至鴿肉熟，調味，吃鴿肉、枸杞，飲湯。每週 2 次，連吃 3 週。適用於中氣不足的陽痿。

9. 冬蟲母雞湯

冬蟲夏草 5 枚，母雞 1 隻，將雞宰殺後，去毛開膛取出雜物洗淨，雞同蟲草放入鍋內，加水煮 15h，待雞肉爛熟時，加鹽和味精各少許，調味，食肉飲湯。適用於陰虛精少的陽痿。

10. 龍眼山藥粥

龍眼肉 5 枚，淮山藥、粳米各 50g，早上煮粥吃。10 天為一療程，停 5 天後再食，一般吃 3 個療程。用於心脾兩虧的陽痿。

三、日常調護

加強科普教育，針對勃起功能障礙的危險因素，採取早期干涉。由於多數中老年男性勃起功能障礙與動脈粥狀硬化、高血壓、糖尿病等相關，因此與心腦血管疾病的防治是統一和互利的。同時，對有可能影響

勃起功能的社會心理、神經、內分泌、泌尿生殖疾病和創傷等因素給予關注並及時干涉。

(1)調節精神狀態，保持心情舒暢，改變生活習慣，戒菸，進行體育鍛鍊，減輕體重，安排低脂肪高纖維飲食，避免房勞，適當進行性生活。

(2)控制伴隨疾病，如冠心病、高血壓、糖尿病、高血脂症、代謝症候群等。

(3)規律的性生活有助於改善勃起功能。

(4)早期治療輕度勃起功能障礙，包括藥物治療或其他治療。

(5)做盆腔器官根治性手術或放療後患者，早期每日小劑量持續用藥或使用真空勃起裝置。

第五十一章　早洩

第一節　概述

早洩（premature ejaculation，PE）是最常見的男性性功能障礙。國外報導18～59歲男性PE患病率達31%，國內學者調查早洩的發生率達到25.8%。早洩患病率和態度調查結果顯示只有9%自我報告的早洩男性會諮詢醫生。國際性學會（The International Society for Sexual Medicine，ISSM）以循證醫學證據為基礎的早洩全新定義為：①陰莖進入陰道後，射精總是或者通常大約在1min內（原發性），或不足3min，伴明顯困擾（繼發性）；②陰莖部分或完全進入陰道後，射精無法推遲；③伴隨消極心理，如苦惱、憂慮、挫敗感，避免性接觸。

原發性早洩特點是從第一次性經歷時發病，以後的性生活依然如此。繼發性早洩是逐漸或突然發病，此前有正常的射精經歷，但現在射精時間縮短（一般時間不如原發性早洩那麼短）。

最近提出兩種早洩症狀：①變異性（自然變異性早洩），不規律，非持續性出現，在性生活正常波動範圍。②主觀性（早洩樣射精功能障礙），主觀描述有持續或非持續射精早於預期，但陰道內射精潛伏期在正常範圍，能夠延長。

第二節　疾病診斷標準

一、臨床表現

根據病史和性生活史判斷。若考慮早洩，再以原發性或繼發性歸類。注意它是情境性（特定環境或特定伴侶）還是持續出現。注意其射精

潛伏期，性刺激強弱，對性生活和生活品質的影響，以及有無不當使用藥物和毒藥。

早洩診斷四要素：①陰莖置入陰道後的射精潛伏期（intravaginal ejaculatory latency time，IELT）；②射精自控；③相關苦惱；④妨礙交往。

1. PE 診斷工具

常用的量表主要有早洩診斷工具（premature ejaculation diagnostic tool，PEDT）。11 分以上可以診斷，8 分以下可能性較小。

2. 中國早洩患者性功能評價表

中國早洩患者性功能評價表（Chinese index of sexual function for premature ejaculation）有利於臨床上評估早洩患者性功能並提供比較客觀的量化指標，可作為治療早洩藥物的評估指標。

第三節　中醫特色治療

一、手部療法

（一）手部按摩法

1. 手部按摩法配穴方一

【取穴】腎臟治療點（即腎區），生殖穴（位於小魚際下段），生殖器官治療點（有三處，一在大魚際橈側下段，二在小指第一、二關節之間橈側，三在腎區上方，與生殖穴平行，直對無名指），內分泌治療點，洩瀉治療點（位於手背中指與無名指之間根下一橫指），腎經、關衝。

【治法】治療部位常規消毒後，按操作常規，按揉腎臟治療點、生殖穴治療點、生殖器官治療點、內分泌治療點，按揉腎經，按揉洩瀉治療點，按揉生殖器官治療點、關衝穴。每天按摩 1 次，每次 20～40min，7 次為 1 個療程。

2. 手部按摩法配穴方二

【取穴】生殖區、內分泌區、腎經、命門點、手部正中線及手腕部、下腹穴。

【治法】治療部位常規消毒後，按操作常規，按揉腎區、生殖區、內分泌區，推揉腎經、手掌正中線；橫推手腕部；按揉命門點、下腹穴。每天按摩1次，每次20～30min，7次為1個療程。

(二)手部針灸法

1. 手部針灸法配穴方一

【取穴】命門、神門。

【治法】治療部位常規消毒後，用毫針對準所選穴位刺入，用平補平瀉法，留針5～10min。每天1次，7次為1個療程。

2. 手部針灸法配穴方二

【取穴】腎點、下腹穴。

【治法】治療部位常規消毒後，用毫針對所選穴位刺入，留針10min。每日1次，7次為1個療程。

(三)手部藥物療法

1. 九味四子湯

【組成】金櫻子、菟絲子、五倍子各15g，白蒺藜、蓮子、益智仁、芡實各10g，仙茅15g，五味子5g。

【用法】每日1劑。上藥加清水適量，煎水取汁，將藥汁倒入盆內，趁熱薰洗雙手。每天2次，每次20～30min，7次為1個療程。

2. 止洩方

【組成】蜂房20g、五倍子10g。

【用法】藥共研細末，備用。每一次取藥末30g，用米糊適量調為稀

糊狀，外敷於雙手心勞宮穴和肚臍上，包紮固定。每日換藥 1 次，7 次為 1 個療程。若嚴重者，加用本膏塗龜頭，每天 2 次。

二、藥浴療法

1. 藥浴療法處方一

【組成】仙鶴草 20g，黃柏、丹皮各 9g。

【主治】早洩。症見慾念時起，陽事易舉，或舉而不堅，臨房早洩，夢遺滑精，腰膝痠軟，五心煩熱，頭暈目眩，心悸耳鳴，口燥咽乾，舌紅少苔，脈細數。

【製法】上藥水煎，取汁，備用。

【用法】將藥汁放在盆內，浸泡雙足，每晚 1 次。

2. 藥浴療法處方二

【組成】五倍子 20g。

【主治】早洩。

【製法】上藥水煎，取汁，備用。

【用法】取藥汁放在盆內，雙足浸 20～30min，每晚 1 次，15～20 日為 1 個療程，連續 2 個療程。

3. 藥浴療法處方三

【組成】細辛、丁香各 20g，75%酒精 100ml。

【主治】早洩。症見遺精日久，氣短乏力，腰膝痠軟，陽痿精薄，小便清長，夜尿多，舌淡苔白，脈細弱。

【製法】將上方前 2 味置酒精中浸泡 1 週，備用。

【用法】取 10～20ml，置溫水中足浴，每日 1 次，每次 20～30min，7～10 日為 1 個療程。

三、灸法

1. 灸法配穴方一

【取穴】主穴：關元、三陰交、太溪、中極、曲骨。配穴：腰膝痠軟者，加腰陽關、腎俞；小便清長、夜尿頻多，加中極、膀胱俞；潮熱盜汗者，加合谷、復溜；精神憂鬱者，加內關、太衝；心虛膽怯者，加心俞、膽俞、大陵、丘墟。

【灸法】

(1) 用艾條溫和灸。每次取 5～6 穴，各灸 20min，隔天灸 1 次，10 次為 1 個療程。

(2) 用溫針灸。每次取 5～6 穴，每次灸 30min，每天灸 1 次，10 次為 1 個療程。

(3) 用艾柱隔薑灸。每次取 3～4 穴，各灸 5～10 壯，隔天灸 1 次，10 次為 1 個療程。此法多用於腎虛型。

2. 灸法配穴方二

【取穴】主穴：①心俞、腎俞、志室、三陰交；②關元、大赫、神門、關元俞。配穴：腎氣不固者，加關元、命門、太溪；陰虛火旺者，加內關、神門；心脾兩虛者，加中極、命門、脾俞、足三里、神門；肝經溼熱者，加中極、足三里、三陰交、膀胱俞、豐隆。

【灸法】上述兩方，交替使用，隨證配穴，按法施灸。

(1) 用艾柱隔薑灸。每次取 3～5 穴，各灸 5～7 壯，每天或隔天灸 1 次，中病即止。

(2) 用艾條溫和灸。每次取 5～6 穴，各灸 10～20min，每天灸 1 次，10 次為 1 個療程。

(3)用溫針灸。每次取 3～5 穴，各灸 3 壯（或 10～15min），每天治療 1 次，10 次為 1 個療程。

上法灸前若配合先揉按各穴 3～5min，再施灸，則效果更好、更穩定。

3. 灸法配穴方三

【取穴】腎俞、關元俞、志室、下腹正中線。

【灸法】

(1)用艾條溫和（或迴旋）灸。在上述穴位上每次灸 30min（下腹正中線用迴旋灸）。每天灸 1 次，7 次為 1 個療程，每療程間休息 3 天再行下 1 個療程。

(2)用艾柱隔薑（或隔附子餅）灸。每次取 2～4 穴，各灸 5～7 壯，每日或隔日灸 1 次，10 次為 1 個療程。

(3)用襯墊灸。每次取 3～5 穴，將襯墊布覆蓋在穴位上，用艾條點燃按灸 3～5 次，以局部皮膚溫熱紅潤為度。每天或隔天灸 1 次，7 次為 1 個療程，每療程間休息 3 日。

四、耳穴療法

(一)耳穴針灸法

1. 耳穴針灸法配穴方一

【取穴】子宮、外生殖器、睪丸、內分泌、神門。

【操作】每次取一側耳穴，兩耳交替使用。耳廓常規消毒後，用耳毫針對準所選穴位刺激，用輕刺激補手法，留針 30min。每天或隔天 1 次，10 次為 1 個療程。

2. 耳穴針灸法配穴方二

【取穴】內生殖器、腎、內分泌、皮質下。

【操作】耳廓常規消毒後,用耳毫針對準所選穴位刺入,用輕刺激補手法,留針 30min。每天或隔天 1 次,10 次為 1 個療程。

(二)耳穴壓迫法

【取穴】生殖器、外生殖器、腎、內分泌、神門。

【操作】每次取一側耳穴,兩耳交替使用。耳廓常規消毒後,按操作常規,用王不留行籽貼壓在所選穴位上,邊貼邊按壓,並囑患者每天自行輕揉按摩耳穴 3～5 次。隔 2 天換貼 1 次,10 次為 1 個療程。

五、穴位貼敷

1. 控洩方

【組成】罌粟殼、訶子、煅龍骨各等份。

【製法】上藥共研細末,裝瓶備用。

【用法】取藥粉適量,用清水調為稀糊狀,於性生活前 30min 塗於龜頭,而後洗淨即可。

【功用】溫陽補腎。

2. 藥袋敷方

【組成】芡實 20g,生牡蠣、白蒺藜各 15g,金櫻子、蓮子、益智仁各 10g。

【製法】取藥共研細末,裝於布袋中,縫合固定備用。

【用法】藥袋繫於腰臍、小腹或丹田穴。2 週為 1 個療程,連續 2 或 3 個療程。

【功用】固腎益氣,收斂止洩。

3. 敷臍方

【組成】①露蜂房、白芷各 10g；②吳茱萸、五倍子各等份。

【製法】二方各共研細末，裝瓶備用。

【用法】取一方藥末適量，用水蘸少許調為稀糊狀，敷於肚臍處，蓋紗布，膠布固定。方①隔天 1 換，連用 3～5 天；方②每天換藥 1 次，7 次為 1 個療程。

【功用】收斂止洩。

六、中藥外治法

1. 外塗法

準備細辛 50g，公丁香 50g，海馬 50g，蛇床子 30g，淫羊藿 30g，75％酒精 500ml。將上述中藥浸泡入酒精內 30 天，過濾倒入有噴嘴的瓶中，每次房事前，向龜頭塗抹或噴灑 1～2 次，2～3min 後即可行房事。細辛、公丁香所含精油具有表面麻醉作用；海馬、蛇床子、淫羊藿的提取物有類似雄激素樣作用。全方具有補腎壯陽、固精止遺的功效。

2. 薰洗法

取五倍子 20g，用文火煎 30min 左右，再加入適量溫開水，趁熱薰洗陰莖龜頭數分鐘。待水溫下降至 30～40℃左右，再將龜頭浸泡到藥液中約 5～10min。每晚 1 次，15～20 天為 1 個療程。一般 1～2 個療程後，龜頭皮膚黏膜變厚，即達到治療目的。本方具有收斂止洩的功效。

第四節　中醫辨證調護

一、傳統行為療法

(一)氣功療法

1. 吸氣法

該法應用於射精前，應停頓 1～3 秒鐘，用吸、抵、抓、閉呼吸法，在吸氣時，舌抵上顎，同時用逆腹式呼吸，伴提肛動作，練至 100 日左右即可。

2. 意守法

(1)意守丹田法：意守臍下 1.5 吋處，可想像有一個環形物體在小腹內。此法適用於虛證患者。

(2)意守膻中法：即意念默默回憶兩乳之間以膻中為中心的一個圓形面積，或意守劍突下心窩區域。

3. 固精法

取臥位，意守丹田。兩手心向下，左手心按壓在肚臍上，以右手搭在左手背上，先順時針按摩 36 次，再逆時針按摩 36 次。然後雙手手指稍併攏，斜立，以丹田為中心，從心口下推摩到恥骨聯合，一上一下為 1 次，共 36 次。最後用雙手將睪丸兜起，推入陰囊上部恥骨旁腹股溝內，在其外皮上摩擦，先左後右為一次，共做 81 次。

二、藥膳防護

(1)青蝦 250g、韭菜 150g，按常法炒食。

(2)羊肉 500g、枸杞 10g，一同煮熟後飲湯食肉。

(3)豬腰一對、核桃仁 30g，煮爛食用。

(4)豬腰一對，胡桃肉 10g，山萸肉 9g，或杜仲 10g，補骨脂 8g，納入豬腰中，紮好，煮熟食用。

(5)豬肚 1 個，洗淨，將肉蓯蓉 10g 納入豬肚中，加水後煮沸，食肉飲湯。

(6)羊肉 150g，淮山藥 12g，肉蓯蓉 10g，菟絲子 15g，核桃仁 150g，蔥白 10 根，粳米適量，共煮湯飲食。

(7)黃耆枸杞燉乳鴿：北黃耆、枸杞各 30g，乳鴿 1 隻。先將乳鴿宰殺後，去毛及內臟，洗淨，續將黃耆、枸杞一同放瓦罐內，加水適量隔水燉熟食用。一般 3 天用 1 次，3～5 次為 1 療程。能益氣健脾、養陰補腎，適用於脾腎兩虛型早洩者。

(8)龍馬童子雞：蝦仁 50g，海馬 25g，子公雞 1 隻。先將子公雞宰殺，去毛及內臟，將蝦仁、海馬用溫水洗淨後放入雞腹內，再加蔥段、薑塊、味精、食鹽適量，上籠蒸至爛熟，揀去蔥段薑塊，另用澱粉勾欠收汁澆在雞上即可食用。有健脾益腎功效，適用於脾腎陽虛所致的早洩者。

(9)川斷杜仲燉豬尾：川斷、杜仲各 15g（布包），豬尾 2～3 條去毛洗淨，加水，放入生薑 3 片，料酒、醬油適量，旺火煮沸，文火煮爛，加鹽少許。吃豬尾飲湯，一次服完，每週 1～2 次，連用 1 個月。

(10)三子固精酒：菟絲子、金櫻子、覆盆子各 15g，仙靈脾 12g。上藥共切碎，用雙層紗布袋盛裝，用白酒 1L 浸之，密封 3 日後打開。每天 3 次，每次飲 1～2 小杯。具有補腎固精之效，適用於腎精不固之早洩者。

(11)熟地巴戟酒：熟地黃、巴戟天各 45g，枸杞 30g，制附子、川椒、仙茅各 20g，杭菊花 60g。上七味共搗碎，盛於淨瓶中，用白酒 5L 浸泡，封口，5 天後打開，去渣飲酒。每日早晚空腹飲用 1～2 小杯。本方具有滋陰補腎、陰中求陽之效，適用於腎虛早洩者。

(12)金櫻子粥：金櫻子 15g，粳米 100g。兩者混合煮粥，早晚溫熱服用。

(13)炒黃花豬腰：豬腰 500g，金針花 50g，薑、蔥、蒜、醬油、食鹽、糖、澱粉各適量。將豬腰切開，剔去筋膜，洗淨，切成腰花塊；金針花水發切段；炒鍋中置素油燒熱，先放入蔥、薑、蒜等作料煸炒，再爆炒豬腰，至其變色熟時，加金針花、食鹽、糖煸炒，再入澱粉，湯汁明透起鍋。頓食或分頓食用。補腎益脾，固澀精液，適用於腎虛腰痛、耳鳴、早洩、陽痿者和乳少產婦。

(14)芡實茯苓粥：芡實 15g，茯苓 10g，稻米適量。將芡實、茯苓搗碎，加水適量，煎至軟爛時，再加入淘淨的稻米，繼續煮爛成粥。1 日分頓食用，連吃數日。補脾益氣，適用於小便不利、尿液混濁、陽痿、早洩者。

三、日常防治

(1)對夫妻同時進行性教育，正確對待性生活，避免恐懼，夫妻之間應相互體貼與配合。

(2)消除性交前緊張、恐懼心理，延長性交前的愛撫過程，避免倉促行事和劇烈的性衝動。

(3)加強體育鍛鍊，增強體質，適量加強營養。

(4)避免性生活過頻，疲勞性交。

第五十二章　男性不育

第一節　概況

根據世界衛生組織標準，育齡夫婦有正常性生活一年以上，未經避孕而由於男方因素造成女方未孕者，稱為男性不育。隨著社會的不斷發展，心理、環境、飲食等因素的影響更加明顯，男性不育的發生率明顯增加，目前育齡夫婦約有15%患有不孕不育，其中男方因素占50%左右。男性不育原因有許多，內分泌調節、睪丸、附睪、性功能等任何環節出現問題，都有可能造成男性不育，其中60%～75%的不育症患者找不到明確的病因，被稱為特發性不育。大量研究顯示，男性生育能力最關鍵的指標──精子品質正在不斷下降，比如，1980年正常精液的密度標準是每毫升有6,000萬個精子，到2010年這個合格線是1,500萬個，只是30年前的四分之一。再比如在過去的半個世紀，男性精子數量減少了近50%。因此，少精子症、弱精子症、畸形精子症、DNA碎片率高、精液液化不良、精子頂體功能等精子問題，越來越普遍，男性生育能力遭遇前所未有的嚴峻挑戰。本病屬於中醫學「無子」、「無嗣」、「男子艱嗣」範疇。

第二節　疾病診斷標準

一、西醫診斷要點

(1) 世界衛生組織標準，育齡夫妻婚後同居一年以上，未採用任何避孕措施，由於男方原因造成女方不孕者，稱為男性不育症。

(2) 精液異常導致的不育：參照WHO《人類精液檢查與處理實驗室手冊（5版）》推薦標準（少精子症，精子濃度 10×10^6/ml ≤ 輕度少精子

症＜$15×10^6$/ml，$5×10^6$/ml＜中度少精子症＜$10×10^6$/ml，嚴重少精子症＜$1×10^6$/ml；弱精子症，根據前向運動精子百分率區分：20％≤輕度弱精子症＜32％，10％≤中度弱精子症＜20％，1％≤重度弱精子症＜10％）；正常形態精子百分率≥4％判定為精子形態正常；液化時間大於60min為精液不液化。

(3)其他原因的不育，要結合下列有關檢查：①生殖系統超音波檢查，陰囊超音波主要檢測雙側睪丸、附睪、精索靜脈及近端輸精管；②抗精子抗體（AsAb）檢測；③性激素檢測；④外周血染色體核型等遺傳學檢測；⑤支原體、衣原體檢測；⑥射精後尿離心檢測；⑦精子—宮頸黏液體內試驗。

二、中醫診斷

(一)病因病機

(1)稟賦不足。腎藏精，主生殖，若先天稟賦薄弱，腎氣不足，命門火衰，導致不育。

(2)房事勞傷。恣情縱慾，房勞過度，或年少無知，頻繁手淫，耗氣傷精，精室虧虛，導致不育。

(3)飲食不節。嗜飲酒漿，膏粱厚味，傷及脾胃，腎精無以滋養；水溼痰濁內生，精道不通，生化受阻，均可導致不育。

(4)七情所傷。情志不遂，思慮傷神，惱怒傷肝，致腎精不足，氣滯血瘀，精液無以生化，導致不育。

(5)久病勞倦。勞倦致氣血虧虛，或久病之後，氣虛不復，精虧血少，導致不育。

(二)辨證論治

本病與肝、腎、脾等臟腑功能有關，而與腎臟關係最為密切，故首辨男性病位，其次本病常屬本虛標實或虛實夾雜，應循其病因，區別病情，辨明虛實，辨病與辨證相結合。

1. 腎陽不足證

症狀：婚久不育，精清精冷，精子稀少或死精子過多，伴性慾淡漠或陽痿、早洩，射精無力，腰膝痠軟，精神萎靡，面色蒼白，小便清長，夜尿量多，畏寒喜溫；舌質淡體胖，苔白，脈沉細弱。

2. 腎陰虧虛證

症狀：婚久不育，精液不液化或死精子過多，或精子過少，畸形精子過多，伴性慾強烈，性交過頻，五心煩熱，盜汗口乾，腰膝痠軟，頭暈耳鳴或足跟疼痛；舌質紅，少苔或無苔，脈象細數。

3. 瘀血阻滯證

症狀：婚久不育，無精子或少精子，精子活動率低，血精，伴射精刺痛或不射精，睪丸墜痛或少腹刺痛，疼痛固定，持續時間久，陰囊內有蚯蚓狀精索靜脈曲張，唇色晦暗；舌質紫暗或瘀點，脈沉澀或細澀。

4. 肝經溼熱證

症狀：婚久不育，射精疼痛或血精，死精過多，脅肋脹痛，睪丸腫痛，灼熱或有紅腫，面紅目赤，口苦咽乾，陰囊溼癢，小便短赤，大便祕結；舌質紅，苔黃膩，脈弦數。

5. 痰溼內蘊證

症狀：婚久不育，精液稀薄，精子量少，性慾淡漠，伴形體肥胖，肢體睏倦，面色晄白，神疲氣短，頭暈心悸；舌淡，苔白膩，脈濡緩。

6. 氣血虧虛證

症狀：婚久不育，精子量少，精子密度低，精子活動力差，形體衰弱，少氣懶言，頭昏目眩，心悸失眠，或性慾減退，面色萎黃，神疲氣短；舌淡，苔薄，脈沉細無力。

第三節　中醫特色治療

一、足浴療法

【組成】水。

【製法】將水燒開，備用。

【用法】將熱水放在盆內，加入適量冷水至 40℃左右即可，浸泡雙足，每晚 1 次，每次 20min 左右。

【主治】男性不育症。

二、艾灸療法

1. 艾灸療法配穴方一

【取穴】主穴：①太溪、三陰交、關元、腎俞、復溜；②照海、陰陵泉、氣海、志室、地機。配穴：伴失眠者，加百合、內關；脾胃虛弱者，加足三里；陽痿者，加次髎、命門。

【灸法】針灸法。採用提插和捻轉手法，得氣後留針 15～20min，加艾灸。針灸關元、氣海穴時，一定要使針感放射到會陰部，有脹、熱、酸感為佳。以上兩組穴位隔天輪流交替使用，10 天為 1 個療程，2 個療程之間休息 1 週。

2. 艾灸療法配穴方二

【取穴】主穴：關元、中極、腎俞、三陰交。配穴：陰虛火旺者，加太溪、照海、神門；濕熱下注者，加次髎、會陰（或曲骨）、陰陵泉、豐隆。

【灸法】針灸法。刺關元、中極、曲骨時，針尖向下斜刺1.5～2吋，採用提插捻轉手法，使針感向下傳導至陰莖或會陰部為止。針灸腎俞、三陰交時，要求局部有酸脹或麻熱感；針灸次髎與會陰時，要求會陰部產生較強針感。出針後加艾條溫和灸各5～15min。隔日治療1次，10次為1個療程。經複查尚未正常者，休息1週後繼續治療。

【主治】精液不液化症。

3. 艾灸療法配穴方三

【取穴】主穴：腎俞、關元、三陰交、志室。配穴：腰腿痠軟者，加腰陽關、關元俞；手足心熱且耳鳴者，加志室、太溪；食慾不振者，加足三里；精神憂鬱者，加肝俞、太衝；神疲乏力且頭暈目眩者，加氣海、足三里。

【灸法】

(1)用艾條雀啄（或溫和）灸。每次取5～6穴，各灸10min，每天灸2次，7天為1個療程。

(2)用艾柱無瘢痕灸。每次取3～4穴，各灸3～5壯，每天灸1次，5天為1個療程。

(3)用艾柱隔附子餅灸。每次取3～4穴，每次灸5壯左右，每天灸1次。此法主要用於腎虛證。

4. 艾灸療法配穴方四

【取穴】主穴：腎俞、次髎、關元、氣衝。配穴：陽痿加足三里、太溪；不射精加三陰交、太衝、陰陵泉；精液異常加足三里、太溪、太衝、命門。

【灸法】針灸法，先刺腰骶部諸穴，不留針，繼續針灸腹部及下肢穴位，留針 30min。需灸者，用艾條溫和灸關元穴 20min。在針灸腹部諸穴時，採用直刺或針尖向下呈 75°斜刺 1.5～2 吋，然後再採用捻轉手法，使其針感向下傳導至會陰部為止。針感弱者，採用留針候氣或用右手中指端循環輕按穴位的上下以助經氣的來複，再行針催氣之法。若針感向上傳導，患者即感腹部不適，即將針身上提，輕輕揉按所刺之穴位，再改變進針（向上或向下）方向，得氣後不急於放手而略加運氣。隔天治療 1 次，20 次為 1 個療程，經複查未痊癒的休息 1 週後繼續治療。

【主治】男性不育症。

5. 艾灸療法配穴方五

【取穴】①三陰交（雙）、關元、中極、曲骨；②會陰、會陽、次髎（雙）、腎俞（雙）。

【灸法】電針加灸法，第 1 天用 3 吋不鏽鋼針灸關元、中極、曲骨穴，進針 2.5 吋，以向下傳導痠麻脹感為度（曲骨應傳導至陰莖，均應慎用）；然後再刺三陰交（雙），進針 2 吋，以痠麻脹感為度，留針 20min，接電療器。第 2 天改用 2 吋不鏽鋼針，刺會陰穴，進針 1 吋，然後取膝胸臥位，刺會陰、次髎、腎俞等穴，進針 1 吋，接電療器，通電留針 20min。另加艾灸上述穴位。2 天為 1 個療程，休息 1 天再行第 2 個療程。個別患者應結合服用通竅活血東加減。

【主治】射精不能症。

6. 艾灸療法配穴方六

【取穴】主穴：關元、中極、命門、腎俞。配穴：精子活力減弱、畸形者，加足三里、三陰交、太溪；精子計數減少者，加支溝、次髎；不液化者，加三陰交、氣海、太溪；前列腺炎者，加會陰、次髎。

【灸法】針後加灸法，刺關元、中極、氣海時，要求針尖向下斜刺1.5～2吋，然後採用捻轉補法，使針感向下傳導至陰莖或會陰部為止；刺腰部及其他部位配穴。要求局部出現溫熱感或酸脹感，留針30min，針後加灸關元、命門、腎俞、足三里，以局部皮膚充血潮紅為度。隔日治療1次，20次為1個療程。每療程後複查精液常規等，若未轉為正常，休息1週後繼續治療。

【主治】精液異常型男性不育症。

7. 艾灸療法配穴方七

【取穴】①大赫、曲骨、三陰交、關元、中極、水道（或歸來）；②八髎、腎俞、命門。

【灸法】針後隔薑灸，上列兩組隔天交替針灸，先針灸，行補法，宜輕刺激，後用隔薑灸，各灸3壯為度。每天治療1次。

【主治】精子減少症。

8. 艾灸療法配穴方八

【取穴】①艾灸關元、氣海穴、三陰交；②灸命門、腎俞，針太溪。

【灸法】艾柱隔薑灸，先用第1組穴灸治5天後換第2組穴。每穴灸5壯，每日治療1次，10次為1個療程，每療程間休息5日，再行下1個療程。

【主治】無精子症。

三、穴位貼敷

1. 五倍子膏

【組成】五倍子適量。

【製法】上藥研成細末，用生理鹽水少許調成稀物狀，備用。

【用法】上藥糊適量，塗敷在 3～4cm 見方的膠布上，貼在四滿穴上。3 天換藥 1 次，10 次為 1 個療程。

【功用】收澀促育。

【主治】男子不育。

2. 麻黃散

【組成】麻黃適量。

【製法】上藥研細末，裝瓶備用。

【用法】取麻黃散適量，用米醋調為稀糊狀，敷於肚臍處，外用麝香止痛膏固定。每天換藥 1 次，連用 7～10 天。

【功用】散寒通絡。

【主治】不射精症。

3. 行冰散

【組成】冰片 1g，王不留行籽 7g。

【製法】上藥共研細末，裝瓶備用。

【用法】取麻黃散 1～2g，填入肚臍中，外用麝香止痛膏固定。3 天換藥 1 次，連續 7～10 次。

【功用】活血通絡，疏通精道。

【主治】不射精症。

四、中藥外治

男性不育症的外治方法常選用薰洗、中草藥坐浴、保留灌腸、肛門納藥、外敷療法、貼臍療法、針灸療法、推拿療法、腑穴按摩等。

1. 外陰薰洗

(1)蛇床子洗方：蛇床子 50g，濃煎取湯，薰洗男性外生殖器，每天 2～3 次，每次 20min，具有溫腎壯陽的功效，適用於腎陽不足的患者。

(2)雙妙丹：吳茱萸 30g，細辛 30，川椒 30g，蛇床子 30g，附子 30g，凌霄花 30g，甘草 30g。水煎取汁，薰洗外生殖器，每天 1 次，每次 20min，具有益腎壯陽的功效，適用於陽痿、早洩等病症。

2. 中草藥坐浴

(1)茴薑湯：小茴香 50g，生薑 20g。水煎取汁，置盆內，坐浴，每天 1 次，具有溫腎散寒的功效，適用於腎陽不足、陰寒內盛之證。

(2)附桂二核湯：附片 9g，肉桂 9g，荔枝核 15g，橘核 15g，透骨草 15g，紅花 6g，水煎取汁，置盆內，坐浴，每天 1 次，具有溫腎活血的功效，適用於寒凝血瘀之會陰不適、輸精管梗阻等病症。

3. 保留灌腸

複方韭子合劑：韭菜子 15g，陽起石 15g，制附子 9g，淫羊藿 9g，沉香 6g。水煎取汁，大便後保留灌腸，每天 1 次，具有溫腎助陽的功效，適用於腎陽不足諸證。

4. 肛門納藥

(1)選擇馬應龍痔瘡膏，於大便後往肛門內擠入適量，每天 1 次，具有涼血、活血的功效，適用於熱毒熾盛或瘀血內停之前列腺炎等病症。

(2)敗醬草栓：將敗醬草製成栓劑，每晚睡前置藥於肛門內，每天 1 次，每次 1 枚，15 天為一個療程，具有清熱解毒的功效，適用於前列腺炎、精囊炎等病症。

5. 外敷療法

取關元穴,將白芥子、生薑適量搗爛,外敷於關元穴,以皮膚潮紅、起泡為度,剔去藥物。每 5 天 1 次,10 次為一個療程,具有益腎強精的功效,適用於死精子過多症、精子活動力低下症。

6. 貼臍療法

(1)將五倍子研末,每次取 15g,用醋或黃酒調成糊狀,敷臍,隔天一換,具有補腎固澀的功效,適用於腎虛遺精、男子不育等症。

(2)小茴香、炮薑等份,研末,用蛋清或蜂蜜調成糊狀,敷臍,外覆紗布固定,每 5 天 1 換,具有溫補腎陽的功效,適用於命門虛衰的病症。

(3)陽起石 30g,韭菜子 30g,螻蛄 7 個,麝香 2g。以上藥研細末,煉蜜和丸,貼臍上,每天 1 換,具有補腎壯陽的功效,適用於陽痿、早洩、少精子症等。

7. 針灸療法

(1)取穴:命門。灸法:隔薑灸,以薑片貼命門穴,用艾灸。每天 1 次,每次灸 2～3 壯,具有溫補腎陽的功效,適用於腎陽虛弱之陽痿、早洩、不育等症。

(2)取穴:神闕、關元。灸法:雀啄灸。每天或隔天 1 次,每穴灸 10min,具有補益脾腎的功效,適用於脾腎陽虛的病症。

8. 推拿療法

推拿療法治療男性不育症簡便易行,有一定的療效。常用手法有擺動類手法、摩擦類手法和擠壓類手法。具體選用何種手法進行治療,應當根據辨證論治的原則而定,運用推拿療法能調整氣血和內臟功能。

第四節　中醫辨證調護

一、藥膳食療

1. 甲魚補腎湯

甲魚 1 隻（約 500g），枸杞子 30g，淮山藥 30g，熟地黃 15g，女貞子 15g，味精、鹽適量。

將甲魚先放溫水中，使其放盡尿，宰殺去頭、內臟，洗淨。將枸杞、山藥、熟地黃、女貞子洗乾淨，用紗布袋裝好，紮緊。將藥裝入甲魚肚內，加水適量。先用武火燒開，後以文火慢煮，至甲魚爛熟時，去藥袋，加入味精、鹽調味即成。

2. 龜肉魚鰾湯

龜肉 150g，魚鰾 100g，精鹽、味精各適量。

先將龜肉洗乾淨，切成小塊。魚鰾洗去腥氣，切碎。將龜肉、魚鰾放入砂鍋，加水適量，先用武火燒沸，後改文火慢燉，待肉熟後，加入鹽、味精調味，飲湯食肉。

3. 蝦仁韭菜

蝦仁 30g，韭菜 250g，雞蛋 1 個，花生油、醬油、芝麻油、澱粉、鹽各適量。

將蝦仁用溫水浸泡約 20min，撈起備用。韭菜洗淨切段。將雞蛋打破，盛於小碗內，攪勻後加入澱粉和麻油，調成蛋糊，然後放入蝦仁拌勻。將炒鍋燒熱，倒入花生油，倒入蝦仁翻炒，糊凝後放入韭菜同炒，待熟時調入精鹽，淋上醬油即成。

4. 黃耆豬肉湯

瘦豬肉 500g，黃耆 30g，大棗 25 枚，當歸 15g，枸杞子 20g，味精、鹽適量。

將豬肉洗乾淨，切成小塊，黃耆、當歸、枸杞、大棗洗淨，與豬肉一同放入砂鍋，加水適量，先以武火燒沸，後用文火慢燉，至肉爛熟時，加入味精、鹽調味即成。

5. 歸參鱔魚羹

當歸、黨參各 15g，鱔魚肉 500g，料酒、醬油、薑、蔥、味精、鹽各適量。

將鱔魚肉洗乾淨，切成細絲，當歸、黨參切成薄片，用紗布袋裝好，薑、蔥洗淨切碎。將砂鍋置武火上，放入鱔魚肉、藥袋、清湯、料酒、鹽、薑、蔥，燒沸，改用文火熬熟，撈出藥袋，調入味精即成。

6. 參杞粥

人參 3～5g（或黨參 15～20g），枸杞 15g，大棗 5～10 枚，粳米 100g，紅糖適量。

將人參切碎，枸杞、大棗洗淨，與粳米一同放入鍋，加水適量，以文火煮粥，待粥成熟時，加入紅糖，攪勻稍煮片刻即可。每日早、晚溫熱服食。

7. 八寶粥

芡實、山藥、茯苓、蓮子、薏仁、白扁豆、黨參、白朮各 6g，稻米 150g。

將黨參、白朮用布包，與芡實、山藥、茯苓、蓮子、薏仁、白扁豆一起放入鍋中，加適量清水，煎煮後去藥包，再加入淘淨的稻米，煮成稀粥，分餐食用。

8. 柚子公雞湯

柚子 1 個，公雞 1 隻。

將柚子去皮留肉，雞去內臟洗淨，將柚子切塊，放入雞腹內，隔水燉熟，喝湯吃雞。

9. 半夏山藥粥

淮山藥、半夏各 30g。

將淮山藥晒乾研末，將半夏洗淨，加適量清水煮，去渣取汁，調入山藥末，再煮數沸，酌加白糖和勻，空腹食。

二、日常調護

1. 不穿緊身褲

緊身褲對睪丸的壓力大，可阻礙陰囊部位的血液迴流，導致睪丸瘀血，使局部溫度升高或代謝產物積蓄，影響精子的生成。所以，防治不育應換掉緊身褲，包括尼龍緊身內褲，改穿寬鬆透氣性良好的褲子。

2. 避免溫度過高的熱浴

形成精子的最佳溫度是 33～36℃，比人的體溫低 1～2℃，如在溫度過高的熱水中頻繁坐浴，則有損睪丸的生精功能。有研究顯示，男子泡熱水浴 1h，會損害生育力達 6 個星期之久。報告指出，對 39℃熱水浴 1h 的男子取樣檢驗，其精子的活力降低，精子量減少，4 星期後，精子才開始逐漸恢復，6～7 個星期後才恢復熱水浴之前的水平。因此，熱水浴的水溫不宜過高，時間不宜太長，尤其要避免頻繁的熱水浴。

3. 營養不良

由於飲食不當或新陳代謝失調引起營養障礙，如體重下降，維生素 A、維生素 B、維生素 C 及維生素 E 的缺乏，或過度肥胖，都可能干擾

睪丸的生精功能。經研究證實，食用粗棉籽油能使睪丸生精功能受損，良好的營養是產生健康精子的物質基礎，應多吃一些牛奶、蛋類、肉類、豆製品、魚蝦、蔬菜、水果等食物，以增強蛋白質、維生素、鈣、磷、鋅等物質吸收。男性不育患者適當多吃些泥鰍、鱔魚、烏龜、羊肉等，有助提高療效。

4. 菸酒過量

不僅影響性功能，對睪丸功能也可造成損害，菸草中的尼古丁有降低性激素和殺傷精子的作用；酒精會使血中睪酮水平降低，並能使精子發育不良和活動能力減弱。因此，嗜菸酒的男子要想恢復生育能力與健康下一代，必須戒除菸酒。

5. 藥物

許多藥物可影響睪丸的生精功能。其中主要有治療腫瘤、高血壓的藥物、激素類藥物、鎮靜劑及麻醉劑、大劑量阿司匹林等，故應合理選擇藥物，盡量避免使用對生殖功能有損害的藥物。

6. 避免房事不當

如求子心切，房事過頻（一天一次），導致每次排出的精液中的精子量少質差，而難以使妻子受孕；或由於長期不育，對性生活失去興趣，一個月難同房一次，這不利於生育。此外，性交中斷、手淫過頻，將會導致性器官的不正常充血，對精子產生或精液形成不利。

7. 環境汙染

除了水質、空氣、食品汙染對生殖功能有影響外，還有電、磁、輻射汙染，包括射頻輻射。盡量做好個人防護。

8. 騎車、騎馬不當或久坐、長時間開車

這些行為有可能導致男性不育症，這是因為腳踏車車座正好抵於人

體的會陰部，使前列腺、陰囊等器官受到壓迫，久而久之，會影響前列腺和精液的分泌。另外，過久騎（開）車的顛簸震盪，也會直接損害睪丸的生精功能。因此，騎車不宜過長，騎馬、久坐也一樣，也會引起尿道、陰囊等部位充血，從而影響睪丸、附睪、前列腺與精囊的功能。

第五十三章　面癱

第一節　概述

一、疾病定義

面癱（西醫稱面神經炎，facial paralysis）起病突然，春秋為多，患者常有受寒史或有一側面頰、耳內、耳後的疼痛或發燒。一側面部板滯，麻木，流淚，額紋消失，鼻唇溝變淺，眼不能閉合，口角向健側牽拉，一側不能做閉眼、鼓腮、露齒等動作。

二、流行病學

本病發病急驟，以一側面部發病為多，無明顯季節性，多見於冬季和夏季，任何年齡層可見，但好發於20～40歲青壯年，性別差異不大，不同調查報告顯示男女比例互有高低。

第二節　疾病診斷標準

一、西醫診斷

（1）病史：起病急，常有受涼吹風史或病毒感染史。

（2）表現：一側面部表情肌突然癱瘓，病側額紋消失，眼裂不能閉合，鼻唇溝變淺，口角下垂，鼓腮，吹口哨時漏氣，食物易滯留於病側齒頰間，可伴病側舌前 2/3 味覺喪失，聽覺過敏，多淚等。

（3）腦 CT、MRI 檢查結果正常。

二、疾病分期

(1) 急性期：發病 15 天以內。

(2) 恢復期：發病 16 天至 6 個月（發病半個月至面肌連帶運動出現）。

(3) 聯動期和痙攣期：發病 6 個月以上（面肌連帶運動出現以後）。

三、中醫診斷

(1) 起病突然，春秋為多，常有受寒史或有一側面頰、耳內、耳後疼痛或發燒。

(2) 一側面部板滯，麻木，流淚，額紋消失，鼻唇溝變淺，眼不能閉合，口角向健側牽拉。

(3) 一側不能做閉眼、鼓腮、露齒等動作。

第三節　中醫辨證分型

一、中藥治療

1. 風寒襲絡證

症狀：突然口眼歪斜，眼瞼閉合不全，兼見面部有受寒史，舌淡苔薄白，脈浮緊。

治法：祛風散寒，溫經通絡。

方劑：麻黃附子細辛東加減。

2. 風熱襲絡證

症狀：突然口眼歪斜，眼瞼閉合不全，繼發於感冒發燒或咽部感染，舌紅苔黃膩，脈浮數。

治法：疏風清熱，活血通絡。

方劑：大秦艽東加減。

3. 風痰阻絡證

症狀：突然口眼歪斜，眼瞼閉合不全，或面部抽搐，顏面麻木作脹，伴頭重如蒙、胸悶或嘔吐痰涎，舌胖大，苔白膩，脈弦滑。

治法：祛風化痰通絡。

方劑：牽正散加減。

4. 氣虛血瘀證

症狀：口眼歪斜，眼瞼閉合不全經久不癒，面肌時有抽搐，舌淡紫，苔薄白，脈細澀或細弱。

治法：益氣活血，通絡止痙。

方劑：補陽還五東加減。

第四節　中醫特色治療

採用循經與面部局部三線法取穴。

1. 體針

(1) 急性期治法：驅風祛邪，通經活絡。

第1週：循經取穴，取四肢和頭部外周的百會、風府、風池、太衝、合谷等穴位。針灸 0.8～1 吋，百會平補平瀉，風府、風池、合谷瀉法，太衝補法，留針 30min。

第2週：循經取穴，取頭部及面部外周的百會、風府、風池、太衝、合谷（健側或雙側）等，刺法同前。取神庭、太陽、下關、翳風、巨髎等，針灸 0.8～1 吋，平補平瀉手法，留針 30min。

隨症配穴：舌前 2/3 味覺喪失加廉泉；聽覺過敏加聽宮。

亦可採用陽明經筋排刺，即按照陽明經筋循行路線，每隔 0.5 吋 1 針，排列成兩排（約針 8～10 針），留針 30min。

(2)恢復期治法：活血化瘀，培補脾胃，榮肌養筋。

循經取穴、頭部穴位、面部局部三線法取穴。

循經取穴，配用局部面部外周穴位：百會、風府、風池、太衝、合谷，刺法同前。神庭、太陽、下關、翳風、足三里、內庭，針灸 0.8～1 吋。神庭、太陽、下關、翳風，採用平補平瀉手法，足三里、內庭採用補法，留針 30min。

面部局部三線法取穴：從神庭、印堂、水溝至承漿，這些穴位在人體面部正中線上稱為中線；陽白、魚腰、承泣、四白、巨髎、地倉在正中線旁邊線上，稱為旁線；太陽、下關、頰車在面部側面的一條線上，稱為側線。始終以三條基本線上的穴位為主穴。隨症配穴：眼瞼閉合不全取攢竹、魚尾穴；鼻翼運動障礙取迎香穴；頦肌運動障礙取夾承漿穴。針灸 0.5～1.5 吋，採用平補平瀉、間斷快速小幅度捻轉手法，每分鐘 200 轉，捻針 2min，間隔留針 8min，重複 3 次，留針 30min。

亦可採用陽明經筋排刺，即按照陽明經筋循行路線，每隔 0.5 吋 1 針，排列成兩排（8～10 針），留針 30min。

(3)聯動期和痙攣期治法：培補肝腎，活血化瘀，舒筋養肌，息風止痙。

採用循經取穴，配用面部局部三線法取穴針灸治療：百會、風府、風池、太衝、合谷，刺法同前。神庭、太陽、下關、翳風、足三里、內庭，針灸 0.8～1 吋。神庭、太陽、下關、翳風採用平補平瀉手法，足三里、內庭採用補法。若面肌跳動，選行間、陽陵泉，採用瀉法；若面肌萎縮，則選用脾俞、三陰交穴針灸治療，採用補法，留針 30min。若出現倒錯或聯動，可以採用繆刺法（即在針灸患側的同時配合刺健側），根據倒錯或聯動部位，選用太陽、下關、陽白、魚腰、承泣、四白、巨髎、地倉、頰車等穴，還可配合艾灸或溫針灸或者熱敏灸治療。

隨證配穴：風寒襲絡證加風池、列缺；風熱襲絡證加大椎、曲池；風痰阻絡證加足三里、豐隆；氣虛血瘀證加足三里、膈俞。

2. 電針

適用於面肌萎軟癱瘓者。一般選取陽白－太陽、下關－巨髎、頰車－地倉三對穴位。陰極在外周，陽極在中心部。波形為連續波，頻率 1～2Hz，輸出強度以面部肌肉輕微收縮為度。電針時間約 30min。

3. 灸法

適用於風寒襲絡證者，選取太陽、下關、翳風、承漿、陽白、魚腰、承泣、四白、地倉、頰車、印堂、巨髎、夾承漿等面部穴位，採用溫和灸、迴旋灸、雀啄灸、溫針灸或者熱敏灸等方法。每次施灸約 20min。

4. 拔罐

適用於風寒襲絡證各期患者。選取患側的陽白、下關、巨髎、地倉、頰車等穴位。採用閃火法，在每穴位區域交替吸附火罐，拔下火罐約 1 秒鐘，不斷反覆，持續 5min 左右，以患側面部穴位處皮膚潮紅為度。每日閃罐 1 次，每週治療 3～5 次，療程以病情而定。

5. 穴位貼敷

馬錢子粉 0.3～0.5g，撒於風溼止痛膏上，貼敷患處，或交替貼敷於下關、頰車、地倉、太陽、陽白、翳風等穴，每 2～3 日 1 次；或選太陽、陽白、顴髎、地倉、頰車，將白附子研細末，加冰片少許，做麵餅，貼敷穴位，每日一次。

6. 耳穴壓豆

主穴：面頰、肝、口、眼、皮質下；配穴：腎上腺、脾、枕、額。主穴、配穴各選 2～3 穴，用王不留行籽貼壓，囑患者每日自行壓耳穴 3 次，3～5 天換壓另一側耳穴。注意用力適度，防止損傷耳廓皮膚。

第五節　中醫辨證調護

一、傳統行為療法

急性期患側面部用溼熱毛巾外敷，水溫 50～60 度，每日 3～4 次，每次 15～20min，並於早晚自行按摩患側，按摩用力應輕柔、適度、持續、穩重，部位準確。患者可對鏡進行自我表情動作訓練：進行皺眉、閉眼、吹口哨、示齒等運動，每日 2～3 次，每次 3～10min。

二、藥膳防護

1. 補充鈣

面癱患者的飲食中應注意增加鈣的含量，因為鈣不僅對骨骼的生長和智力發育有益，還能促進肌肉及神經功能恢復正常，對面癱患者肌肉萎縮的治療很有幫助，所以補鈣很重要。患者可以吃些排骨、蛋黃、水果、奶製品等鈣質豐富的食物。

2. 補充維生素

面癱患者的飲食護理中不可缺少維生素，尤其是維生素 B 族元素，如維生素 B1、維生素 B2、維生素 B12 等。維生素 B 能夠幫助面癱患者的神經傳導物質合成，促進患者的恢復，所以應該適當補充維生素 B。

3. 食物的選擇

面癱患者在日常生活中，有需要多食用的食物，比如新鮮蔬菜水果、粗糧等，如豆類、玉米、瘦肉、冬瓜、黃瓜、香蕉、桑葚，但也有需要患者禁忌的食物，像生冷、油膩、刺激性食物，這些食物不易消化，性寒，所以患者最好不要食用。

4. 忌高脂肪、高熱量食物

若連續長期進高脂肪、高熱量飲食，使血脂進一步增高，血液黏稠度增加，容易形成動脈樣硬化斑塊，最終導致血栓復發。忌食肥肉、動物內臟、魚卵，少食花生等含油脂多、膽固醇高的食物；少吃全脂乳、奶油、蛋黃、肥豬肉、肥羊肉、肥牛肉、肝、內臟、牛油、豬油、牛油、羊油、椰子油；不宜食用油炸、煎炒、燒烤食物。

5. 忌肥甘甜膩、過鹹、刺激、助火生痰食物

減少甜味飲品、奶油蛋糕的攝取；忌食過多醬、鹹菜。忌生、冷、辛辣刺激性食物，如白酒、花椒、麻辣火鍋，還有熱性食物，如濃茶、羊肉。

在急性期應當適當休息，注意面部的持續保暖。外出時可戴口罩，睡眠時勿靠近窗邊，以免再受風寒。注意不能用冷水洗臉，避免直吹冷風，注意天氣變化，及時新增衣物，防止感冒。

三、日常防護

1. 眼部護理

由於眼瞼閉合不全或不能閉合，瞬目動作及角膜反射消失，角膜長期外露，易導致眼內感染，損害角膜，因此減少用眼動作。在睡覺或外出時，應佩戴眼罩或有色眼鏡，並用抗生素滴眼、眼膏塗眼，以保護角膜及預防眼部感染。

2. 口腔護理

進食後要及時漱口，清除患側頰齒間的食物殘渣。

3. 營養支持

應選擇營養豐富、易消化的食物、禁菸戒酒，忌食刺激性食物。

4. 心理護理

患者多為突然起病，難免會產生緊張、焦慮、恐懼、煩躁的心情，有的擔心面容改變而羞於見人及治療效果不好而留下後遺症，要根據患者的心理特徵，耐心做好解釋和安慰疏導工作，緩解其緊張情緒，使患者情緒穩定，身心處於最佳狀態，以便接受治療及護理，以提高治療效果。

5. 生活護理

(1) 多食新鮮蔬菜、水果、粗糧、豆類、魚類。

(2) 多吃半流質食物或普通食物，以清淡、易消化食物為主。

(3) 補充鈣類物質。鈣不僅對骨骼和智力有益，還能促進肌肉和面部神經的恢復。排骨、深綠色蔬菜、蛋黃、海帶、芝麻、水果、胡蘿蔔、奶製品等都富含鈣質。

(4) 熱敷護理。將理療貼敷於面癱患側。配合使用溫溼毛巾熱敷面部，每次 10～20min，每日 1～2 次，並於早晚自行按摩，按摩時力度要合適。

第五十四章　頸椎病

第一節　概述

一、疾病定義

頸椎病是一種常見病和多發病，即頸椎椎間盤退行性改變及其繼發病理改變累及其周圍組織結構（神經根、脊髓、椎動脈、交感神經等），出現相應的臨床表現。僅有頸椎的退行性改變而無臨床表現者稱為頸椎退行性改變。

二、流行病學

隨著現代以低頭方式工作的人群增多，如電腦、手機、冷氣的廣泛使用，人們屈頸和遭受風寒溼的機會不斷增加，頸椎病的患病率不斷上升，發病年齡有年輕化的趨勢。

第二節　疾病診斷標準

一、頸型（又稱軟組織型）

具有典型的落枕史及上述頸項部症狀體徵；影像學檢查可正常或僅有生理曲度改變或輕度椎間隙狹窄，少有骨贅形成。

二、神經根型

具有根性分布的症狀（麻木、疼痛）和體徵；椎間孔擠壓試驗或（和）臂叢牽拉試驗陽性；排除頸椎外病變（胸廓出口症候群、網球肘、腕管症候群、肘管症候群、五十肩、肱二頭肌長頭腱鞘炎等）所致的疼痛。

三、脊髓型

出現頸脊髓損害的臨床表現；影像學顯示頸椎退行性改變、頸椎管狹窄，並證實存在與臨床表現相符合的頸脊髓壓迫；排除進行性肌萎縮性脊髓側索硬化症、脊髓腫瘤、脊髓損傷、繼發性黏連性蛛網膜炎、多發性末梢神經炎等。

四、交感型

診斷較難，目前尚缺乏客觀的診斷指標。出現交感神經功能紊亂的臨床表現，影像學顯示頸椎節段性不穩定。對部分症狀不典型的患者，如果行星狀神經節封閉或頸椎高位硬膜外封閉後，症狀有所減輕，則有助於診斷。排除其他原因所致的眩暈：①耳源性眩暈。由於內耳出現前庭功能障礙，導致眩暈。如美尼爾氏症候群、耳內聽動脈栓塞。②眼源性眩暈。屈光不正、青光眼等眼科疾患導致的眩暈。③腦源性眩暈。因動脈粥狀硬化造成椎基底動脈供血不全和腔隙性腦梗塞、腦部腫瘤、腦外傷後遺症等導致的眩暈。④血管源性眩暈。椎動脈的 V1 和 V3 段狹窄導致椎基底動脈供血不全、高血壓病、冠心病、嗜鉻細胞瘤等導致的眩暈。⑤糖尿病、神經官能症、過度勞累、長期睡眠不足等導致的眩暈。

五、椎動脈型

曾有猝倒發作並伴有頸性眩暈；旋頸試驗陽性；影像學顯示節段性不穩定或鉤椎關節增生；排除其他原因導致的眩暈；頸部運動試驗陽性。

第三節　中醫辨證分型

一、頸型頸椎病

治法：疏風解表、散寒通絡。方劑：桂枝加葛根湯或單獨服葛根湯，伴有咽喉炎症者加大元參、板藍根、金銀花等。

二、神經根型頸椎病

以痛為主，偏瘀阻寒凝，宜祛瘀通絡，常用身痛逐瘀湯；如偏溼熱，宜清熱利溼，用當歸拈痛湯，如伴有麻木，在上述方中加止痙散（蜈蚣、全蠍）；以麻木為主，伴有肌肉萎縮，採取益氣化瘀通絡法，常用補陽還五東加蜈蚣、全蠍等。

三、椎動脈型頸椎病

頭暈伴頭痛者，偏瘀血宜祛瘀通絡、化溼平肝，常用血府逐瘀湯；偏痰溼，宜用半夏白朮天麻湯。頭暈頭脹如裹，脅痛、口苦、失眠者，屬膽胃不和，痰熱內擾，宜理氣化痰、清膽和胃，常用溫膽湯。頭暈神疲乏力、面少華色者，採取益氣和營化溼法，常用益氣聰明湯。

四、脊髓型頸椎病

肌張力增高、胸腹有束帶感者，採取祛瘀通腑法，用復元活血湯；如下肢無力、肌肉萎縮者，採取補中益氣、調養脾腎法，常用地黃飲子合聖癒湯。

第四節　中醫特色治療

一、推拿治療

治療原則：舒筋活血，解痙止痛，整復錯位。取穴：風池、風府、肩井、天宗、曲池、手三里、小海、合谷、頸肩背及患側上肢。加減：上頸椎頸椎病者，以第1、2頸椎周圍為主，特別是扳法的應用，應以調整寰樞關節紊亂為主。中頸椎頸椎病者推拿治療以第3、4、5頸椎周圍為主。下頸椎頸椎病者推拿治療主要施術於頸肩結合部。

1. 鬆解類手法

(1) 基本手法：頭頸部一指禪推法、點按法、滾法、拿法、揉法、叩擊法等，可選擇上述手法中的一種或幾種放鬆頸項部的肌肉，時間可持續 3～5min。

(2) 通調督脈法：患者俯臥位，醫者以大拇指指端按順序分別點按風府穴、大椎穴、至陽穴、命門穴，每穴 0.5～1min，點揉第 1 胸椎至第 12 胸椎兩側夾脊穴、膀胱經腧穴，反覆三遍，力量以患者出現局部溫熱、酸脹為度。

(3) 間歇拔伸法：患者仰臥位，一手托住頸枕部，一手把住下顎，縱向用力拔伸，持續 2～3min，可反覆 3～5 次。

(4) 牽引揉捻法：患者坐位，醫者站在患者身後，雙手拇指置於枕骨乳突處，餘四指托住下顎。雙前臂壓住患者雙肩，雙手腕立起，牽引頸椎，保持牽引力，環轉搖晃頭部 3～5 次，然後保持牽引力，作頭部前屈後伸運動各 1 次，最後醫者左手改為托住下顎部，同時用肩及枕部頂在患者右側顳枕部以固定頭部，保持牽引力，用右手拇指按在右側胸鎖乳突肌起點處（或痙攣的頸部肌肉處），右手拇指沿胸鎖乳突肌自上而下做快速的揉捻，同時將患者頭部緩緩向左側旋轉，以頸部的基本手法結束治療。

(5)拔伸推按法：以右側為例，患者坐位，醫者站在患者右前方，右手扶住患者頭部，左手握住患者右手 2～5 指，肘後部頂住患者肘窩部，令患者屈肘，然後醫者右手推按患者頭部，左手同時向相反方向用力。

2. 整復類手法

(1)旋提手法：囑患者頸部自然放鬆，主動將頭部水平旋轉至極限角度，並作最大限度屈曲，讓患者有固定感。醫生以肘部托住患者下顎，輕輕向上牽引 3～5 秒鐘後，用短力快速向上提拉，常可聽到「喀」的彈響聲。扳動時要掌握好發力時機，用力要快而穩。

(2)定位旋轉扳法：以向右旋轉為例。患者坐位，醫生站於患者後方，以左手拇指指腹推頂在患者病變頸椎棘突（或橫突）旁，用右手（或肘窩）托住患者下頦部。囑其頸項部放鬆，低頭屈頸 15～30 度，然後囑患者順著醫生的右手在屈曲狀態下向右慢慢轉頭，當旋轉到最大限度遇到阻力時，醫生順勢施以快速的向右扳動，同時，推頂棘突的左手拇指向右用力推壓，兩手協調動作，常可聽到「喀」的彈響聲，有時醫生拇指下亦有輕微的位移感。

(3)旋轉法：上頸段病變，要求患者將頭頸曲屈 15 度；中段病變，要求患者將頸椎置於中立位；下段病變，要求患者將頸椎屈曲 30～45 度。在此位置向上牽引 30 秒。囑患者頭部向一側旋轉，旋轉至極限角度（約 80 度），讓患者有固定感，同時迅速準確地做同向用力旋轉，操作成功可以聽到彈響聲。注意用力要輕重適當，避免用力過猛、過重而加重原有的損傷。

(4)其他頸椎微調手法不一一敘述。

二、刮痧治療

在治療部位塗萬花油，手持牛角板後側面，沿頸段脊柱兩側從上而下、從內向外反覆刮擦，直至皮膚出現充血發紅現象，再拔罐 5min 即可；也可將刮痧治療與推拿治療相結合。

三、中藥敷貼療法

頸椎病的中藥熱敷療法為局部熱敷，可取盆一只，放入適量的藥物和熱水，加熱到一定溫度，然後置於患部進行熱敷，配合紅外線照射。常用處方開關散組方如下：

威靈仙 300g，制川烏 300g，茯苓 300g，薏仁 300g，當歸 240g，秦艽 240g，川牛膝 240g，川木瓜 240g，陳皮 240g，小茴香 240g，川木通 180g，川芎 180g，豬牙皂 180g，桂枝 180g，甘松 180g，桃仁 180g，甘草 120g，石菖蒲 120g，車前子 150g，細辛 100g。

以上 20 味藥混合粉碎成細粉，混合均勻，按以上比例打粉，分裝成袋，1 袋 1kg。

注意事項：頸椎病熱敷療法要注意溫度，不可過燙，以防燙傷皮膚，水溫一般在 70℃左右為宜，最好能保持恆溫。藥水直接接觸皮膚亦易燙傷，當予避免。為防止汗出過多所帶來的不良後果，可在熱敷時適量飲水。

四、小針刀

取穴：以痛點為主穴。陽明經頭痛配合谷、內庭穴；少陽經頭痛配足臨泣、風池穴；太陽經頭痛配崑崙、後溪穴。方法：用直刺法。輕輕縱剝 1～2 次即可，可配合局部推拿以增強療效。剝離方式有：順肌纖維或肌腱分布方向做鏟剝，即針刀尖端緊貼著欲剝的組織做進退推進動

作（不是上下提插），使橫向黏連的組織纖維斷離、鬆解；做橫向或扇形的針刀尖端的擺動動作，使縱向黏連的組織纖維斷離、鬆解；做斜向或不定向的針刀尖端劃擺動作，使無一定規律的黏連組織纖維斷離鬆解；剝離動作視病情有無黏連而定，注意各種剝離動作，切不可幅度過大，以免劃傷重要組織，如血管、神經等。

五、針灸治療

齊刺纏提針法：明確痛點後，在痛點處行齊刺，三針聚攏在拇指與其餘四指間單向捻轉至滯針，而後將三針一起提起，並反覆提動以牽拉黏連的肌腱，使其鬆動。連線電針儀，選疏密波，頻率 3～5Hz，留針 25min。施術畢，將針反向鬆動，徐徐退回皮下拔針。該針法可達到鬆解組織黏連、改善功能障礙、消除疼痛的作用，齊刺纏提法可使針灸治療作用直達病所，鬆解黏連，消除病灶，消除或縮小痛點。

六、牽引治療

1. 牽引方式

常用枕頷布帶牽引法，通常採用坐位牽引，但病情較重或不能坐位牽引時，可用臥式牽引。可以採用連續牽引，也可用間歇牽引或二者相結合。

2. 牽引角度

一般視病變部位而定，如病變主要在上頸段，牽引角度宜採用 0～10°，如病變主要在下頸段（頸 5～7），牽引角度應稍前傾，可在 15～30°間，同時注意結合患者舒適度來調整角度。

3. 牽引重量

間歇牽引的重量可以其自身體重的 10%～20% 確定，持續牽引則應適當減輕。一般初始重量較輕，如 6kg 開始，以後逐漸增加。

4. 牽引時間

牽引時間以連續牽引 20min 為宜，間歇牽引以 20～30min 為宜，每天一次，10～15 天為一療程。

5. 注意事項

應充分考慮個體差異，年老體弱者宜牽引重量輕些，牽引時間短些，年輕力壯則牽引重量重些，牽引時間長些；牽引過程要注意觀察、詢問患者的反應，如有不適或症狀加重，應立即停止牽引，尋找原因並調整、更改治療方案。

6. 牽引禁忌證

牽引後有明顯不適或症狀加重，經調整牽引引數後仍無改善者；脊髓受壓明顯、節段不穩嚴重者；年邁椎骨關節退行性病變嚴重、椎管明顯狹窄、韌帶及關節囊鈣化骨化嚴重者。

七、中醫設備診療

1. 直流電離子導入療法

將常用各種西藥（冰醋酸、維生素 B1、維生素 B12、碘化鉀、奴佛卡因等）或中藥（烏頭、威靈仙、紅花等）置於頸背。按藥物效能連線陽極或陰極，與另一電極對置或斜對置，每次通電 20min，適用於各型頸椎病。

2. 低頻調製的中頻電療法

一般用 2,000～8,000Hz 的中頻電為載頻，用 1～500Hz 的不同波形（方波、正弦波、三角波等）的低頻電為調製波，以不同的方式進行調製並編成不同的處方。按不同病情選擇處方，電極放置方法與直流電相同，每次治療一般 20～30min，適用於各型頸椎病。

3. 超短波療法

用波長 7m 左右的超短波進行治療。一般用中號電極板兩塊，分別置於頸後與患肢前臂伸側，或頸後單極放置。急性期無熱量，每日一次，每次 12～15min，慢性期用微熱量，每次 15～20min。10～15 次為一療程。適用於神經根型（急性期）和脊髓型（脊髓水腫期）頸椎病。

4. 超音波療法

頻率 800kHz 或 1,000kHz 的超音波治療機，探頭與頸部皮膚密切接觸，沿椎間隙與椎旁移動，強度 0.8～1W/cm2，可用皮質醇霜做接觸劑，每天 1 次，每次 8min，15～20 次一療程。用於治療脊髓型頸椎病。超音波頻率與上面相同，探頭沿頸兩側與兩崗上窩移動，強度 0.8～1.5W/cm2，每次 8～12min，其餘與上面相同，用於治療神經根型頸椎病。

5. 超音波電導靶向透皮給藥治療

採用超音波電導儀及超音波電導凝膠貼片，透入藥物選擇 2% 利多卡因注射液。將貼片先固定在儀器的治療發射頭內，取配製好的利多卡因注射液 1ml 分別加到兩個耦合凝膠片上，再將貼片連同治療發射頭一起固定到患者頸前。治療引數選擇：電導強度 6，超音波強度 4，頻率 3，治療時間 30min。每天一次，10 天為一療程。用於治療椎動脈型和交感神經型頸椎病。

6. 高電位療法

使用高電位治療儀，患者坐於板狀電極或治療座椅上，腳踏絕緣墊，每次治療 30～50min。可同時用滾動電極在患區滾動 5～8min，每日一次，每 12～15 天為一療程，可用於各型頸椎病，其中以交感神經型頸椎病效果為佳。

7. 光療

紫外線療法：頸後上平髮際下至第二胸椎，紅斑量（3～4生物量），隔天1次，3次一療程，配合超短波治療神經根型急性期。

紅外線療法：各種紅外線儀器均可，頸後照射，20～30min/次。用於軟組織型頸椎病，或配合頸椎牽引治療（頸椎牽引前先做紅外線治療）。

8. 中醫定向透藥療法

透過非對稱中頻電流產生的電場，促進皮膚電阻下降，擴張小動脈和微血管，改善局部血液循環，對藥物離子產生定向的推動力，使藥物中的有效成分更深入、更有效地透過皮膚黏膜快速地進入人體，作用於患部病灶，定向透藥，從而發揮消炎、消腫、鎮痛、疏經通絡、鬆解黏連、調節和改善局部循環的作用。

操作：導聯電極在使用前應使用75%的醫用酒精擦洗乾淨，同時清除電極表面的電解產物。將被藥物浸溼的貼片平整貼附於疾病的對應穴位或體表投影，上面放置電極，用手輕托，防止脫落，切忌不能用力按壓或繃帶過緊擠壓，否則可能會導致皮膚灼傷。使用時按不同病情選擇處方。每次10～30min，每天一次，7～14次為一療程。

八、運動治療

頸椎運動治療是指採用合適的運動方式對頸部等相關部位乃至全身進行鍛鍊。頸椎運動療法常用的方式有徒手操、棍操、啞鈴操等，有條件也可用機械訓練頸椎柔韌性，進行頸肌肌力訓練、頸椎矯正訓練等。此外，還有全身性的運動，如跑步、游泳、球類等也是頸椎疾患常用的治療性運動方式。運動療法適用於各型頸椎病症狀緩解期及術後恢復期的患者。具體的方式、方法因不同類型頸椎病及不同個體體質而異，應在專科醫師指導下進行。

九、矯形支具

用於固定和保護頸椎，減輕頸部疼痛，防止頸椎過伸、過屈、過度轉動，避免造成脊髓、神經的進一步損害，減輕脊髓水腫，減輕椎間關節創傷性反應，有助於組織的修復和症狀的緩解。最常用的有頸圍、頸托，可用於各型頸椎病急性期或症狀嚴重的患者。頸托多用於頸椎骨折、脫位和經早期治療仍有椎間不穩定或半脫位的患者。但應避免不合理長期使用，以免導致頸肌無力及頸椎活動度不良。

第五節　中醫辨證調護

一、傳統行為療法

無任何頸椎病症狀者，可以每日早、晚各數次進行緩慢屈、伸、左右側屈及旋轉頸部的運動，加強頸背肌肉等長抗阻收縮鍛鍊。

1.頸椎病醫療體操

（1）定義為頸椎病或頸肩部肌肉勞損或疼痛患者編排的運動項目。

（2）適應證與禁忌證。

① 適應證：各型頸椎病症狀較輕者或頸肩部肌肉勞損或疼痛的患者。

② 禁忌證：症狀急性發作或有脊髓受壓的症狀和體徵，局部骨折未癒合，頸椎腫瘤或結核，心功能不全，有心源性哮喘、呼吸困難、全身浮腫、胸腹水者，近期（10天內）有心肌損害發作者。

（3）設備及用具。訓練床墊等。

（4）操作方法與步驟。

① 前屈後伸：雙手叉腰，放慢呼吸，緩緩低頭使下巴盡量緊貼前胸；再仰頭，頭部盡量後仰，停留片刻後，再反覆做4次。

② 左右側彎：左、右緩慢歪頭，耳垂盡量達到左右肩峰處；停留片刻後，再反覆做 4 次。

③ 左右轉頸：頭部緩慢左轉，吸氣，額部盡量接觸肩峰，還原，再右轉，吸氣，額部盡量接觸肩峰，停留片刻後，再反覆做 4 次。

④ 左右轉頸前屈：頭部緩慢左轉後前屈，還原，頭部右轉前屈，停留片刻後，再反覆做 4 次。

⑤ 左右轉頸後伸：頭部緩慢左轉後伸，還原，頭部右轉後伸，停留片刻後，再反覆做 4 次。

⑥ 旋轉運動：頭部順時針旋轉 4 次，再逆時針旋轉 4 次。

⑦ 波浪屈伸：下顎和下前方波浪式屈伸，在做該動作時，下顎盡量貼近前胸，雙肩扛起，下顎慢慢屈起，胸部前挺，雙肩上下慢慢動作。下顎屈伸時要慢慢吸氣，抬頭還原時慢慢呼氣，雙肩放鬆，做兩次，停留片刻；然後再倒過來做下顎伸屈運動，由上往下時吸氣，還原時呼氣，做兩次，正反各練兩次。

⑧ 聳肩運動：左右交替聳肩 4 次後，雙肩同時聳肩 4 次。

⑨ 同向旋肩：兩肘肩部側彎，兩手搭在肩上，以手指為軸向前緩慢旋轉兩肩，頭部盡量向前伸，緩慢吸氣，反覆 4 次；再以手指為軸，向後緩慢旋轉兩肩，頭部盡量向後伸，緩慢吸氣，反覆 4 次。

⑩ 逆向旋肩：左肩向外旋轉至前臂垂直，掌心向前，右肩向後旋轉至右手在背後，掌心向後，眼視左手；反方向同法，反覆 4 次。繞肩：兩臂外展平伸，以肩關節為軸向前環繞 4 次，再向後環繞 4 次。撫項摸背：左臂屈肘，左手心撫項，右臂屈肘，右手背觸背，頭頸部盡量後仰，維持 5 秒，換手臂。

另外，游泳、放風箏和打羽毛球、乒乓球、籃球等運動均能舒緩受制約的關節，保持頸椎肌肉張力、韌帶的彈力和關節的靈活性，預防和

緩解頸椎病症狀。

(5)注意事項

① 要持之以恆，動作到位；整個動作要緩慢、協調，循序漸進，不可冒進，以免對脊椎造成更大傷害。

② 有急性頸痛症狀者做操需動作緩慢、柔和。

③ 控制好運動量，尤其合併心肺疾病、高血壓病、骨質疏鬆症、腰椎間盤突出症等，做操不要過於用力。

④ 有眩暈症狀者，頭部轉動應緩慢或禁止旋轉動作。

⑤ 椎動脈型頸椎病，注意頸部扭轉與後伸時，症狀可能加重，側轉和旋轉動作宜少做、慢做，甚至不做；神經根型頸椎病患者仰頭時，症狀可能加重；脊髓型頸椎病患者不要超負荷活動，以免發生意外；椎動脈型頸椎病患者眩暈症狀明顯或伴有供血不足時，手術後2個月內忌做過多的頸部體操和練功，尤其是頸椎前路椎體間及後路大塊骨片架橋植骨及人工關節植入後的患者。

⑥ 練習後如覺疼痛或眩暈加重，提示動作幅度過大或速度過快，可適當降低速度或減小幅度至停止練習。

二、藥膳防護

1. 風寒痹阻型頸椎病患者的藥膳防護

宜進祛風散寒溫性食物，如大豆、羊肉、胡椒、花椒等。食療方：鱔魚湯、當歸紅棗煲羊肉等。忌食涼性食物及生冷瓜果、冷飲，多喝溫熱茶飲。

2. 血瘀氣滯型頸椎病患者的藥膳防護

宜進食行氣活血、化瘀解毒的食品，如山楂、白蘿蔔、木耳等。食療方：醋泡花生等。避免煎炸、肥膩、厚味食品。

3.痰溼阻絡型頸椎病患者的藥膳防護

宜進健脾除溼之品，如山藥、薏仁、赤小豆等。食療方：冬瓜排骨湯等。忌食辛辣、燥熱、肥膩等生痰助溼之品。

4.肝腎不足型頸椎病患者的藥膳防護

(1)肝腎陰虛者宜進食滋陰填精、滋養肝腎之品，如枸杞子等。藥膳方：蟲草全鴨湯，忌辛辣香燥之品。

(2)肝腎陽虛者宜進食溫壯腎陽、補精髓之品，如黑豆、核桃、杏仁、腰果等。食療方：乾薑煲羊肉。忌吃生冷瓜果及寒涼食物。

5.氣血虧虛型頸椎病患者的藥膳防護

宜進食益氣養陰的食品，如蓮子、紅棗、桂圓等。食療方：桂圓蓮子湯、大棗圓肉煲雞湯等。

三、日常防護

隨著年齡的成長，頸椎椎間盤發生退行性病變，幾乎是不可避免的。但是如果在生活和工作中注意避免促進椎間盤退行性病變的一些因素，則有助於防止頸椎退行性病變的發生與發展。

(1)正確認識頸椎病，樹立戰勝疾病的信心。頸椎病病程比較長，椎間盤的退變、骨刺的生長、韌帶鈣化等與年齡成長、機體老化有關。病情常有反覆，發作時症狀可能比較重，影響日常生活和休息。因此，一方面要消除恐懼、悲觀心理，另一方面要放棄得過且過的心態，要積極治療。

(2)休息。頸椎病急性發作期或初次發作的患者，要注意適當休息，病情嚴重者更要臥床休息2～3週。從頸椎病預防的角度說，應該選擇有利於病情穩定，有利於保持脊柱平衡的床鋪。枕頭的位置、形狀與選料要有所選擇，也需要一個良好的睡眠體位，做到既要維持整個脊柱的

生理曲度，又應使患者感到舒適，達到使全身肌肉鬆弛，調整關節生理狀態的作用。銀行與財會專業人士、辦公室伏案工作人員、電腦操作人員等，要避免長時間低頭工作，這種體位使頸部肌肉、韌帶長時間受到牽拉而勞損，促使頸椎椎間盤發生退行性病變。工作 1h 後，改變一下體位。改變不良的工作和生活習慣，如躺在床上閱讀、看電視等。

(3)頸部放置在生理狀態下休息，一般成年人頸部墊高約 10cm 較好，高枕使頸部處於屈曲狀態，其結果與低頭姿勢相同。側臥時，枕頭要加高至頭部不出現側屈的高度。

(4)避免頸部外傷。乘車外出應繫好安全帶並避免在車上睡覺，以免急煞車時因頸部肌肉鬆弛而損傷頸椎。出現頸肩臂痛時，在明確診斷並排除頸椎管狹窄後，可行輕柔按摩，避免過重的旋轉手法，以免損傷椎間盤。

(5)避免風寒、潮溼。夏天注意避免風扇、冷氣直接吹向頸部，出汗後不要直接吹冷風，或用冷水沖洗頭頸部，或在涼枕上睡覺。

(6)重視青少年頸椎健康。隨著青少年學業競爭壓力的加劇，長時間的看書學習對廣大青少年的頸椎健康造成了極大危害，從而出現頸椎病發病低齡化的趨勢。建議在中小學、大學中，大力宣傳有關頸椎的保健知識，教育學生們樹立頸椎的保健意識，重視頸椎健康，建立科學學習、健康學習的理念，從源頭上防止頸椎病的產生。

第五十五章　腰椎間盤突出症

第一節　概述

一、疾病定義

腰椎間盤突出症屬於中醫腰痛範疇，是指腰椎間盤發生退行性病變後，因某種原因（損傷、過勞等）導致纖維環部分或全部破裂，連同髓核一併向外膨出，壓迫神經根或脊髓引起腰痛和一系列精神官能症狀。

二、流行病學特點

腰椎間盤突出症多見於 20～40 歲青壯年，他們約占就醫人數的 80%，男性多於女性，這與勞動強度大及外傷有關。90% 以上腰椎間盤突出症發生在 L4～L5 和 L5～S1 椎間隙。青少年也可偶發腰椎間盤突出症，多因明顯外傷導致軟骨板破裂。老年人腰椎間盤突出症多合併骨質疏鬆，或退變性不穩導致椎間盤脫出、多節段腰椎管狹窄及腰椎畸形，病情較為複雜。

第二節　疾病診斷標準

一、疾病診斷

(1) 有腰部外傷、慢性勞損或寒溼史，大部分患者在發病前多有慢性腰痛史。

(2) 常發於青壯年。

(3) 腰痛向臀部及下肢放射，腹壓增加（如咳嗽、打噴嚏）時疼痛加重。

(4)脊柱側彎，腰椎生理弧度消失，病變部位椎旁有壓痛，並向下肢放射，腰活動受限。

(5)下肢受累神經支配區有感覺過敏或遲鈍現象，病程長者可出現肌肉萎縮。直腿抬高或加強試驗陽性，膝、跟腱反射減弱或消失，拇指背伸力可減弱。

(6) X 光攝片檢查：脊柱側彎、腰生理前凸變淺，病變椎間盤可能變窄，相應邊緣有骨贅增生。CT 或 MRI 檢查可顯示椎間盤突出的部位及程度。

二、疾病分期

1. 急性期

腰腿痛劇烈，活動受限明顯，不能站立、行走，肌肉痙攣。

2. 緩解期

腰腿疼痛緩解，活動好轉，但仍有痹痛，不耐勞。

3. 康復期

腰腿痛症狀基本消失，但有腰腿乏力，不能長時間站立、行走。

第三節　中醫辨證分型

1. 氣滯血瘀證

臨床表現：近期腰部有外傷史，腰腿痛劇烈，痛有定處，刺痛，腰部僵硬，俯仰活動艱難，痛處拒按，舌質暗紫，或有瘀斑，舌苔薄白或薄黃，脈沉澀或脈弦。

治法：行氣活血，祛瘀止痛。

方劑：身痛逐瘀東加減。

2. 寒溼痹阻證

臨床表現：腰腿部冷痛重著，轉側不利，痛有定處，雖靜臥亦不減或反而加重，日輕夜重，遇寒痛增，得熱則減，舌質胖淡，苔白膩，脈弦緊、弦緩或沉緊。

治法：溫經散寒，祛溼通絡。

方劑：獨活寄生東加減。

3. 溼熱痹阻證

臨床表現：腰筋腿痛，痛處伴有熱感，或見肢節紅腫，口渴不欲飲，苔黃膩，脈濡數或滑數。

治法：清利溼熱，通絡止痛。

方劑：大秦艽東加減。

4. 肝腎虧虛證

臨床表現：腰腿痛纏綿日久，反覆發作，乏力、不耐勞，勞則加重，臥則減輕；包括肝腎陰虛及肝腎陽虛證。陰虛證症見：心煩失眠，口苦咽乾，舌紅少津，脈弦細而數。陽虛證症見：四肢不溫，形寒畏冷，筋脈拘攣，舌質淡胖，脈沉細無力等症。

治法：補益肝腎，通絡止痛。

陽虛證推薦方劑：右歸丸加減。陰虛證推薦方劑：虎潛丸加減。

5. 混合型

臨床表現：辨證沒有明顯溼熱證者且兼雜有其他三證者。

治法：溫經通絡，壯腰祛溼止痛。

方劑：腰突症經驗方。

第四節　中醫特色治療

一、針灸治療

　　本病當屬本虛標實之證。「本虛」虛在腎，「標實」實在溼熱、瘀血、痰積等。治法當以補虛瀉實為主。腰部夾脊穴是位於腰背部的經外奇穴，而腰椎間盤突出症所表現的症狀部位正好是督脈與膀胱經所過之處，故而為治療腰痛之要穴。

　　治則：舒筋通絡，行氣止痛，針灸並用，補瀉兼施。

　　處方：以足太陽、足少陽經穴為主。

　　腰突方：腰夾脊、腰俞、志室、環跳、陽陵泉、秩邊、承扶、委中、崑崙。

　　腰突方加減：腰骶痛加大腸俞、腰陽關、阿是穴；與天氣變化有關加灸大椎、阿是穴；血瘀證加膈俞、血海、合谷、太衝。

　　操作：秩邊、環跳穴，用提插瀉法，要求針感放射至小腿或足踝部，可見患者小腿出現抽搐；阿是穴用齊刺滯針纏提針法，在齊刺痛點後，三針聚攏在拇指與其餘四指間單向捻轉至滯針，滯針後將三針一起提起，並反覆提動以牽拉黏連的肌腱，使其鬆動。餘穴均用小幅度、高頻率雀啄式提插瀉法，直至針灸部位出現明顯酸脹麻等針感，該手法要求提插幅度 ≤ 1cm，頻率 ≥ 120 次/min。行針得氣後，腰臀部主穴加用溫針，剪取艾條成 2cm 長艾段，插在金屬針柄上，點燃，直至艾條完全燃燒，每次可燒 1～2 柱，針灸過程中注意防止患者燙傷。

二、中醫推拿結合脊椎矯正

　　操作：先以中醫推拿捺法、揉法、一指禪推法等手法鬆弛需要治療的脊椎部位，以 L1～4 脊椎側彎凸向右為例：患者左側臥位，左下肢

伸直，右足放左下肢膕窩處。術者面對患者，固定右髖。右上方穩定手固定患者右肩，發力時推患者肩部向上、向後，左下方接觸手的豆狀骨放在患者棘突的右側，手指超過脊椎（達左側）呈45°，發力時滾動患者向前40°以內，醫師髖部緊靠患者骨盆，推力由患者右側向左側、向床面。

三、推拿治療

治療原則：舒筋通絡，活血化瘀，鬆解黏連，理筋整復。

取穴：腰陽關、大腸俞、環跳、委中、承山、陽陵泉、絕骨、丘墟及腰臀部和下肢前後外側。

主要手法：擦、按、點壓、頂推、扳、踩蹺、背法。

1. 循經按揉法

患者仰臥位，醫者用擦、按、揉手法在患者脊柱兩側膀胱經及臀部和下肢後外側施術2～3min，以腰部為重點。然後醫者用雙手掌重疊用力，沿脊柱由上至下按壓腰骶部，反覆2～3遍，此法用於改善血液循環，緩解腰背肌肉痙攣，促進炎症的吸收。

2. 拔伸推壓法

患者俯臥位，醫者先用拇指或肘尖點壓腰陽關、腎俞、居髎、環跳、承扶、委中及阿是穴，以解痙止痛。然後在助手配合拔伸牽引的情況下，用拇指頂推或肘尖按壓患處。此法可增加盤外壓，降低盤內壓，促使突出的髓核回納。

3. 理筋整復法

患者側臥位，醫者用腰部斜扳法，左右各一次，可調節關節紊亂，鬆解黏連。然後患者仰臥位，強制抬高直腿以牽拉坐骨神經和膕神經，對黏連有鬆解作用。

4. 踩蹺法

機制與前相同，但力度較重，可選擇使用。

5. 整理手法

患者仰臥位，醫者用滾、拿、揉、彈撥手法沿腰部及患側坐骨神經分布區施術 3～5min，然後擦熱患處。此法在於改善血液供應，加速炎症吸收，進而使神經、肌肉恢復功能。

四、腰椎後伸扳法

傳統的腰椎後伸扳法分為 5 種。

1. 扳肩推腰法：患者俯臥位，術者站於患者一側，一手推壓腰部痛處，一手扳起患者對側肩前部至最大限度，雙手同時用力扳推。

2. 扳腿推腰法：患者俯臥位，術者站於患者一側，一手推壓腰部痛處，一手從患者對側腰關節前上方將其下肢搬起到最大限度時，雙手同時扳推。

3. 腰部斜扳法：患者側臥位，雙下肢在上者髖膝關節屈曲，在下者伸直，術者一手推按住患者肩前部或肩後部，另一手抵住患者臀部或髂前上棘，將患者腰部旋轉至最大限度後，兩手同時用力，向相反方向扳動。

4. 腰椎旋轉扳法：取患者前屈（按需要角度）坐位，一助手按住其下肢及骨盆。術者坐於患者後側方，用一手拇指按住需要扳動的棘突，另一手從患者健側腋下伸出，鉤扶住其頸項部，將患者腰部從前屈位向健側旋轉。當旋轉至最大限度時，一手用力扳動腰部，一手拇指同時用力推按其棘突。

5. 腰部後伸扳法：患者俯臥位，術者一手按壓其腰部痛處，一手從患者雙膝關節前上方托起下肢，雙手同時用力扳伸按壓。

我們改良後的腰椎後伸扳法：患者側臥位，雙下肢伸直，術者一手按住患者突出的椎間盤所在脊椎的關節突上，另一手托住患者一側大腿中部，將患者大腿後伸至最大限度後，兩手同時用力，朝相反方向扳動，兩側交替進行。禁忌證：腰椎間盤突出症的急性炎性水腫期。

五、刮痧療法

刮痧是傳統的自然療法之一，它以中醫皮部理論為基礎，利用刮痧器具，刮拭經絡穴位或某處皮膚，透過良性的刺激，使刮拭處充血，改善局部的微循環，發揮祛除邪氣、祛風散寒、清熱除溼、活血化瘀、通絡止痛的作用，啟用機體自身潛在的抗病能力和免疫機能，從而達到扶正驅邪、防病治病的作用。現代科學證明，刮痧可以擴張微血管，增加汗腺分泌，促進血液循環，對於高血壓、中暑、肌肉痠痛等所致的風寒痹症，有立竿見影之效。經常刮痧，可以發揮調整經氣、解除疲勞、增加免疫功能的作用。

刮痧施術部位：以足膀胱經為主，腰骶部：命門和患側腎俞、大腸俞、關元俞。

患肢：環跳、殷門、承扶、風市、陽陵泉、委中、承山、懸鐘、崑崙等。

六、拔罐療法

1. 拔罐

走罐，選壓痛點。在罐口上塗一層凡士林，拔罐部位塗抹冷開水，然後拔罐。當罐吸緊後，從上向下移動罐約 2cm，即將罐向上提到一定程度，火罐傾斜走氣即取下，再由下向上照前法操作（也可從脊柱兩側走罐，或繞疼痛點走罐）。每天 1 次，5 次為 1 療程。

2. 刺絡拔罐

選阿是穴、委中。常規消毒，用皮膚針叩刺出血，然後拔罐 10 ～ 15min，每日或隔日 1 次。

3. 梅花針放血並拔罐

在第 5 腰椎棘突與骶骨間旁約 1.5 吋明顯壓痛處，用梅花針叩刺至微出血，然後拔罐 10 ～ 15min，以拔出紫色瘀血為度。隔天 1 次，5 次為 1 療程。

七、中藥外敷

腰部熱敷法是運用溫熱刺激治療疾病的一種外治法。熱敷可擴張腰部血管，加快血流，增加血液循環，使肌肉、肌腱、韌帶鬆弛，可解除因肌肉痙攣、強直而引起的疼痛，加速滲出物的吸收，促進炎症的消散，有消炎退腫的作用。但腰椎間盤突出症急性期患者疼痛症狀較重時不宜做溫熱敷治療。

藥物經熱敷作用於機體後，其揮發性成分經皮膚吸收，局部可保持較高的濃度，能長時間發揮作用，對改善血管的通透性和血液循環，加快代謝產物排泄，促進炎性致痛因子吸收，提高機體防禦及免疫能力，對促進腰部肌肉功能恢復具有正面的作用。此法治療腰椎間盤突出症的機制，是透過藥物熱敷的熱輻射和吸收作用，使患部血管擴張，血液循環改善，藥物成分被吸收，從而具有溫經散寒、祛風通絡、活血止痛、補益肝腎的作用，達到治療腰椎間盤突出症的目的。腰椎間盤突出症的藥熱敷療法為局部熱敷，可取盆一只，放入適量的藥物和熱水，然後加熱至一定溫度，置於患部進行熱敷，配合紅外線照射。

注意事項：腰椎間盤突出症熱敷療法要注意溫度，不可過燙，以防燙傷皮膚，水溫一般在 70℃左右為宜，最好能保持恆溫。藥水直接接觸

皮膚亦易燙傷，應當避免。為防止汗出過多帶來的不良後果，可在熱敷時適量飲水。

八、溫針灸

1. 取穴

(1) 主穴：根據症狀定位並結合 CT 或 MRI 檢查結果，選用突出的椎間盤節段及上、下兩個節段的夾脊穴、委中穴。

(2) 輔穴根據下肢症狀酌情選取太陽經的秩邊、承扶、殷門、承山、崑崙及少陽經的環跳、風市、陽陵泉、懸鐘等穴位。

(3) 並取阿是穴：在患側椎旁、骶骨邊緣及下肢症狀明顯處的痠痛點。

2. 操作

常規消毒所取穴區後，取適當長的毫針，在夾脊穴垂直緩慢進針，深度以針尖達到椎弓板並有明顯酸脹麻沉重感，少數患者有下肢放射感。輔穴及阿是穴以能向下放射為好。取截成 1.5cm 長艾段，燃著後插入各穴（委中除外）針柄上，共 3 壯。

九、其他中醫治療

1. 灸法

直接灸、艾條灸、熱敏灸、雷火灸等。

2. 其他外治法

穴位敷貼、中藥薰蒸、塗擦、膏摩、中藥離子導入、針刀療法、穴位埋線、封閉療法等。

十、其他物理治療

牽引、低頻脈衝電治療、中醫定向透藥療法、紅外線照射、臘療、超音波藥物透入、電磁療法等，可選用磁振熱治療儀、電腦遠紅外按摩理療床等。

第五節　中醫辨證調護

一、傳統行為療法

患者要加強腰背肌功能鍛鍊，要持之以恆。主要鍛鍊方法有：臥位直腿抬高，交叉蹬腿及五點支撐、飛燕式的腰背肌功能鍛鍊，根據患者的具體情況進行指導。

1. 飛燕式鍛鍊

患者俯臥位，雙下肢伸直，兩手貼在身體兩旁，下半身不動，抬頭時上半身向後背伸，每日 3 組，每組做 10 次。逐漸增加為抬頭上半身後伸與雙下肢直腿後伸同時進行。腰部盡量背伸形似飛燕，每日 5～10 組，每組 20 次。

2. 五點支撐鍛鍊

患者取臥位，以雙手叉腰作支撐點，兩腿半屈膝 90°，腳掌置於床上，以頭後部及雙肘支撐上半身，雙腳支撐下半身，成半拱橋形，當挺起軀幹架橋時，膝部稍向兩旁分開，速度由慢而快，每日 3～5 組，每組 10～20 次。適應後增加至每日 10～20 組，每組 30～50 次。以鍛鍊腰、背、腹部肌肉力量。

二、藥膳防護

根據患者的營養狀況和辨證分型的不同,科學合理指導飲食,使患者達到最大程度的康復。在指導患者飲食期間,動態觀察患者的胃納情況和舌苔變化,隨時更改飲食計畫。

1. 血瘀氣滯型

宜進食活血化瘀之品,如黑木耳、金針菇、桃仁等。

2. 寒溼痹阻型

宜進食溫經散寒、袪溼通絡之品,如砂仁、羊肉、蛇酒等,藥膳方:肉桂瘦肉湯、鱔魚湯、當歸紅棗煲羊肉。忌涼性食物及生冷瓜果、冷飲。

3. 溼熱痹阻型

宜進食清熱利溼通絡之品,如絲瓜、冬瓜、赤小豆、玉米鬚等。藥膳方:絲瓜瘦肉湯。忌辛辣燥熱之品,如蔥、蒜、胡椒等。

4. 肝腎虧虛型

(1)肝腎陰虛者宜進食滋陰填精、滋養肝腎之品,如枸杞子、黑芝麻、黑白木耳等。藥膳方:蓮子百合煲瘦肉湯。忌辛辣香燥之品。

(2)肝腎陽虛者宜進食溫壯腎陽、補精髓之品,如黑豆、核桃、杏仁、腰果、黑芝麻等。食療方:乾薑煲羊肉。忌生冷瓜果及寒涼食物。

三、日常防治

1. 腰腿疼痛

(1)評估疼痛的誘因、性質、腰部活動、下肢感覺、運動情況。

(2)體位護理:急性期患者宜嚴格臥床休息,臥硬板床,保持脊柱平直。恢復期,下床活動時佩戴腰托,注意起床姿勢,宜先翻身側臥,再

用手臂支撐用力後緩緩起床，忌腰部用力，避免體位的突然改變。

（3）做好腰部、腿部保暖，防止受涼。

（4）遵醫囑，腰部予中藥貼敷、中藥熱熨、拔火罐、中藥薰蒸、中藥離子導入等治療，觀察治療後的效果，及時向醫師回饋治療情況。

（5）給予骨盆牽引，牽引重量是患者體重 1/3～1/2 左右，也可根據患者的耐受進行牽引重量調節。

（6）遵醫囑使用耳穴貼壓（耳穴埋豆），減輕疼痛。常用耳穴：神門、交感、皮質下、肝、腎等。

2. 肢體麻木

（1）評估麻木部位、程度以及伴隨的症狀，並作好紀錄。

（2）協助患者按摩拍打麻木肢體，力度適中，增進患者舒適度，並詢問其感受。

（3）麻木肢體做好保暖，指導患者進行雙下肢關節屈伸運動，促進血液循環。

（4）遵醫囑，局部予中藥薰洗、艾灸等治療，注意防止皮膚燙傷及損傷，觀察治療效果。

（5）遵醫囑，予穴位注射治療，常用穴位：足三里、環跳、委中、承山等。

3. 下肢活動受限

（1）評估患者雙下肢肌力及步態，對肌力下降及步態不穩者，做好安全防護措施，防止跌倒及其他意外事件發生。

（2）做好健康教育，告知患者起床活動的注意事項，教患者使用輔助工具行走。

(3)指導臥床期間或活動困難患者進行四肢關節主動運動及腰背肌運動，提高肌肉強度和耐力。

(4)保持病室環境安全，物品放置有序，協助患者安排好生活。

(5)遵醫囑，進行物理治療，如低頻脈衝、雷射、微波等，或採用中藥熱熨、中藥薰洗、穴位貼敷等治療。

第八篇 男科

參考文獻

[1] 陳德興, 文小平. 方劑學 [M]. 北京：清華大學出版社, 2013.

[2] 李燦東, 方朝義. 中醫診斷學 [M]. 11 版. 北京： 中國中醫藥出版社, 2021.

[3] 陳家旭, 鄒小娟. 中醫診斷學 [M]. 4 版. 北京：人民衛生出版社, 2021.

[4] 王憶勤. 中醫診斷學 [M]. 3 版. 北京：高等教育出版社, 2023.

[5] 許濟群. 方劑學 [M]. 上海： 上海科學技術出版社, 1985.

[6] 傅衍魁, 尤榮輯. 醫方發揮 [M]. 瀋陽： 遼寧科學技術出版社, 1984.

[7] 中華中醫藥學會. 中醫內科常見病診療指南 [M]. 北京： 中國中醫藥出版社, 2008.

[8] 中國後循環缺血專家共識組. 中國後循環缺血的專家共識 [J]. 中華內科雜誌, 2006, 45 (9)： 786.

[9] 慄秀初, 黃如訓. 眩暈 [M]. 2 版. 西安： 第四軍醫大學出版社, 2008.

[10] 劉力生. 中國高血壓防治指南 (2018 年修訂版) [J]. 中國心血管雜誌, 2019, 24 (1)： 24.

[11] 中華醫學會糖尿病學分會. 中國 2 型糖尿病防治指南 (2020 年版) [J]. 中國實用內科雜誌, 2021, 41 (9)： 757 — 784.

[12] 王吉耀, 葛均波, 鄒和健. 實用內科學 [M]. 16 版. 北京： 人民衛生出版社, 2022.

從咳嗽到失眠，中醫常見病對症良方：
疾病定義 × 辨證分型 × 實操指南……從診察到治療，建構中醫治病全方位藍圖

主　　　編：	吳紅彥，萬賢明
發 行 人：	黃振庭
出 版 者：	崧燁文化事業有限公司
發 行 者：	崧燁文化事業有限公司
E-mail：	sonbookservice@gmail.com
粉 絲 頁：	https://www.facebook.com/sonbookss/
網　　　址：	https://sonbook.net/
地　　　址：	台北市中正區重慶南路一段 61 號 8 樓 8F., No.61, Sec. 1, Chongqing S. Rd., Zhongzheng Dist., Taipei City 100, Taiwan
電　　　話：	(02)2370-3310
傳　　　真：	(02)2388-1990
印　　　刷：	京峯數位服務有限公司
律師顧問：	廣華律師事務所 張珮琦律師

─版權聲明

原著書名《常见病中医特色治疗手册》。本作品中文繁體字版由清華大學出版社有限公司授權台灣崧燁文化事業有限公司出版發行。
未經書面許可，不得複製、發行。

定　　　價：650 元
發行日期：2025 年 09 月第一版
◎本書以 POD 印製

國家圖書館出版品預行編目資料

從咳嗽到失眠，中醫常見病對症良方：疾病定義 × 辨證分型 × 實操指南……從診察到治療，建構中醫治病全方位藍圖 / 吳紅彥，萬賢明主編 . -- 第一版 . -- 臺北市：崧燁文化事業有限公司 , 2025.09
面；　公分
POD 版
ISBN 978-626-416-755-0(平裝)
1.CST: 中醫治療學 2.CST: 中醫診斷學
413.2　　　　　114012634

電子書購買

爽讀 APP　　臉書